Christina Pinsdorf

Lebensformen und Anerkennungsverhältnisse

Zur Ethik der belebten Natur

DE GRUYTER

ISBN 978-3-11-045162-7
e-ISBN (PDF) 978-3-11-045319-5
e-ISBN (EPUB) 978-3-11-045165-8
ISSN 1862-2364

Library of Congress Cataloging-in-Publication Data
A CIP catalog record for this book has been applied for at the Library of Congress.

Bibliografische Information der Deutschen Nationalbibliothek
Die Deutsche Nationalbibliothek verzeichnet diese Publikation in der Deutschen Nationalbibliografie; detaillierte bibliografische Daten sind im Internet über http://dnb.dnb.de abrufbar.

Druck und Bindung: Hubert & Co. GmbH & Co. KG, Göttingen
♾ Gedruckt auf säurefreiem Papier
Printed in Germany

www.degruyter.com

Für
Alexandra

Vorwort

Die vorliegende Arbeit ist am *Institut für Wissenschaft und Ethik* entstanden und im Wintersemester 2014/15 als Dissertation von der *Philosophischen Fakultät* der *Rheinischen Friedrich-Wilhelms-Universität Bonn* angenommen worden.

Für ihre Unterstützung bin ich gegenüber einigen Personen zu Dank verpflichtet, allen voran meinem Betreuer Prof. Dr. Dieter Sturma, der mich mit wertvollen inhaltlichen Anregungen inspiriert und stets in vielfältiger Weise gefördert hat. Mein großer Dank gilt auch Prof. Dr. Bert Heinrichs für seine engagierte und kritische Begleitung meiner Arbeit sowie die Erstellung des Zweitgutachtens. Bei Prof. Dr. Markus Gabriel und PD Dr. Michael Fuchs möchte ich mich für ihre Bereitschaft, als weitere Mitglieder der Prüfungskommission am Promotionsverfahren teilzuhaben, bedanken. Für die Aufnahme der Arbeit in die Reihe *Studien zu Wissenschaft und Ethik* sei den Herausgebern Prof. Dr. Dieter Sturma und Prof. Dr. Ludwig Siep gedankt. Den *Freunden und Förderern des Instituts für Wissenschaft und Ethik* verdanke ich die Förderung meiner Promotion in der Abschlussphase und dem Institut für Wissenschaft und Ethik e.V. die großzügige Gewährung eines Druckkostenzuschusses, der die Veröffentlichung meiner Arbeit in der vorliegenden Form ermöglicht hat.

Darüber hinaus bin ich für die strukturelle und persönliche Unterstützung, die ich als wissenschaftliche Mitarbeiterin der durch das *Bundesministerium für Bildung und Forschung* geförderten Nachwuchsgruppe „Normierung in den modernen Lebenswissenschaften“ unter der Leitung von Prof. Dr. Dr. Tade M. Spranger erfahren durfte, dankbar.

Ganz besonders danke ich meinen Eltern Henny und Christoph Pinsdorf für ihre seelische und auch finanzielle Unterstützung. Ich danke Fabian Marcus und Dr. Lisa Tambornino, die mir mit technischer Expertise geholfen haben sowie Kathrin Rottländer und Jens Henning Pier, die das Manuskript Korrektur gelesen haben. In unendlicher Dankbarkeit und Verbundenheit widme ich diese Arbeit Alexandra Simone Spaeth, die mir sowohl inhaltlich und formal als auch mit freundschaftlicher Liebe und außergewöhnlicher Fürsorge über die gesamte Promotionszeit hinweg zur Seite stand.

Bonn, im Sommer 2015 — Christina Pinsdorf

Inhalt

Vierter Teil – Moralische Anerkennungsverhältnisse zwischen Lebensformen

Siglenverzeichnis

AllgÜ	Schelling: *Allgemeine Übersicht*
Anth	Kant: *Anthropologie in pragmatischer Hinsicht*
BW	Kant: *Briefwechsel*
Darlegung Naturphilosophie	Schelling: *Darlegung des wahren Verhältnisses der Naturphilosophie zu der verbesserten Fichteschen Lehre*
De an	Aristoteles: *Über die Seele*
EHU	Locke: *An Essay Concerning Human Understanding*
Einleitung Entwurf	Schelling: *Einleitung zu dem Entwurf eines Systems der Naturphilosophie*
EN	Aristoteles: *Nikomachische Ethik*
Enz I	Hegel: *Enzyklopädie der philosophischen Wissenschaften im Grundrisse. Erster Teil. Die Wissenschaft der Logik mit den mündlichen Zusätzen*
Enz II	Hegel: *Enzyklopädie der philosophischen Wissenschaften im Grundrisse. Zweiter Teil. Die Naturphilosophie mit den mündlichen Zusätzen*
Enz III	Hegel: *Enzyklopädie der philosophischen Wissenschaften im Grundrisse. Dritter Teil. Die Philosophie des Geistes mit den mündlichen Zusätzen*
Epikurisch GB	Schelling: *Epikurisch Glaubensbekenntniss Heinz Widerporstens*
Erster Entwurf	Schelling: *Erster Entwurf eines Systems der Naturphilosophie*
Ethik	Spinoza: *Die Ethik*
Freiheit	Schelling: *Philosophische Untersuchungen über das Wesen der menschlichen Freiheit und die damit zusammenhängenden Gegenstände*
GdN	Fichte: *Grundlage des Naturrechts nach Principien der Wissenschaftslehre*
GMS	Kant: *Grundlegung zur Metaphysik der Sitten*
GPhilR	Hegel: *Grundlinien der Philosophie des Rechts*
GSE	Kant: *Beobachtungen über das Gefühl des Schönen und Erhabenen*
Hist an	Aristoteles: *Tierkunde*
Ideen	Schelling: *Ideen zu einer Philosophie der Natur*
KpV	Kant: *Kritik der praktischen Vernunft*
KrV	Kant: *Kritik der reinen Vernunft*
KU	Kant: *Kritik der Urteilskraft*
LEV	Hobbes: *Leviathan*
Logik II	Hegel: *Wissenschaft der Logik II*
MAM	Kant: *Mutmaßlicher Anfang der Menschheitsgeschichte*
Met	Aristoteles: *Metaphysik*
Part an	Aristoteles: *Über die Teile der Tiere*
PhG	Hegel: *Phänomenologie des Geistes*
Phys	Aristoteles: *Physik*
Principles	Bentham: *An Introduction to the Principles of Morals and Legislation*
Prol	Kant: *Prolegomena zu einer jeden künftigen Metaphysik, die als Wissenschaft wird auftreten können*

PU	Wittgenstein: *Philosophische Untersuchungen*
RL	Kant: *Metaphysische Anfangsgründe der Rechtslehre*
SdS	Fichte: *System der Sittenlehre nach den Principien der Wissenschaftslehre*
TL	Kant: *Metaphysische Anfangsgründe der Tugendlehre*
TP	Kant: *Über den Gemeinspruch*
Treatise	Hume: *A Treatise of Human Nature*
ÜdM	Descartes: *Über den Menschen*
VL Ethik	Kant: *Eine Vorlesung Kants über Ethik*
VL Geschichte	Schelling: *Zur Geschichte der neueren Philosophie*
Weltseele	Schelling: *Von der Weltseele. Münchener Vorlesungen*
WL	Fichte: *Grundlage der gesamten Wissenschaftslehre*

Einleitung

Die Eingriffstiefe in die nicht-humane belebte Natur hat durch die technischen Entwicklungen und die immer weiter reichenden naturwissenschaftlichen Erkenntnisse in den letzten Dekaden erheblich zugenommen. Hieraus resultieren vielfältige Möglichkeiten, die belebte Natur in großem Umfang menschlichen Zwecksetzungen zu unterwerfen. So beeinflussen Menschen etwa im Rahmen zivilisatorischer Entwicklungen die Habitate von Tier- und Pflanzenpopulationen oder verändern durch gentechnische Interventionen und Verfahren der synthetischen Biologie die Organismen selbst. Auch die Tragweite der Nutztierhaltung und Nutzpflanzenkultivierung sowie das Ausmaß der Forschung an Tieren haben bislang ungeahnte Dimensionen erreicht. Diese Aspekte werfen nicht nur unmittelbar praktische Fragen auf, sondern geben Anlass, die Aufmerksamkeit auf das grundlegende Verhältnis, das der Mensch zur belebten Natur einnimmt, zu richten und dieses einer naturethischen Befassung zuzuführen. Für eine philosophische Klärung des Mensch-Natur-Verhältnisses und der damit aufgeworfenen Fragestellungen verbindet die vorliegende Untersuchung naturethische Reflexionen mit anerkennungstheoretischen Überlegungen.

Die philosophische Debatte über den Anerkennungsbegriff ist innerhalb diverser praktischer Kontexte erneut entfacht und schlägt sich in zahlreichen Publikationen nieder, welche bemüht sind, die facettenreichen Dimensionen von Anerkennung zu erschließen und nutzbar zu machen. Insofern kann der Anerkennungsbegriff im Allgemeinen als Schlüsselbegriff in der Auseinandersetzung mit grundlegenden normativen Frage- und Problemstellungen unserer Zeit aufgefasst werden. Vorliegend wird Anerkennung allerdings explizit in ethischer Perspektive verhandelt, namentlich im Sinne *moralischer Anerkennungsverhältnisse*, die zwischen Personen und nicht-humanen Lebewesen bestehen.

Die titelgebende Zusammenführung von *Lebensformen* und *Anerkennungsverhältnissen* legitimiert sich nicht zuletzt aufgrund der besonderen Eignung des Anerkennungsbegriffs, das moralische Verhältnis zwischen Personen und nicht-humanen Lebewesen darzustellen. Aufgrund der inflationären, jedoch nicht fundierten Verwendung des Anerkennungsbegriffs im Rahmen philosophisch-ethischer Publikationen ist allerdings zugleich Vorsicht geboten und bleibt eine eindeutige Explikation des zugrunde gelegten Anerkennungsverständnisses unerlässlich.

Unter Bezugnahme auf andere Konzepte ist die Abbildung des moralischen Verhältnisses zwischen Personen und nicht-humanen Lebewesen bereits versucht worden, konnte bislang jedoch keine zufriedenstellenden Ergebnisse zeitigen. So konnte etwa der vielbeachtete Versuch, den Würdebegriff aus dem Bereich des

Humanen (Menschenwürde) auf den Bereich der nicht-humanen belebten Natur (Würde der Kreatur) zu extrapolieren – so geschehen mit der Einführung des Artikels *24novies* in die Schweizer Bundesverfassung[1] –, aufgrund einer illegitimen Äquivokation der Begrifflichkeiten nicht überzeugen. Auch der Gebrauch der Begriffe ‚Respekt' (Paul Taylor) oder ‚Ehrfurcht' (Albert Schweitzer) für die Auszeichnung der belebten Natur als moralisch relevant ist mit Schwierigkeiten verbunden, die bei der nachfolgend explizierten Verwendung des Anerkennungsbegriffs nicht entstehen. Während dem Begriff des Respekts u. a. ein starker Bezug auf den Kontext des menschlichen Miteinanders inhärent ist und er für die Begründung einer moralischen Berücksichtigungswürdigkeit nicht-humaner Lebewesen somit wenig naheliegend scheint, birgt der Begriff der Ehrfurcht religiös-weltanschauliche Konnotationen und ist aufgrund dessen nicht geeignet, universal einsehbare Handlungsgründe zu fundieren. Im Gegensatz etwa zu einer religiös motivierten Haltung der Ehrfurcht vor dem Leben ist die Anerkennung moralisch berücksichtigungswürdiger Entitäten universal begründbar. Wenn vor dem Hintergrund der Lebensform als Richtmaß der naturgemäßen Zuträglichkeit für ihre Exemplare plausibilisiert werden kann, dass alle Lebewesen die Fähigkeit zu gedeihen aufweisen und ihnen somit von ihrem Standpunkt aus ein je eigenes Gut sowie bessere resp. schlechtere Zustände zugeschrieben werden können, die mit anderen bereits etablierten Gütern von moralischer Relevanz vergleichbar sind, kann die Anerkennung ihrer moralischen Berücksichtigungswürdigkeit auf der Basis der philosophisch gut begründeten sowie allgemein anerkannten ethischen Prinzipien der Universalisierung und Unparteilichkeit moralisch eingefordert werden. Das moralische Verhältnis, in welchem aktual vernunft- und moralfähige Personen mit allen Lebewesen stehen, kann als moralisches Anerkennungsverhältnis adäquat abgebildet werden.

Als übergeordnete Ziele der vorliegenden Untersuchung sind die Begründung einer basalen moralischen Berücksichtigungswürdigkeit *aller* Lebewesen sowie die Bestimmung moralischer Anerkennungsverhältnisse, anhand derer alle direkten moralischen Verpflichtungsverhältnisse dargestellt werden können, auszumachen. Die beiden ersten Teile der Untersuchung widmen sich daher zunächst der Frage, wo die Schwelle für moralische Berücksichtigungswürdigkeit anzusiedeln ist. Im Ergebnis wird als moralisch relevante Schwelle der Übergang von der nicht-belebten zur belebten Natur bestimmt. Im Rahmen der beiden letzten Teile wird sodann untersucht, inwiefern für aktual vernunft- und moralfähige

1 Am 17. Mai 1992 wurde Artikel *24novies* in die Schweizer Bundesverfassung aufgenommen; seit 1998 SBV Artikel 120 (vgl. Bundesverfassung der Schweizerischen Eidgenossenschaft). A.a.O. werden allgemeine Grundsätze für die gesetzliche Regelung der Gentechnik und Fortpflanzungsmedizin fixiert.

Personen mit der Ausweisung einer moralischen Berücksichtigungswürdigkeit nicht-humaner Lebewesen Handlungsgründe entstehen, die das moralische Subjekt verpflichten, ein moralisches Anerkennungsverhältnis mit der gesamten belebten Natur einzugehen.

Den naturethischen Kontext der beiden ersten Teile der Untersuchung bildet insbesondere die etablierte Systematik, welche zwischen Anthropo-, Patho-, Bio- und Physiozentrismus differenziert. Da die genannten Differenzierungen der Orientierung im naturethischen Theoriegeflecht durchaus dienlich sind, soll auch der vorliegende Ansatz innerhalb der gängigen Systematik lokalisiert werden. Anthropozentrischen Positionen gilt entweder die Zugehörigkeit zur menschlichen Lebensform bzw. zur Gattung *homo sapiens* oder die (vom Menschsein prinzipiell unterscheidbare) Vernunftfähigkeit als ausschließliches Kriterium für die Zuschreibung moralischer Berücksichtigungswürdigkeit.[2] Während aus pathozentrischer Perspektive die Leidens- bzw. Empfindungsfähigkeit als notwendiges Kriterium für die Bestimmung moralischer Objekte erachtet wird,[3] sehen biozentrische Positionen selbiges in der basalen Gedeihensfähigkeit oder der bloßen Eigenschaft lebendig zu sein gegeben. Von einem physiozentrischen Standpunkt aus gebührt schließlich der gesamten organischen wie anorganischen Natur eine moralische Rücksichtnahme.[4] Die genannte Systematik bildet die gängige, hierarchisch strukturierte Stufenleiter der Natur (*scala naturae*) – Dinge, Pflanzen, Tiere, Menschen – ab, wobei die Zuschreibung moralischer Berücksichtigungswürdigkeit von der obersten Stufe (dem Menschen) ihren Ausgang nimmt und je nach Position eine Erweiterung auf darunterliegende Stufen erfährt. Der Status des Menschen als moralisches Subjekt (*moral agent*) und moralisches Objekt (*moral patient*) wird also niemals in Zweifel gezogen, ihm werden vielmehr weitere Adressaten moralischer Rücksichtnahme im Sinne ausschließlich moralischer Objekte zur Seite gestellt. Dabei gelten für die Eigenschaften und Fähigkeiten, die der Argumentation für eine grundsätzliche moralische Berücksichtigungswürdigkeit und der Zuschreibung des jeweiligen moralischen Status zugrunde liegen, unterschiedliche Voraussetzungen: Als notwendige Voraussetzung für rationale Eigenschaften und Fähigkeiten muss Selbstbewusstsein angenommen werden, für empfindungsbasierte Eigenschaften und Fähigkeiten Bewusstsein, für gedeihensbezogene Eigenschaften und Fähigkeiten sodann Le-

2 Anthropozentrische Positionen, die nicht die Zugehörigkeit zur menschlichen Spezies, sondern die Vernunftfähigkeit als entscheidendes Kriterium für moralische Berücksichtigungswürdigkeit ansehen, wären korrekter als *Logo*zentrismus zu bezeichnen.

3 Auf pathozentrische Positionen (*pathos* [griech.]: Leid) wird oftmals auch mit dem lateinischen Terminus ‚Sentientismus' (*sentire* [lat.]: fühlen, empfinden) verwiesen.

4 Der Physiozentrismus wird gelegentlich auch als Holismus bezeichnet.

bendigkeit. Aus physiozentrischer Perspektive ist schließlich die reine körperliche Existenz ausreichend, um Objekt moralischer Berücksichtigungswürdigkeit zu sein.

Gemäß dem überwiegenden Teil der aktuellen philosophischen Literatur wird der normative Anthropozentrismus als ethisch nicht rechtfertigungsfähige Theorie zurückgewiesen; er wurde durch die pathozentrische Sichtweise abgelöst, die mittlerweile zum nicht hinterschreitbaren Standard avanciert ist. Als sich kontinuierlich verstärkende philosophische Tendenz ist schließlich die Erweiterung des *moral point of view* auf den Bereich der nicht-empfindungsfähigen Lebewesen zu registrieren, die in mehr als einer starken Intuition gründet.[5] Diese Entwicklung kann durchaus als Fortschritt der Moral interpretiert werden, da sich vor ihrem Hintergrund eine Ethik abzeichnet, die nicht länger auf der Basis einer speziesistischen oder anderweitig willkürlichen Argumentation die Adressaten moralischer Berücksichtigungswürdigkeit auszeichnet, sondern auf einer Grundlage, die den fundamentalen ethischen Prinzipien der Universalisierung und Unparteilichkeit gerecht wird und zudem von einem hohen Maße moralischer Sensibilität wie ethischer Reflexionskraft zeugt.

Der hier vertretene Ansatz kann unter Beachtung einiger klärender Zusätze als gemäßigte biozentrische Position verstanden werden. Hinzuzufügen ist jedoch erstens, dass trotz der uneingeschränkten Zurückweisung jedes *normativen* Anthropozentrismus ein *epistemischer* Anthropozentrismus grundsätzlich unüberwindbar bleibt. Zweitens gründet moralische Berücksichtigungswürdigkeit nicht im Kriterium des Lebens selbst, sondern in der hiermit notwendig verknüpften Gedeihensfähigkeit bzw. der Zuschreibungsmöglichkeit eines je eigenen Guts, aus welchen sich wiederum die Identifikation besserer resp. schlechterer Zustände bezüglich aller Lebewesen ergibt.[6] Die vorliegende Position ist drittens gemäßigt, insofern sie keinen moralischen Egalitarismus, sondern vielmehr ein Modell gradueller moralischer Berücksichtigungswürdigkeit vertritt, das von der absoluten Schutzwürdigkeit des Menschen über eine hohe, aber wägbare Schutzwürdigkeit kognitiv entwickelter Tiere bis hin zu einer geringen und wägbaren Schutzwürdigkeit kognitiv kaum entwickelter Tiere und Pflanzen reicht.

---

5 Naturwissenschaftliche Untersuchungen tendieren ebenfalls in die Richtung, neben Tieren auch pflanzlichen Lebewesen Eigenschaften und Fähigkeiten zuzuschreiben, die bislang nicht mit ihnen assoziiert worden sind. So erforscht etwa die Pflanzenneurobiologie, inwiefern das pflanzliche Wurzelwerk als mit einem zentralen Nervensystem höher entwickelter Lebewesen vergleichbar eingestuft werden könnte und untersucht in diesem Rahmen u. a. die Signalverarbeitung von Pflanzen (vgl. Baluška 2009).

6 Insofern distanziert sich der vorliegende Ansatz entschieden von einer Auffassung des Lebens als Wert an sich, wie sie etwa im Rahmen einer *Sanctity of Life Ethics* vertreten wird.

Der pathozentrischen Sichtweise, die das Kriterium der Leidensfähigkeit als Minimalanforderung für die Zuschreibung moralischer Berücksichtigungswürdigkeit begreift und somit alle nicht-bewusstseinsfähigen Lebewesen für moralisch irrelevant erachtet, soll eine gemäßigte biozentrische Argumentationsfigur entgegengesetzt werden, welche die Fähigkeit gedeihen zu können als Minimalanforderung für die Zuschreibung basaler moralischer Berücksichtigungswürdigkeit versteht. Die nicht unbedingt an Bewusstsein geknüpfte Gedeihensfähigkeit von Lebewesen bildet die notwendige Voraussetzung für die Bestimmung ihres je eigenen Guts im Sinne eines ihnen Zuträglichen und die Zuschreibung besserer resp. schlechterer Zustände. Für uneingeschränkt alle Lebewesen kann als Exemplare einer Lebensform eine für sie naturgemäße Zuträglichkeit ausgemacht werden. Sie sind alle auf ihr je eigenes Gut im Sinne eines ihnen Zuträglichen hin orientiert und müssen in ihrer Fähigkeit zu gedeihen als bedürftig und verletzlich gelten. Die Möglichkeit der Zuschreibung besserer resp. schlechterer Zustände unterscheidet die Bezugnahme des Menschen auf Belebtes von seiner Bezugnahme auf Unbelebtes. Da ein je eigenes Gut sowie bessere resp. schlechtere Zustände ausschließlich auf der Ebene individueller Lebewesen sinnvoll bestimmt werden können, kommen als um ihrer selbst willen moralisch berücksichtigungswürdige Entitäten weder Arten oder Gattungen noch Lebensgemeinschaften (*biotic communities*), Biotope oder gar Biodiversität als Abstraktum, sondern ausschließlich individuelle Lebewesen in Betracht. Eine große Herausforderung besteht darin, dass ohne Vorliegen einer Ersten-Person- bzw. Erlebnisperspektive bessere resp. schlechtere Zustände eines Lebewesens ausschließlich vermittelt über die Interpretation des Menschen – die gleichwohl nicht willkürlich erfolgt, sondern auf der Basis bestimmter begriffslogischer Konsistenzbedingungen (Lebensform), einer mit Blick auf Menschen und höher entwickelte Tiere bereits bestehenden kriteriengesättigten Zuschreibungspraxis sowie unter Berücksichtigung naturwissenschaftlicher Befunde – zugeschrieben werden können.

Die letzten beiden Teile dieser Abhandlung sind im Kontext anerkennungstheoretischer Einlassungen zu verorten. Immer häufiger wird innerhalb moralphilosophischer Diskurse der Gegenwart auf den Begriff der Anerkennung rekurriert. Zugleich mangelt es jedoch an einer theoretischen Fundierung dieses spezifischen Verständnisses von Anerkennung, welches nicht unmittelbar auf den Anerkennungsbegriff Fichtescher und Hegelscher Provenienz zurückführbar ist und sich auch von dem innerhalb der politischen Philosophie und der Sozialphilosophie ebenfalls wieder stark rezipierten Anerkennungsbegriff in bedeutsamen Hinsichten unterscheidet. Der Modus ethischer Berücksichtigung sind Anerkennungsformen, die je nach dem zu berücksichtigenden Objekt verschiedenartig strukturiert sind. In den beiden letzten Teilen der Untersuchung erfolgt die Annäherung an ein Anerkennungsverständnis, das sowohl in deskriptiver als

auch in präskriptiver Hinsicht für eine ethische Urteilsbildung nutzbar gemacht werden kann und existierende moralische Anerkennungsverhältnisse zwischen Exemplaren der menschlichen Lebensform und Exemplaren nicht-humaner Lebensformen angemessen abzubilden vermag. Neben dem Argumentationsziel der moralischen Berücksichtigungswürdigkeit *aller* Lebewesen im Rahmen der ersten beiden Teile besteht das Ziel der beiden letzten Teile darin, ein begründungstheoretisch möglichst voraussetzungsarmes Konzept zu entwickeln, das Mensch-Natur-Verhältnisse zwischen Personen und nicht-humanen Lebewesen als asymmetrisch/nicht-reziproke moralische Anerkennungsverhältnisse ausweist. Um weltanschaulich motivierten Forderungen bezüglich des Umgangs mit der belebten Natur eine philosophisch-ethisch begründete Argumentation entgegenzusetzen, wird ein Ansatz erarbeitet, der als theoretische Grundlage für eine ideologiefreie Erörterung bioethischer Anwendungsfragen herangezogen werden kann.

Der Verlauf der Untersuchung beginnt mit einer systematischen Rekonstruktion sowie einer kritischen Würdigung historischer Auseinandersetzungen mit der belebten Natur (ERSTER TEIL – LEBEWESEN: EPISTEMOLOGISCHE ZUGÄNGE). Die einschlägigen Positionen Aristoteles', Kants, Schellings und Hegels liefern philosophisch dichte Konzeptionen eines evaluativen Naturverständnisses, sind jedoch eher auf epistemologische als auf ethische Frage- und Problemstellungen hin ausgerichtet. Dennoch enthalten sie wichtige Aspekte, die für den vorliegend entwickelten Ansatz fruchtbar gemacht werden können. Für die nachfolgend vorgestellten Einlassungen zeitgenössischer Autoren, welche sich stärker den normativen Implikationen des menschlichen Verständnisses von Lebewesen zuwenden, bilden die zuvor verhandelten historischen Theorien darüber hinaus die grundlegende theoretische Basis (ZWEITER TEIL – LEBENSFORM: NORMATIVE ZUGÄNGE). Das Konzept der Lebensform bildet hier den Fluchtpunkt der systematisch-kritischen Auseinandersetzung. Durch Rückbezüge auf die vorangegangenen Teile wird im letzten Kapitel des zweiten Teils ein eigener Theorievorschlag bezüglich des normativen Status aller Lebewesen entwickelt. Gemäß diesem Vorschlag zeichnen sich alle Lebewesen als Exemplare einer Lebensform durch eine für sie naturgemäße Zuträglichkeit aus, die auf ein für sie je eigenes Gut verweist und erlaubt, sie als in besseren resp. schlechteren Zuständen befindlich zu beurteilen. Durch weitere Verweise auf zeitgenössische Autoren wird das Verhältnis des hier vertretenen Ansatzes zu ähnlich ausgerichteten gegenwärtigen Theorien verdeutlicht, um ihn durch diese zu stützen und zugleich von ihnen abzugrenzen. Im dritten Teil wird eine historisch-systematische Auseinandersetzung mit dem Anerkennungsbegriff vollzogen und geprüft, im Rahmen welcher Theorien ein Verständnis von Anerkennung grundgelegt wird, das für die Ausgestaltung moralischer Anerkennungsverhältnisse zwischen Personen und nicht-

humanen Lebewesen fruchtbar gemacht werden kann (DRITTER TEIL – ANERKENNUNG: HISTORISCHE UND ZEITGENÖSSISCHE ZUGÄNGE). Die vorangestellte etymologische Analyse Paul Ricœurs gewährt als übergeordneter Deutungshorizont zunächst einen Einblick in die diversifizierten Bedeutungsebenen und den facettenreichen Gebrauch der Begriffe ‚reconnaissance' und ‚reconnaître' und dient gleichsam als Vorlage für eine etymologische Einordnung des deutschen Anerkennungsbegriffs. Aus den darauffolgend vorgestellten Einlassungen Kants, Fichtes sowie Hegels zur Anerkennungsthematik können einige Aspekte für die Unterfütterung mehrdimensionaler moralischer Anerkennungsverhältnisse gewonnen werden. Andere Aspekte fungieren hingegen als Kontrastfolie. Schließlich wird der für die Konzeption umfassender moralischer Anerkennungsverhältnisse bemühte Anerkennungsbegriff von theorieimmanenten (oftmals epistemologischen, rechtstheoretischen oder sozialphilosophischen) Bestimmungen abgekoppelt und so eine trennschärfere Abgrenzung zur Verwendungsweise im ethischen Kontext ermöglicht. Im Rahmen des vierten und letzten Teils wird sodann – unter Berücksichtigung der für ein Verständnis moralischer Anerkennungsverhältnisse für relevant befundenen Aspekte historischer wie zeitgenössischer Theorien – eine Annäherung an die Bestimmung eines Anerkennungsbegriffs in ethischer Hinsicht vollzogen, um vor diesem Hintergrund abschließend eine eigene Systematik zu präsentieren, die moralische Anerkennungsverhältnisse zwischen aktual vernunft- und moralfähigen Personen, aktual vernunft- und moralfähigen Personen und aktual *nicht* vernunft- und moralfähigen Personen sowie zwischen aktual vernunft- und moralfähigen Personen und nicht-humanen Lebewesen erschöpfend abbildet (VIERTER TEIL – MORALISCHE ANERKENNUNGSVERHÄLTNISSE ZWISCHEN LEBENSFORMEN). Im Rahmen des Resümees werden die Erträge der Untersuchung einer abschließenden Bewertung zugeführt.

Erster Teil – Lebewesen: Epistemologische Zugänge

1. Artnatur

Aristoteles' einschlägige Ausführungen zur Naturteleologie werden nachfolgend rekonstruiert und insbesondere daraufhin geprüft, ob sie für die Begründung einer moralischen Berücksichtigungswürdigkeit *aller* Lebewesen fruchtbar gemacht werden können. In der *Physik* (*Physica*) erörtert Aristoteles die Grundprinzipien der gesamten Natur und konzipiert eine Naturphilosophie, deren Zentrum das Phänomen der Bewegung (*kinêsis*) bildet. Alle Naturgegenstände sind Aristoteles zufolge fortwährend in Bewegung, ihre Materie bzw. ihr Stoff (*hylê*) unterliegen einem steten Wandel. Mit Blick auf Lebewesen stellt sich die Bewegung als eine Entwicklung dar, die ausgehend von einem Zustand des Mangels (*sterêsis*) auf die Überwindung dieses Defizits und das Erreichen ihrer eigentlichen Form (*eidos* oder *morphê*) abzielt.[1] Insofern birgt die ‚Naturanlage' von Lebewesen die Möglichkeit eines Prozesses, der auf die Vollendung des Wesens hin ausgerichtet ist.[2] Aus dieser Perspektive ist etwa der Zustand einer Eichel als Mangel aufzufassen, da sie als Same erst noch die ihr gemäße Gestalt der ausgewachsenen Eiche erreichen muss. Eng mit dem Begriffspaar von Mangel und Form ist der Gegensatz von Möglichkeit (*dynamis*) und Wirklichkeit (*energeia*) verknüpft. Aristoteles führt das Konzept der ‚Möglichkeit' bzw. ‚Fähigkeit' sowie der ‚Wirklichkeit' bzw. ‚Verwirklichung' ein, um die Bewegungsprozesse von Lebewesen näherhin bestimmen zu können.[3] Mit ‚Wirklichkeit' verweist er zugleich auf die ‚erfüllte Verwirklichung' oder ‚Vollendungsgestalt' (*entelecheia*), die er als Zustand des im Ziel (*telos*) angekommen Seins versteht.[4] ‚Möglichkeit' und ‚Wirklichkeit' beschreiben zwei verschiedene Daseinsformen: Im Modus der Möglichkeit ist die Eichel schon ein Baum, im Modus der Wirklichkeit ist es erst die tatsächlich ausgewachsene Eiche. Auch aus heutiger Sicht kann ein Keimling so verstanden werden, dass er bereits das Programm für seine Entwicklung zu einem Trieb, einem jungen und schließlich einem ausgereiften Baum enthält.[5] Ebenso kann mit Blick auf Tiere konzediert werden, dass Wachstum, Bewegung und Fortpflanzung aus ihnen selbst heraus erfolgen. Maßgeblich für die Bestimmung von Bewegungsprozessen bei Lebewesen ist für Aristoteles darüber hinaus die Unterscheidung zwischen

---

1 Vgl. u. a. Aristoteles, Phys II 1 192b – 193b. Vgl. dazu auch Höffe 2006, 110.

2 Vgl. Aristoteles, Phys II 1 193b. Aristoteles' Analogie aufgreifend vergleicht Ernst Mayr das *eidos* eines Organismus mit dem Plan, den ein Architekt für einen Hausbau erstellt hat; beide geben die spezifische Form vor und enthalten bereits das endgültige *telos*, einmal des vollentwickelten Individuums und einmal des fertiggestellten Hauses (vgl. Mayr 1991, 76 f.).

3 Vgl. Höffe 2006, 111.

4 Vgl. u. a. Aristoteles, Phys III 1 201a.

5 Vgl. Höffe 2006, 114.

*Selbst*bewegung und *Fremd*bewegung.[6] Im Gegensatz zu anorganischer Materie zeichnen sich Lebewesen nämlich durch ihre Fähigkeit zur Selbstbewegung aus.[7] Nun beobachtet Aristoteles in Verbindung mit der Selbstbewegung von Lebewesen stetig wiederkehrende Abläufe, die sich empirisch „entweder *immer so* oder *in aller Regel so*“[8] vollziehen. Von besonders auffälliger Regelmäßigkeit sei etwa der Vorgang der Reproduktion. Wenn sich zwei Rehe paaren, entsteht hieraus nicht zufällig ein Rehkitz, sondern notwendig. Aus einer Kastanie entwickelt sich nicht zufällig ein Kastanienbaum, sondern notwendig. So ergebe sich aus der Fortpflanzung nichts Beliebiges, sondern dasgleiche, wenn keine gravierenden Störfaktoren auftreten.[9] Auf der Grundlage dieser und zahlreicher anderer Regelmäßigkeiten, die bei den Abläufen von Lebewesen beobachtet werden können, schreibt Aristoteles der belebten Natur eine inhärente Zweckmäßigkeit zu und konstatiert: „Unter dem, was geschieht, erfolgen die einen (Ereignisse) *wegen irgendetwas*, die anderen nicht – von den ersteren erfolgen die einen gemäß *vorsätzlicher Absicht*, die anderen nicht nach solcher Absicht, beide befinden sich aber unter den Ereignissen wegen etwas.“[10] Aristoteles unterscheidet hier zwei Arten von Zweckmäßigkeit, eine intentionale und eine nicht-intentionale. Intentionale Zweckmäßigkeit, d. h. die Fähigkeit gezielt Zwecke zu setzen und diese bewusst anzustreben, könne nur aus der Vernunft hervorgehen und bleibe dem Menschen vorbehalten.[11] Aber auch die Naturanlage bringe Zweckmäßigkeit hervor und bestimme das ‚wegen etwas‘ von Prozessen der belebten Natur.[12] Insofern nimmt Aristoteles bei nicht-humanen Lebewesen zwar Teleologie (Zielgerichtetheit), nicht jedoch Intentionalität (bewusstseinsgesteuerte Zielgerichtetheit) an, denn bei außerhumaner Zweckmäßigkeit liege kein Zweckbewusstsein

---

6 Vgl. Aristoteles, Phys I 1 192b.

7 Vgl. Aristoteles, Phys VIII 2 252b; Aristoteles, Phys VIII 4 255a. Allerdings versteht Aristoteles Lebewesen nicht als vollständige, sondern als ‚bewegte Selbstbeweger‘, da ihre Fähigkeit zur Selbstbewegung stets von äußeren Umweltbedingungen, insbesondere der Sonnenenergie abhängig bleibe (vgl. Aristoteles, Phys II 2 194b). Weil auch dem Stein Eigenschaften inhärent seien, die seine Fallbewegung mitkonstituieren (er ist bspw. schwerer als Luft), schreibt Aristoteles auch anorganischer Materie einen Grad der Selbstbewegung zu (vgl. Aristoteles, Phys VIII 4 255a); diese ist mit der Selbstbewegung von Lebewesen allerdings nicht zu vergleichen. Allein Gott sei schließlich als ‚verständige Ursache‘ von allem und als ‚unbewegter Beweger‘ denkbar (vgl. Aristoteles, Phys VIII 4 – 6).

8 Aristoteles, Phys II 8 198b. Kursivierungen sind im Folgenden in allen Quellen durchgängig aus dem Original übernommen.

9 Vgl. Aristoteles, Phys II 8 199b. Vgl. hierzu auch Aristoteles, Part an I 1 642 a; Aristoteles, Phys II 8 199b.

10 Aristoteles, Phys II 5 196b.

11 Vgl. Aristoteles, Phys II 5 196b, Phys II 8 199a 20f.

12 Vgl. Aristoteles, Phys II 8 199a.

vor – sie vollziehe sich vielmehr retrospektiv und unbewusst. Otfried Höffe kritisiert, dass Aristoteles sich die hieran unmittelbar anschließende Frage, was es im Gegensatz zur planenden Vernunft beim Menschen sei, das nicht-humane Lebewesen zur Zweckmäßigkeit befähige, nicht stelle.[13] Meines Erachtens jedoch problematisiert Aristoteles diese Erklärungslücke, wenn er festhält:

> [Mit Blick auf Lebewesen] wissen einige die schwierige Frage nicht zu entscheiden, ob mit Verstand oder irgendeiner anderen (Fähigkeit) die Spinnen, Ameisen und dergleichen Tiere ihre Arbeit verrichten. Wenn man ein wenig so weitergeht, wird auch bei *Pflanzen* offenkundig, daß die im Hinblick auf das Ziel nützlichen Vorgänge stattfinden, z. B. (dienen) die Blätter zum Zwecke des Obdachs der Frucht. Wenn also auf Grund von Naturanlage und wegen etwas die Schwalbe ihr Nest und die Spinne ihr Gespinst baut und die Pflanzen ihre Blätter wegen der Früchte (hervorbringen) und die Wurzeln nicht in die Luft, sondern in den Boden (treiben) der Nahrung wegen, dann ist offenkundig, daß es diese so beschriebene Ursache im Bereich des natürlichen Werdens und Seins wirklich gibt.[14]

Die Fähigkeit von Lebewesen, welche an die Stelle der in der Vernunft gründenden Intentionalität tritt und Zweckmäßigkeit ermöglicht, vermag Aristoteles hier zwar nicht eindeutig zu benennen, den Grund hingegen schon. So erklärt er, dass der Grund für ihre Zweckmäßigkeit in der ‚Naturbeschaffenheit' der Lebewesen liege: Da ihre ‚Naturbeschaffenheit' Lebewesen ein Ziel vorgebe, zu dessen Verwirklichung alles Übrige da sei, müsse es auch eine entsprechende Ursache im Sinne eines ‚Weswegen' geben.[15] Hieraus folgert Aristoteles schließlich, dass es einsichtig sei, ‚Naturbeschaffenheit' als ursächlich im Sinne eines ‚wegen etwas' anzunehmen.

Auch bezüglich der Regelhaftigkeit der Prozesse lebendiger Wesen bietet die Aristotelische Naturphilosophie durchaus ein erfahrungsbasiertes, plausibles Erklärungsmodell. So scheint zum einen evident, dass der Ursprung der Bewegung von Lebewesen – wie beispielsweise das Wachstum der Pflanze – in diesen selbst zu verorten ist. Zum anderen drängt sich die Vermutung auf, dass die aus den Lebewesen selbst hervorgehende Bewegung nicht willkürlich ist, sondern vielmehr gerichtet verläuft. Denn nur so kann eine Ordnung der Natur ausgemacht und muss nicht unterstellt werden, dass die Regelmäßigkeit der Prozesse, die unsere Erfahrungsdaten liefern, bloß kontingent und somit jedes Erfahrungs-

---

13 Vgl. Höffe 2006, 119.

14 Aristoteles, Phys II 8 199a. Dass Aristoteles die teleologische Verfasstheit von Lebewesen ontologisch versteht, wird hier ebenfalls besonders deutlich.

15 Vgl. Aristoteles, Phys II 8 199a. Aristoteles räumt gleichwohl ein, dass auf der Ebene der Naturbeschaffenheit auch ‚Fehler' und ‚Mißbildungen' auftreten können, die er als Verfehlungen jenes ‚wegen etwas' deutet (vgl. Aristoteles, Phys II 8 198b – 199b).

wissen rein zufällig ist.[16] Aristoteles' Verständnis des ontologisch gegebenen Zusammenspiels von ‚Stoff und Form', ‚Möglichkeit und Wirklichkeit' sowie ‚Zweckmäßigkeit' bei Lebewesen lässt sich wie folgt zusammenfassen: Lebewesen sind ‚von Natur aus' da und haben *„in sich selbst einen Anfang von Veränderung und Bestand"*[17]. Ihre ‚Naturbeschaffenheit' umfasst zugleich Stoff und Form, sodass sie weder stofflos noch auf den Stoff beschränkt existieren.[18] Doch obwohl Stoff und Form von Lebewesen untrennbar miteinander verbunden seien, mache die Form den maßgeblichen Teil der Naturbeschaffenheit aus, der ‚Ziel und Weswegen' der Bewegung von Lebewesen enthalte. Die Form verweise bereits auf die Entelechie, denn jedes Lebewesen werde „doch dann erst eigentlich als es selbst angesprochen, wenn es in seiner zweckhaft erreichten Form da ist, mehr als wenn es bloß der Möglichkeit nach ist"[19]. Insofern bestehe die Aktualisierungsleistung der Seele resp. die Entelechie eines Lebewesens in ihrer Lebendigkeit.[20]

Mit seiner Abhandlung *Über die Seele* (*De anima*), in der die Prinzipien der belebten Natur einer weitergehenden kritischen Prüfung unterzogen werden, legt Aristoteles eine ‚Metaphysik des Lebendigen' vor, für die der Begriff der Seele von konstitutiver Bedeutung ist.[21] Die Aristotelische Seelenkonzeption ist nicht dualistisch, sondern umfasst zugleich Materie und Form. Nur gemeinsam bilden der materielle Körper und die formgebende Komponente die notwendige Voraussetzung für die Existenz eines jeden individuellen Lebewesens.[22] Indem die Seele körperliche Einheit stifte, sei sie als (Aktualitäts-)Prinzip des Lebendigen zu begreifen; als zugleich Ursache wie Prinzip des lebendigen Körpers.[23] Während der Körper allein nur der Möglichkeit nach lebensfähig sei, verleihe ihm erst die Form die aktualisierte Vollendung als beseeltes Lebewesen: „Wenn man nun etwas Gemeinsames von jeder Seele sagen soll, so ist sie wohl die erste Vollendung eines natürlichen, organischen Körpers."[24] Die nähere Bestimmung der Seele und die

16 Vgl. Hartung 2009, 368.
17 Aristoteles, Phys II 1 192b.
18 Vgl. Aristoteles, Phys II 2 194a.
19 Aristoteles, Phys II 1 193b.
20 Vgl. Aristoteles, De an II 1 412a. Vgl. hierzu auch Höffe 2006, 140; Schark 2010, 239.
21 Vgl. Höffe 2006, 138.
22 Vgl. Aristoteles, De an II 1 412a. Vgl. hierzu auch Aristoteles, De an I 1 402b 3–5.
23 Vgl. Aristoteles, De an II 2 115b. Horst Seidl definiert Aristoteles' umfassenden Seelenbegriff treffend als ‚Form-Bewegungs-Zweck-Ursache' (vgl. Seidl 1995, XI).
24 Aristoteles, De an II 1 412b. Vgl. hierzu auch Aristoteles, De an II 1 412a, De an II 2 114a. Der nach Höffes Urteil oftmals missverstandene Begriff der ‚Entelechie' bezeichnet ihm zufolge konkret das Moment der je eigenen Zielerfüllung bzw. Selbstverwirklichung. Fast seien die Aristotelischen Begriffe ‚entelecheia' und ‚energeia' deckungsgleich, der erste betone allerdings

Ausdifferenzierung der unterschiedlichen Vermögen unternimmt Aristoteles auf der Basis der Seelenkräfte oder Lebensfunktionen, die er den verschiedenen Lebensformen zuordnet. Aus den unterschiedlichen Lebensfunktionen und den entsprechenden Seelenvermögen leitet er eine Stufenfolge des Lebendigen ab, die auch heute unter dem Titel *scala naturae* noch einflussreich ist. Die *scala naturae* ist als hierarchische Ordnung – vom Unvollkommenen hin zum Vollkommenen – konzipiert, innerhalb derer die unbelebte Natur auf dem untersten Rang angesiedelt wird, auf den die belebte Natur – zunächst die Pflanzen, dann die Tiere und schließlich der Mensch – folgt.[25] Den Abschluss der Stufenleiter bildet der ‚unbewegte Beweger'.[26] Für die pflanzliche Lebensform macht Aristoteles die *anima vegetativa* (Nährseele) aus, für die Lebensform der Tiere darüber hinaus die *anima sensitiva* (Wahrnehmungsseele) und der menschlichen Lebensform ordnet er überdies die *anima rationalis* (Vernunftseele) zu.[27] Während das vegetative Seelenvermögen durch die Fähigkeiten der Ernährung und Fortpflanzung gekennzeichnet sei, ermögliche das sensitive Vermögen der Seele die Wahrnehmung (*aisthêsis*) und veranlasse durch Empfindungen wie Schmerz oder Lust das Streben (*orexis*), welches wiederum die Bewegungsart der tierlichen Lebensform grundlegend ausmache.[28] Das Seelenvermögen des Menschen zeichne sich zusätzlich und insbesondere durch die Fähigkeit zu denken aus.[29] Die Struktur der *scala naturae* ist kumulativ, sodass die niederen Seelenvermögen konstitutiv für die höheren sind und das Frühere im Nachfolgenden vorliegt. Das vegetative Vermögen der Seele vermag auch ohne das sensitive und rationale zu bestehen, das sensitive auch ohne das rationale, das rationale jedoch nicht ohne die anderen beiden. Zudem verändere sich die Qualität der Lebensfunktionen in Relation zur Lebensform, sodass etwa Reproduktion oder Ernährung bei Pflanzen und Menschen nicht direkt vergleichbar seien.[30]

Innerhalb seiner zoologischen Schriften, zunächst in der *Tierkunde* (*Historia animalium*), später in *Über die Teile der Tiere* (*De partibus animalium*), widmet sich Aristoteles der Untersuchung und Bestimmung tierlicher Verhaltens- und Lebensweisen. Durch die Beobachtungen des Tierreichs gewinnt er weitere Ein-

stärker den Aspekt der Erfüllung, der zweite mehr das hierfür erforderliche Moment der Aktivität (vgl. Höffe 2006, 139 f.).

25 Vgl. Aristoteles, De an II 3 415a – 414b. Siehe hierzu auch Höffe 2006, 141.

26 Vgl. Aristoteles, Phys VIII.

27 Das vegetative Seelenvermögen, das allen Lebewesen und somit auch den Pflanzen zukommt, ist das grundlegendste aller Vermögen (vgl. Aristoteles, De an II 3 415a/b, De an II 2 413 b, De an II 4 415a).

28 Vgl. u. a. Aristoteles, De an III 9 – 11.

29 Vgl. Aristoteles, De an III 3 – 8.

30 Vgl. Aristoteles, De an II 3 414b, De an III 12 434a. Vgl. hierzu auch Höffe 2006, 142.

sichten und Erkenntnisse, die sein Konzept einer Stufenleiter der Natur untermauern. Da die Hierarchisierung der *scala naturae* auf Komplexitätskriterien der Lebensfunktionen, wie etwa der ‚Differenziertheit der Organe' oder dem ‚Reichtum der Leistungsfähigkeit' basiere, seien die Übergänge zwischen den einzelnen Stufen fließend.[31] Gemeinsam sei allen Lebensformen die Fähigkeit zu Ernährung, Wachstum und Fortpflanzung, also das vegetative Seelenvermögen. Während Aristoteles Pflanzen jede Form von Wahrnehmungsfähigkeit abspricht, räumt er mit Blick auf die niederen Tiere rudimentäre Formen des Tastsinns, bei den höheren Tieren zusätzlich auch Geruchs- und Geschmackssinn ein. Besonders hoch entwickelten Tieren spricht er sodann den Gebrauch aller fünf Sinnesarten sowie Gedächtnis, basale Formen von Lernfähigkeit und Klugheit zu.[32] Zudem seien nur besonders hoch entwickelte Tierspezies fähig, in sozialen Verbänden zu leben. Allein dem Menschen ordnet Aristoteles die Fähigkeiten der Deliberation und der Intentionalität zu, und leitet hieraus die Möglichkeit des Menschen, ein wahrhaft gutes Leben (*eu zên*) führen zu können, ab.[33]

Mit Blick auf das Aristotelische Teleologiekonzept gilt dem Begriff der Seele allerdings eine besonders vehemente Kritik. Seit Galilei und Newton bilden physikalische Gesetze, die Naturgesetze, *das* Erklärungsparadigma der Naturwissenschaft. Alle Erklärungsansätze, die sich außerhalb dieses Paradigmas bewegen, werden mit dem Siegel der Unwissenschaftlichkeit versehen und als ‚Mystizismus' oder ‚Obskurantismus' zurückgewiesen. Da auch der Seelenbegriff von den Naturgesetzen nicht einholbar ist, wird er von den modernen Naturwissenschaften abgelehnt. In Kontexten der philosophischen Metaphysik oder der Theologie mag der Begriff teilweise noch bemüht werden, grundsätzlich gilt er jedoch als nicht wissenschaftsfähig. Insofern ruft Aristoteles' ausgedehnter Gebrauch des Seelenbegriffs, den er nicht nur auf menschliche, sondern auch auf tierliche und sogar pflanzliche Lebewesen bezieht, nicht nur bei René Descartes, für den nicht-humane Lebewesen mit einem Uhrwerk vergleichbare, besonders komplexe Maschinen darstellen, große Skepsis hervor.[34] Nicht zuletzt aufgrund der cartesianischen Kritik ist der Begriff der Seele in Verruf geraten und erscheint auch zahlreichen zeitgenössischen Rezipienten suspekt.[35] Allerdings wird dieser Einschätzung bisweilen entgegengehalten, dass die vorgebrachte Kritik bei einem christlich geprägten Verständnis von Seele zutreffe, von welchem sich die

31 Vgl. Part. an. IV 5, 681a; Aristoteles, Hist an 588b. Vgl. hierzu auch Höffe 2006, 133.
32 Vgl. Aristoteles, Hist an 588b – 589a.
33 Vgl. Part. an. II 10, 656a. Vgl. auch Aristoteles, Hist an 488b: „Der Mensch als einziges unter den Geschöpfen kann Pläne machen."
34 Vgl. Descartes, ÜdM 136.
35 Vgl. Schark 2010, 248.

Aristotelische Seelenkonzeption jedoch völlig unterscheide.[36] Zuvorderst behaupte Aristoteles nicht eine Unsterblichkeit der Seele. Er könne die Seele als formgebendes Prinzip des Lebendigen zwar nicht *sehen*, betrachte ihre Vermögen aber dennoch als möglichen Forschungsgegenstand. Da die Seele für Aristoteles nicht vom Körper losgelöst existieren kann, ist sie sogar eher Untersuchungsgegenstand des Naturforschers als Objekt metaphysischer Spekulation.[37] Auch die mit dem Verweis auf das genetische Programm der DNA, welches für heutige Forscher ebenso wenig sichtbar sei wie für damalige die Seele, gezogene Parallele erscheint in gewisser Weise zutreffend. Denn die Annahme eines genetischen Programms ist ebenso von natürlichen Phänomenen abgeleitet, wie die Annahme der Seele bei Aristoteles – solange derartige Hypothesen plausibilisiert und auf ihrer Basis neue und überprüfbare Erkenntnisse gewonnen werden können, sollte man sie nicht per se zurückweisen.[38]

Hinsichtlich der weiterführenden Kritik an Aristoteles' Verständnis der Teleologie als universal-kosmisch, d. h. im Sinne einer zweckmäßigen Verfasstheit des gesamten Kosmos, ist strittig, inwiefern sie zu Recht an Aristoteles oder nicht vielmehr an die Ausführungen einiger Aristoteliker zu richten ist.[39] Aus heutiger Sicht ist eine Universalteleologie jedenfalls zweifelsohne und in Übereinstimmung mit Descartes abzulehnen. Aristoteles' Teleologie ist jedoch nicht als *externe*, auf den Plänen eines intelligenten Wesens beruhende zweckmäßige Einrichtung, sondern vielmehr als *immanente* zweckmäßige Organisation, die auf dem Prinzip der inneren Bewegung fußt, zu verstehen.[40]

Die metaphysischen Überhöhungen einiger neoaristotelischer und christlicher Wendungen des Seelen- und Teleologiebegriffs außer Acht lassend, widerspricht Aristoteles' Naturphilosophie dem Paradigma der neuzeitlichen Naturwissenschaft somit nicht, sondern liefert eine kompatible und sinnvolle Ergänzung desselben, die für das Verständnis von Lebewesen auch aus heutiger Sicht durchaus erhellend sein kann: Als Prinzip des Lebendigen markiert die Seele

---

36 Vgl. Mayr 1991, 77. Auch wenn sich theologische oder metaphysische Doktrinen mit ihrem Verständnis von Seele auf Aristoteles berufen – Henri Bergson (1912) mag seine Idee des Vitalismus und das Prinzip des *élan vital* ebenso wie Hans Driesch (1921) sein Verständnis von *Entelechie* in einer Inspiration von Aristoteles entwickelt haben – impliziert dies natürlich nicht, dass Aristoteles dergleichen selbst vertreten hat.

37 Vgl. Aristoteles, Part an I 1 641b; Aristoteles, De an I 1 403a, De an II 2 414a. Vgl. hierzu auch Höffe 2006, 140.

38 Vgl. Mayr 1991, 77.

39 Mayr und Otfried Höffe sind überzeugt, dass die Idee einer Universalteleologie nicht von Aristoteles selbst stammt und eine kosmologische Teleologie seit jeher eine missverstandene Teleologie Aristoteles' darstellt (vgl. Mayr 1991, 52, 77, 81; Höffe 2006, 105).

40 Vgl. Keil 2007, 78. Vgl. hierzu auch Johnson 2005, 288 ff.

die grundlegende Differenz zur unbelebten Natur.[41] Sie ermöglicht und begründet das Lebendigsein, d. h. den Zustand, in dem sich alle Lebewesen befinden und der für alle Lebewesen von derselben basalen Bedeutung ist. Um ihre eigentliche Existenzform, den Zustand des ‚Am-Leben-Seins', aufrechtzuerhalten, um also am Leben zu *bleiben*, müssen Lebewesen – gemäß der Aristotelischen Vorstellung von *energeia* – ihre Fähigkeit zu leben stets aktualisieren und manifestieren.[42] Die Persistenz von Lebewesen in der für sie eigentümlichen Form des ‚Am-Leben-Seins' gründet auf der Fähigkeit der aktiven Selbsterhaltung und erfordert u. a. die Stabilisierung des eigenen Systems, etwa durch Nahrungsaufnahme und -ausscheidung, das Anpassen an veränderte Umweltbedingungen wie Hitze oder Trockenheit, oder die Abwehr von Fressfeinden.[43] Nun reagieren weder Individuen einer Art noch ein und dasselbe Lebewesen in ein und derselben Situation notwendig gleich, sondern zeigen vielmehr Reaktionsvarianz. Die bei Pflanzenindividuen nachweisbaren individuenspezifischen Abwehrstrategien und Schutzreaktionen auf exogene Stressoren sind gleichwohl durch die individuelle genetische Ausstattung bedingt und festgelegt.[44] Bei höher entwickelten Tieren sind Verhaltensstrategien bereits deutlich weniger determiniert. Man denke nur an das komplexe Sozialverhalten unter Primaten, die Kooperationsfähigkeit von Elefanten oder die Strategien bezüglich der Futterrückholung beim Häher.[45] Zwar kann man diese und ähnliche Reaktionen bei nicht-humanen Lebewesen nur äußerst selten auf intentionales Handeln zurückführen; man kann sie aber auch nicht auf der Basis rein mechanischer Reaktionen erklären. Höffe weist darauf hin, dass „Organismen ein Wirkungsgefüge von zahlreichen miteinander vernetzten Regelprozessen darstellen, deren Teile zwar mit Hilfe der physikalischen und chemischen Gesetze, also kausal erklärt, in ihrem Gesamtgefüge aber trotzdem als zweckmäßig angesprochen werden können"[46]. Nicht-humane Lebewesen sind weder Automaten noch in einem anspruchsvollen Sinne Akteure, sodass sich ihr Verhalten ebenso grundlegend von Phänomenen wie dem inelastischen Stoß wie von solchen planvollen Handelns unterscheidet. Weil ihr Verhalten nicht allein als kausale Reaktion auf äußere Bedingungen erklärt werden kann, sind auch nicht-

41 Vgl. Mayr 1991, 54; Höffe 2006, 139.
42 Vgl. Schark 2010, 239. Vgl. auch Schark 2005, 211, 240, 246.
43 Vgl. Hiekel 2012, 59; Schark 2005, 293. Zu Lebensformen, die ihre Lebensfähigkeit weder aktiv manifestieren, noch tot sind, da sie unter bestimmten Bedingungen ihre Lebensfähigkeit wieder aktualisieren können vgl. Schark 2010, 243 f. Diese Existenzformen stellen jedoch eine Ausnahme dar, denn grundsätzlich sind Lebewesen darauf angewiesen die Aktualisierung und Manifestation ihrer Lebensfähigkeit permanent aktiv aufrechtzuerhalten (vgl. Mayr 1991, 72 f.).
44 Vgl. Kallhoff 2002, 43.
45 Vgl. etwa Tomasello et al. 2003; Plotnik et al. 2011; Clayton et al. 1998.
46 Höffe 2007, 281.

humane Lebewesen in einem begrenzten Sinn als ‚agierende Wesen' zu charakterisieren.[47]

Ein Vorzug der Aristotelischen Konzeption liegt darin, dass der grundlegende Zustand des ‚Am-Leben-Seins' in der Zeitspanne eines individuellen Lebensprozesses unzählige Zustände vereint, die qualitativ ausgezeichnet werden können: Individuelle Lebewesen können besser oder schlechter am Leben sein. Die Bewertung orientiert sich an den für die betreffende Lebens*form* einschlägigen Vermögen und offenbart so eine weitere Ebene der konzeptionellen Verknüpfung von ‚Seele' und ‚Leben'. Ebenso ist hiermit ein weiterer Aspekt von *energeia* benannt, der Leben als ein den relevanten Vermögen des Lebewesens entsprechendes Tätigsein versteht. Auch in der aktuellen Diskussion vertreten einige Autoren die Ansicht, dass ein für ein konkretes Individuum einer bestimmten Art angemessener Zustand für dieses einzelne Lebewesen zuträglich und besser als ein seiner spezifischen Art *nicht* angemessener Zustand ist.[48] Mit Aristoteles ist dieses normative Urteil u. a. auf die besondere Form der Bewegung von Lebewesen – die Selbstbewegung – zurückzuführen. Im Gegensatz zur unbelebten Materie erhalten sich Lebewesen aus sich selbst heraus. Ihre Selbstbewegung ist dabei nicht beliebig, sondern auf das Ziel hin ausgerichtet, das ihrer Lebensform gemäß ist. Worin das für die jeweilige Lebensform angemessene Ziel oder der grundlegende Zweck ihres Daseins besteht, ergibt sich für Aristoteles unmittelbar aus ihren Lebensfunktionen bzw. den entsprechenden Vermögen der Seele, welche die Artnatur eines individuellen Lebewesens konstituieren. Auch bezüglich des Ziels der Lebensbetätigungen gilt für Aristoteles somit eine aufsteigende Rangfolge. Bereits mit Blick auf den basalen Zweck der Fortpflanzung beschreibt er folgende Unterschiede:

> Der ganze Lebenszweck der Pflanze scheint es zu sein, ein ebensolches anderes Lebewesen zu erzeugen, als sie es selber ist. Ähnlich kann man auch an einigen Tieren keine andere Betätigung finden, als die Zeugung, und daher sind dies die allen gemeinsamen Verrichtungen. Je weiter aber die Empfindsamkeit fortschreitet, werden die Lebensweisen der Tiere infolge ihrer Lust an der Paarung verwickelter, ebenso auch die Erzeugungsweise und die Aufzucht der Jungen.[49]

Da Lebewesen aus sich selbst heraus streben und ihr Streben nicht willkürlich, sondern durch ihre ‚Artnatur' bzw. ‚Naturanlage' bestimmt ist, können die Zustände, in denen sich Lebewesen befinden, normativ beurteilt werden. In der

---

47 Vgl. Köchy 2008, 203; Schark 2010, 250.

48 Vgl. Schark 2010, 238 ff. Vgl. hierzu auch Foot 2001; Thompson 2008 sowie Kap. 5 und 6.

49 Aristoteles, Hist an 588 b.

Naturbeschaffenheit von Lebewesen sind ihre natürliche Bewegung sowie ihre Zweckmäßigkeit auf das engste miteinander verwoben, denn die natürliche Bewegung birgt die Möglichkeit, ein dem Lebewesen angemessenes Sein zu verwirklichen.[50] Es kann also gefragt werden, welche Zustände eines Lebewesens seiner spezifischen Lebensform angemessen sind. Lässt sich darüber hinaus aber auch fragen, welche Zustände für das Lebewesen besser oder schlechter sind? Diese Frage ist zu bejahen, denn es sind Zustände bestimmbar, die für das Lebewesen und sein *eidos* zuträglich sind. Selbst Aristoteles betont: „*Es will nicht jeder Schlußpunkt Ziel sein, sondern nur der beste Zustand.*“[51] Dass mit Blick auf die *menschliche* Lebensform Zustandsbeschreibungen vorgenommen werden, welche die Situation eines Individuums als besser oder schlechter klassifizieren, ist unbestritten; zumal Personen über ihren eigenen Zustand selbst derartige Urteile fällen. Das semantische Feld der besser/schlechter-Zustandsbeschreibungen beim Menschen ist hochkomplex und umfasst neben physischen und psychischen Zuständen auch moralische, rechtliche, ästhetische und dergleichen mehr Dimensionen. Mit Blick auf höher entwickelte, empfindungsfähige Tiere herrscht bezüglich der Möglichkeit, für sie bessere oder schlechtere Zustände zu identifizieren, ebenfalls ein weitgehend affirmativer Konsens. Abgesehen von Vernunft- und Moralfähigkeit gilt insofern Empfindungs- bzw. Leidensfähigkeit als hinreichendes Kriterium für (wenigstens basale) besser/schlechter-Zustandsbeschreibungen. Ob die Fähigkeit, Schmerz und Leiden empfinden zu können, allerdings auch als notwendiges Kriterium für besser/schlechter-Zustandsbeschreibungen anzusehen ist, verbleibt bislang Gegenstand der Diskussion.[52] Während Aristoteles Empfindungsfähigkeit als Schwellenkriterium noch zurückgewiesen hätte und vor dem Hintergrund seines Teleologieverständnisses die Zuschreibung besserer resp. schlechterer Zustände bei pflanzlichen Lebewesen für ebenso möglich wie bei tierlichen und menschlichen Lebensformen erachtet hätte, ist man diesbezüglich heute uneinig. Denn auch eine nicht universal-kosmisch verstandene Teleologie birgt bereits genügend Schwierigkeiten. Eine ist das Problem der Rückwärtsverursachung. Zukünftige Ziele als Ursache für gegenwärtige Geschehnisse anzunehmen, erscheint zunächst mit dem herkömmlichen Kausalitätsverständnis (*causa efficiens*) unvereinbar zu sein, dem zufolge die Ursache ihrer Wirkung zeitlich vorangeht oder zumindest beide zeitgleich erfolgen. Bei einer teleologisch verstandenen Kausalität (*causa finalis*) scheint der in der Zukunft liegende Zweck bzw. das zu erreichende Ziel auf die Vorgänge in der Ge-

50 Vgl. Hartung 2009, 369.
51 Aristoteles, Phys II 2 194 a.
52 Vgl. Kap. 8.

genwart einzuwirken.[53] Beim Menschen, der dazu in der Lage ist, sich selbst Ziele zu setzen und diese mit geeigneten Mitteln zu verwirklichen, gilt die Annahme zielgerichteter und zweckmäßiger Prozesse mit Blick auf menschliches Handeln als angemessen. Dementsprechend formuliert Geert Keil:

> Es scheint ja genau einen unproblematischen Fall zu geben, in dem das ‚Worumwillen' eines Vorgangs den Vorgang selbst beeinflussen kann, nämlich die mentale Antizipation eines Zielzustands durch einen geistbegabten Akteur. In diesem Fall verursacht nicht Späteres (das erst zu erreichende Ziel) Früheres (die zum Ziel führende Handlung), sondern die aktuellen mentalen Ereignisse des Akteurs tragen kausal zu seiner Handlung bei. In allen anderen Fällen, in denen keine *mentale Antizipation* von Zielzuständen vorliegt, ist klärungsbedürftig, worauf die Behauptung einer finalen Abhängigkeit sich stützen kann.[54]

Aufgrund dieser Erklärungslücke werden teleologische Ausdrücke wie ‚zielgerichtet' oder ‚zweckmäßig' teilweise metaphorisch gedeutet oder als anthropomorphe Projektionen aufgefasst, bei denen menschliche Eigenschaften – wie überlegtes Planen und Handeln – fälschlicherweise auf nicht-humane Lebensformen übertragen werden.[55] Einesteils werden innerhalb der Biologie teleologische Erklärungsmuster weiterhin mit der Absicht bemüht, das Phänomen zu identifizieren, gemäß dem positive Konsequenzen ihre eigenen Mittel verursachen.[56] Andernteils aber wird die Rückwärtsverursachung als Konnotation teleologischer Erklärungen zurückgewiesen und angemerkt, dass Aristoteles mit seinem Konzept der ‚Zielursache' *nicht* auf eine rückwärtige Verursachung Bezug nehme, sondern vielmehr das ‚worum willen' eines Prozesses mit dem Verweis auf seinen angestrebten Endzustand erläutere.[57] Die Fülle der verschiedenen und sich teilweise widersprechenden Darstellungen teleologischer Erklärungsansätze offenbart zweierlei: Einerseits sind Begriffe wie ‚Ziel', ‚Zweck', ‚Funktion' und der relationale Ausdruck ‚um zu' aus dem semantischen Feld der Biologie nicht wegzudenken, andererseits generieren sie nach wie vor einen immensen Klärungsbedarf.[58] Im Gegensatz zu Physik und Chemie, deren Erklärungsdimension auf die Beantwortung von ‚Wie'- oder ‚Was'-Fragen beschränkt bleibt, scheint in der Biologie keine Erklärung vollständig zu sein, die nicht auch die ‚Warum'- bzw.

---

53 Vgl. Mayr 1991, 54; Breitenbach 2005, 323. Zuweilen wird die Annahme einer *causa finalis* auch als inkompatibel mit den Thesen Charles Darwins aufgefasst – insbesondere die natürliche Selektion und die Anpassung der Organismen an die Umwelt (*fitness*) betreffend.

54 Keil 2007, 80.

55 Vgl. Mayr 1991, 54.

56 Vgl. Bedau 1998, 286.

57 Vgl. Krohs 2007, 288.

58 Vgl. Mayr 1991, 51.

,Wozu'-Frage berücksichtigt.[59] Um Lebewesen als solche überhaupt erfassen zu können, muss man sie als funktionale Einheit und nicht als bloße Reaktionsabfolge begreifen. Eine biologisch korrekte Formulierung lautet beispielsweise, dass das Sammeln der Elster von Nistmaterial ihren Nestbau zum Ziel oder Zweck hat, bzw. dass dem Sammeln von Nistmaterial eine Funktion für den Nestbau zukommt, oder, dass die Elster Nistmaterial sammelt, um ein Nest zu bauen. Peter McLaughlin macht Folgendes als zentrale Idee der Funktionszuschreibung aus: „When we ascribe *functions* to things, we view them as means to ends."[60] Die Praxis, Verhaltensweisen oder Organen bestimmte Funktionen zuzuordnen und Lebewesen bestimmte Ziele oder Zwecke zuzuschreiben, ist zugleich gängig wie strittig. Dies schlägt sich nicht zuletzt im prominenten Diskurs über den Funktionsbegriff nieder, der in historischer Betrachtung als Nachfolgedebatte zum Teleologiebegriff gelten kann.[61] Einerseits existieren Bestrebungen, mit Hilfe der Begriffe ,Funktion' oder ,Teleonomie' eine *wohlverstandene* Teleologie zu rechtfertigen und zu untermauern, andererseits werden Forderungen laut, teleologische Aussagen in teleologiefreie Beschreibungen zu überführen.[62]

Zahlreiche Autoren sind der Auffassung, dass *wohlverstandene* teleologische Erklärungen auch heute noch erforderlich sind, damit die belebte von der nichtbelebten Natur unterschieden werden kann.[63] Um sich zugleich von einem *falschen* Teleologieverständnis im Sinne einer ,bewusstseinsgesteuerten Zweckmäßigkeit' abzugrenzen, entwirft Ernst Mayr das Konzept der ,Teleonomie', nach dem ein Vorgang oder ein Verhalten dann als teleonomisch gilt, wenn seine Zielausrichtung einem Programm entspringt.[64] Bei Lebewesen seien es genetische sowie epigenetische Programme, welche ihre innere Zweckmäßigkeit konstituieren.

---

59 Vgl. Mayr 1991, 73; Höffe 2007, 286. Im Unterschied zu physikalischen Wirkungen sind biologische Funktionszuschreibungen in sich normativ und zielen darauf ab, die Zweckmäßigkeit von Lebewesen ohne Verweis auf zwecksetzende Instanzen oder intentionale Strukturen zu erklären (vgl. Krohs 2007, 287 ff.).

60 McLaughlin 2009, 96.

61 Vgl. Hempel 1970, 303; Keil 2007, 80.

62 Vgl. Nagel 1977. Vgl. hierzu etwa auch die Beiträge unter *III Critical Developments* in Allen/Bekoff/Lauder 1998.

63 Vgl. u. a. Mayr 1991, 60; Bedau 1998, 282; McLaughlin 2009, 96 ff.; Keil 2007a, 28; Siep 2014, 48.

64 Die Prägung des Begriffs ,Teleonomie' geht auf den Biologen Colin S. Pittendrigh zurück. Mit dem Teleonomiebegriff sollen „biologische Tatbestände rein deskriptiv als zweckdienlich oder zielgerichtet gekennzeichnet werden, ohne transzendente Hypothesen über die Herkunft der Zweckdienlichkeit auszusprechen" (Höffe 2007, 281). Wie Höffe (vgl. Höffe 2006, 133 f.) befürwortet auch Mayr eine teleonomische Deutung der Aristotelischen Teleologie. Mayr hält darüber hinaus eine Übersetzung von ,*eidos*' mit ,genetischem Programm' für folgerichtig (vgl. Mayr 1991, 64, 76. Vgl. hierzu auch Aristoteles, Part an I 1 642a).

Zielgerichtetes Verhalten von Lebewesen ist für Mayr keine Seltenheit, sondern ein wesentliches, wenn nicht *das* charakteristischste Merkmal von Lebewesen, deren Lebensvollzug Phänomene wie Wanderschaft, Nahrungssuche, Balz, Fortpflanzung usw. umfasse, die alle auf ein *Ziel* hin ausgerichtet seien. Im anorganischen Bereich laufen Prozesse hingegen nicht teleonomisch, sondern *teleomatisch*, gemäß feststehenden physikalisch-chemischen Naturgesetzen, ab. So sei anorganische Materie „nur auf eine passive, automatische, von äußeren Kräften oder Bedingungen diktierte Weise ‚endgerichtet'"[65]. Wenn auch auf sehr unterschiedliche Art können nach Mayr sowohl teleonomische als auch teleomatische Prozesse zielgerichtet sein und ein bestimmbares Ende haben. McLaughlin hält demgegenüber nur bei Lebewesen eine Rede von zielgerichteten Funktionen für sinnvoll. Für ihn zeigen Funktionen von Organen u. Ä. eine Relation zu etwas an, dessen Gut sich nicht darin erschöpfe, einen Beitrag für etwas anderes zu leisten, sondern dessen Gut um seiner selbst willen bestehe. Träger von Funktionen seien Teile eines Ganzen mit eigenem Gut.[66] Dies gelte für alle Wesen, denen Interessen zugesprochen werden können und daher sowohl für intentionale Akteure als auch für Organismen, nicht aber für bloße Dinge. Ob das in Frage stehende Wesen regen Anteil an seinen Interessen nimmt bzw. ob sie ihm überhaupt bewusst sind, spiele hierbei keine Rolle. Im Gegensatz zu ihren Teilen haben Lebewesen McLaughlin zufolge selbst keine Funktion, sondern ein für sie eigenes Gut. Hierin unterscheiden sie sich auch von Artefakten, die der Mensch für die Erfüllung bestimmter Funktionen geschaffen habe. Bei einem künstlichen Gebilde haben nicht nur seine Teile, sondern auch das Gebilde selbst eine Funktion. Insofern zeichne ein besonders guter Motor ein Auto in seiner Güte vor anderen aus und mache es zu einem besseren Auto; ein belastbares Herz aber und gute Zähne machen ein Nilpferd nicht zu einem besseren, da einem Nilpferd keine Funktion zukomme, sondern es vielmehr ein eigenes Gut habe.[67] Überhaupt erst in Relation zu einem derartigen Gut können Funktionsträger bestimmt werden, da sie ihre Funktion erst durch ihren Beitrag zu diesem Gut erlangen. Auf eine ähnliche Weise beschreibt auch Carl Gustav Hempel die Funktionsanalyse, bei der Verhaltensweisen dadurch erklärt werden sollen, welche Rolle sie für die reibungslose Aufrechterhaltung eines lebenden Systems spielen.[68] Das Gut des Lebewesens – hier im grundle-

65 Mayr 1991, 60.

66 Vgl. McLaughlin 2001, 191. Mark Bedau weist darauf hin, dass bei einer solchen Auffassung von ‚Funktion' das ‚eigene Gut' eines Lebewesens nicht den Anschein erwecken darf, dass es wiederum in Relation zu seinen Funktionen definiert wird (vgl. Bedau 1998, 273).

67 Vgl. McLaughlin 2009, 98 f. Vgl. im Gegensatz hierzu die Ausführungen Michael Thompsons und Philippa Foots zu besseren resp. schlechteren Exemplaren einer Lebensform in Kap. 5 und 6.

68 Vgl. Hempel 1970, 305.

gendsten Sinn seine Fortexistenz – determiniere erst die Funktionen seiner Teile.[69] Gewiss, so Hempel, bedürfe eine *reichhaltigere* Auffassung des eigenen Guts von Lebewesen neben ihrer Fortexistenz weiterer Kriterien zur Bestimmung ihres ‚proper working' oder ‚normal functioning'. Die grundlegende und formal gehaltene Funktionsanalyse gestalte sich jedoch folgendermaßen:

> The object of the analysis is some ‚item' *i*, which is a relatively persistent trait or disposition (e. g., the beating of the heart) occurring in a system *s* (e. g., the body of a living vertebrate); and the analysis aims to show that *s* is in a state, or internal condition c_i, and in an environment representing certain external conditions c_e such that under conditions c_i and c_e (jointly to be referred to as *c*) the trait *i* has effects which satisfy some ‚need' or ‚functional requirement' of *s*, i. e., a condition *n* which is necessary for the system's remaining in adequate, or effective, or proper, working order.[70]

Das von Hempel dargelegte Grundschema der Funktionsanalyse kann zugleich als Grundthese des *welfare view of biological functions* verstanden werden, der von in einer determinierten Umwelt vorzufindenden Lebewesen ausgeht und über diese aussagt, dass sie für ihr Gedeihen bestimmte Bedingungen zu erfüllen haben.[71] Gemäß des *welfare view of biological functions* bedeute „‚hat eine Funktion' soviel wie ‚ist dienlich, förderlich, gut für' [...] das Wohlergehen (*welfare*) eines Organismus, für seine Gesundheit, sein Gedeihen, sein Überleben"[72]. Ernest Nagel, der selbst eine reduktionistische Position vertritt, hält die Annahme, dass biologische Funktionen zum Wohlergehen individueller Organismen beitragen, gleichwohl nicht für gänzlich unplausibel.[73] Schließlich kann man auf der Basis des Wissens darum, wie etwas funktionieren sollte, durchaus normative Aussagen formulieren. Nicht erfüllte Funktionen oder dysfunktionale Prozesse können als Fehlbildung oder Defekt bewertet werden. In Relation zu seinem eigenen Gut lässt sich demnach urteilen, dass ein Nilpferd mit gut funktionierenden, gesunden Organen bessergestellt ist als eines mit defekten Organen. Als Exemplar (*token*) seiner

69 Auch Bedau hebt das ‚Überleben' als das vorrangigste Gut von Lebewesen hervor, das sie grundlegend von nicht-belebter Materie unterscheide (vgl. Bedau 1998, 282).

70 Hempel 1970, 306.

71 Vgl. Nagel 1977, 290 ff.

72 Keil 2007, 84.

73 Ernest Nagel ist der Ansicht, dass die Aussage, „The function of chlorophyll in plants is to enable plants to perform photosynthesis", der folgenden Aussage ohne funktionale Beschreibung äquivalent ist, „When a plant is provided with water, carbon dioxide, and sunlight, it manufactures starch only if the plant contains chlorophyll" (Nagel 1977, 295). Trotz seiner grundlegend skeptischen Haltung gegenüber einer Naturteleologie räumt Nagel jedoch ein, dass teleologische Erklärungen keine obskuren intellektuellen Konstruktionen darstellen und man ihnen insofern auch nicht mit zu großem Misstrauen zu begegnen braucht (vgl. Nagel 1977, 301).

Gattung (*type*) könne ein Nilpferdindividuum zudem eine bessere oder schlechtere Instanziierung seiner Gattung verkörpern, woraus sich für Hempel ein Raum normativer Urteile eröffnet. Werde ein Nilpferdindividuum hingegen als Element einer Menge aufgefasst, verkörpere es als solches die Menge genauso gut oder schlecht wie jedes andere Element. Nur als Exemplar einer Gattung betrachtet sei von einem Individuum zu erwarten, dass es die für die Gattung typischen Eigenschaften aufweise.[74]

In *The Varieties of Goodness* erörtert Georg von Wright die Frage, welche Arten oder Spezies ein Gut haben und beantwortet sie folgendermaßen: „A being, of whose good it is meaningful to talk, is one who can meaningfully be said to be well or ill, to thrive, to flourish, be happy or miserable."[75] Von Wright zeichnet diejenigen Eigenschaften, die eine sinnvolle Zuweisung eines eigenen Guts erlauben, als biologische Eigenschaften in dem Sinne aus, dass sie Eigenschaften von Wesen sind, über die sinnvoll ausgesagt werden kann, dass sie ein Leben haben. Die Frage, welche Wesen ein Gut haben, sei daher mit der Frage, welche Wesen ein Leben haben, identisch. Schließlich weist er sowohl Tiere als auch Pflanzen als diejenigen Wesen aus, die ein Leben und somit ein Gut haben. Während von Wright die fundamentale Eigenschaft, die als notwendige und hinreichende Bedingung für eine sinnvolle Zuschreibung eines eigenen Guts gelten soll, insofern mit ‚ein Leben haben' umschreibt, bezeichnet McLaughlin selbige als ‚ein selbst-reproduzierendes System sein' – beide benennen jedoch die Klasse der ‚Lebewesen' als deckungsgleichen Extensionsbereich von Wesen mit je eigenem Gut.[76] Während somit u. a. für Sympathisanten eines *welfare view of biological functions*, wie u. a. von Wright, Mayr und McLaughlin, *alle Lebe*wesen als Träger von Interessen bzw. eigenem Gut auszuzeichnen sind, argumentieren andere Autoren entweder für einen begrenzteren oder für einen weniger eingeschränkten Extensionsbereich. Besonders prominent ist die Position, deren Vertreter ausschließlich solchen Lebewesen wirkliche Interessen und ein eigenes Gut zubilligen, die sich ihres Tuns bewusst sind.[77] Andere Autoren beanspruchen die Art von Interessen, die niederen

74 Vgl. McLaughlin 2009, 99 ff.
75 Von Wright 1972, 50.
76 Vgl. McLaughlin 2001, 194, 203 f.
77 Vgl. u. a. Frankena 1979; Wolf 1990; Patzig 1993; Singer 1999; Feinberg 2002; Birnbacher 2009. Geert Keil räumt ein, dass Gefressenwerden womöglich nicht gut für eine Pflanze ist. Da sie dieses Urteil allerdings selbst nicht fällen könne, sei sie auch nicht in der Lage, Interesse an ihrem eigenen Wohlergehen zu nehmen. Die These, dass sie überhaupt ein eigenes Wohlergehen habe, bedürfe insofern weiterer Rechtfertigung (vgl. Keil 2007, 84 f.).

Lebewesen unterstellt werden, auch für Artefakte.[78] McLaughlin hält dagegen, dass es für einen *Gegenstand* charakteristisch sei, gut *für etwas anderes* (etwa für den Menschen) zu sein, während es für ein *Lebewesen* charakteristisch sei, das zu tun, was *gut für es selbst* ist. Entscheidend sei, dass Lebewesen im Gegensatz zu nicht-belebter Materie Nutznießer ihrer eigenen Verhaltensweisen und Prozesse sind.[79] Innerhalb des *welfare view of biological functions* herrscht allerdings Uneinigkeit darüber, ob die Zielgerichtetheit von Lebewesen ontologisch manifest oder epistemologisch konstruiert ist. Für Aristoteles, dessen Naturphilosophie trotz mancher Unzulänglichkeiten[80] auch heute noch eine wichtige Quelle für die theoretische und praktische Auseinandersetzung mit der belebten Natur darstellt, haben die über Lebewesen getätigten Aussagen jedenfalls ontologischen Charakter.

Im Ergebnis können einige Aspekte der Aristotelischen Naturphilosophie für die Begründung der moralischen Berücksichtigungswürdigkeit *aller* Lebewesen fruchtbar gemacht werden. Allen voran ist der Begriff der Zweckmäßigkeit zu nennen. Da Lebewesen nicht rein mechanisch erklärt werden können, ist die teleologische, d.h. zweckmäßig verfasste Struktur von Lebewesen als das entscheidende Moment aufzufassen, welches Lebensformen von anderen Existenzformen ontologisch unterscheidet. Vor dem Hintergrund des Aristotelischen Teleologieverständnisses, das die Strebensnatur *aller* Lebewesen berücksichtigt, kann darüber hinaus die Fähigkeit von Lebewesen gedeihen zu können als umfassendes Kriterium für die Zuschreibung eines eigenen Guts sowie die Beurteilung besserer resp. schlechterer Zustände, in denen Lebewesen sich befinden können, verstanden werden. Während durch das Kriterium der Leidensfähigkeit nicht alle, sondern nur einige moralisch relevante Entitäten erfasst werden können, gelingt auf der Basis des Kriteriums der Gedeihensfähigkeit eine erschöpfende Bezugnahme auf *alle* moralisch relevanten Wesen. Nicht zuletzt kann die hierarchisch strukturierte *scala naturae* als Grundlage für die Zuschreibung verschiedener Stufen moralischer Berücksichtigungswürdigkeit dienen: absolute moralische Berücksichtigungswürdigkeit den Menschen, wägbare moralische Berücksichtigungswürdigkeit nicht-humane Lebewesen betreffend.

Die einschlägigen naturphilosophischen Positionen Kants, Schellings und Hegels, die in den nachfolgenden Kapiteln untersucht werden, sind nun insbe-

---

78 Als Proponenten dieser Denkrichtung führt Peter McLaughlin etwa Tom Regan („Feinberg on What Sorts of Beings Can Have Rights" (1976)) sowie Raymond Frey (*Interests and Rights. The Case Against Animals* (1980)) an (vgl. McLaughlin 2001, 195).

79 Vgl. Bedau 1998, 282; McLaughlin 2001, 201 ff.; Siep 2004, 61 f.

80 Aristoteles kennt beispielsweise noch keine Artentransmutation und nimmt daher zu Unrecht eine Unveränderlichkeit der Arten an (vgl. Höffe 2006, 137).

sondere daraufhin zu prüfen, ob sie diejenigen Aspekte, welche die Naturphilosophie Aristoteles' für die Begründung der moralischen Berücksichtigungswürdigkeit *aller* Lebewesen bereitstellt, stützen, in Zweifel ziehen oder gegebenenfalls erweitern.

2. Zweckmäßigkeit

Geleitet von der Frage nach den Bedingungen der Möglichkeit von Erkenntnis der belebten Natur entfaltet Immanuel Kant im zweiten Teil der *Kritik der Urteilskraft* eine spezifische *Kritik der teleologischen Urteilskraft*.[81] Bereits die Verortung seiner teleologischen Betrachtungen innerhalb der dritten Kritik ist aufschlussreich, da ihr im Kantischen System die Funktion eines verbindenden Elements zukommt; so leistet sie etwa die Verbindung von Verstand und Vernunft ebenso wie die Verknüpfung von theoretischen Fragen der Erkenntnis (*Kritik der reinen Vernunft*) mit praktischen Fragen des Handelns (*Kritik der praktischen Vernunft*) sowie die Vermittlung von Natur- und Freiheitsbegriff.[82] Kants Differenzierung zwischen zwei verschiedenen Arten der Urteilskraft – einerseits der bestimmenden, andererseits der reflektierenden – ist in diesem Zusammenhang ebenfalls von Belang. Während sowohl in der *Kritik der reinen Vernunft* als auch in der *Kritik der praktischen Vernunft* Aspekte der *bestimmenden* Urteilskraft diskutiert werden, ist für die *Kritik der Urteilskraft* vielmehr die *reflektierende* Urteilskraft maßgebend. Nachfolgend soll die *Kritik der teleologischen Urteilskraft*, die Kant in die zwei Abteilungen der *Analytik* (§§ 62–68) und der *Dialektik* (§§ 69–78) untergliedert, eingehender nachvollzogen werden.[83]

Im einleitenden § 61, welcher der *Analytik* noch vorgelagert ist, legt Kant bereits fest, dass seine Teleologiekonzeption in den Bereich der reflektierenden und nicht der bestimmenden Urteilskraft fällt. Im Gegensatz zur bestimmenden Urteilskraft, die das Besondere unter ein gegebenes Allgemeines – eine Regel, ein Prinzip oder ein Gesetz – subsumiere, suche die reflektierende Urteilskraft das Allgemeine zu einem gegebenen Besonderen.[84] Für die reflektierende teleologische Urteilskraft bilden die Phänomene der belebten Natur das empirisch gegebene Besondere und der Begriff der Zweckmäßigkeit das gesuchte Allgemeine.

---

81 Demgegenüber ist Immanuel Kant im ersten Teil der *Kritik der Urteilskraft*, der *Kritik der ästhetischen Urteilskraft*, nicht mit der objektiven Zweckmäßigkeit von Naturprodukten, sondern mit der subjektiven Zweckmäßigkeit des Naturschönen befasst.

82 Vgl. Köchy 2008, 37; Naeve 2013, 212.

83 Auf den Anhang der *Methodenlehre* (§§ 79–91) wird nachfolgend teilweise Bezug genommen, er findet jedoch keine ausführliche Berücksichtigung.

84 Vgl. Kant, KU B 329. Kants Werke werden auf der Grundlage der Meiner-Ausgabe zitiert; die Angabe der Seitenzahlen entspricht der Akademie-Ausgabe. Da die *Beobachtungen über das Gefühl des Schönen und Erhabenen* nicht als Meiner-Ausgabe vorliegen, werden sie nach der Weischedel-Ausgabe zitiert; auch hier entspricht die Angabe der Seitenzahlen der Akademie-Ausgabe. Die *Kritik der reinen Vernunft* (hg. von J. Timmermann, Hamburg 1998) wird wie üblich nach der Originalpaginierung (A, B) zitiert; die *Kritik der Urteilskraft* (hg. von H.F. Klemme, Hamburg 2009) wird ebenfalls nach der relevanten Originalpaginierung (B) zitiert.

Letztere könne aus den beobachtbaren Vorgängen in der Natur allerdings nicht empirisch abgeleitet werden, sondern müsse durch die teleologische Urteilskraft als nicht beobachtbares Allgemeines im Modus des ‚als ob' eines ‚heuristischen Prinzips' unterstellt werden.[85] Zweckmäßigkeit wird so als ein weiteres Prinzip ausgewiesen, das Naturphänomene auch dann unter Regeln zu bringen vermag, wenn die den Naturgesetzen gemäße Kausalerklärung an ihre Grenzen stößt.[86] Auch wenn man die Zweckmäßigkeit der Naturdinge weder a priori einsehen noch empirisch nachweisen könne, sei sie es, die gleichwohl eine Integration der besonderen Erscheinungen und Erfahrungen in einem einheitlichen System ermögliche. Insofern sei die Zweckmäßigkeit, trotz ihrer besonderen Beschaffenheit und bloß sinnes- bzw. erfahrungsbasierten Veranlassung, als Gesetzmäßigkeit zu verstehen.[87]

Mit § 62 setzt sodann die Analytik ein, innerhalb welcher Kant das für Lebewesen spezifische Prinzip der Zweckmäßigkeit, die *objektive Zweckmäßigkeit* entwickelt. Sie lasse sich in eine *formal objektive* sowie eine *material objektive* Zweckmäßigkeit unterteilen.[88] Erstere umfasse den Bereich der Geometrie und Mathematik, letztere den Bereich der belebten Natur. Bei der Teleologie von Lebewesen handele es sich um die objektive (von den Interessen des Subjekts unabhängige) und materiale (auf real existierende Dinge bezogene) Zweckmäßigkeit.[89] Ferner sei eine zusätzliche Unterscheidung innerhalb der material objektiven Zweckmäßigkeit vorzunehmen und eine *äußere* von der eigentlichen, *inneren Zweckmäßigkeit* abzugrenzen. Bei der äußeren Zweckmäßigkeit erschöpfe sich das Zweckmäßige entweder in der Nutzbarkeit für den Menschen oder der Zuträglichkeit für nicht-humane Wesen.[90] Daher sei die äußere auch keine Zweckmäßigkeit ‚der Dinge an sich selbst', sondern bloß relativ und zufällig. Eine Zusammenschau der §§ 61–63 verdeutlicht, dass für Kant die Zweckmäßigkeit der belebten Natur weder ‚subjektiv' noch ‚formal', sondern vielmehr ‚objektiv' und ‚material real' ist.[91] Begründet wird die Objektivität teleologischer Urteile damit, dass sie – im Gegensatz etwa zu ästhetischen Urteilen, die Aussagen über die Relation eines Objekts zum Subjekt betreffen – direkt auf das Objekt der Zweckmäßigkeit, d.i. das Lebewesen, bezogen und untrennbar mit ihm verbunden seien. Zudem sei die Zweckmäßigkeit von Lebewesen material real, da sie anders als im

85 Vgl. Kant, KU B 269, B 355.
86 Vgl. Kant, KU B 269, B 312, B 366 f.
87 Vgl. Kant, KU B 268. Vgl. hierzu auch Höffe 2007, 269; Höffe 2008, 18; Giordanetti 2008, 212.
88 Vgl. Kant, KU B 271 – B 280.
89 Vgl. Höffe 2007, 270.
90 Vgl. Kant, KU B 279 ff. Vgl. dazu auch Giordanetti 2008, 221.
91 Vgl. Höffe 2007, 281; Goy 2008, 223.

Falle der Geometrie oder der Mathematik, in dem sie als bloß formale Zweckmäßigkeit durch den Mathematiker entdeckt werde, den Lebewesen, etwa in Form des Naturzwecks der Selbsterhaltung, tatsächlich zugeschrieben werde.[92] Darüber hinaus sei die Zweckmäßigkeit dem Lebewesen nicht äußerlich, sondern mache dessen absolute innere Beschaffenheit aus. Schließlich gründe sie in seiner eigenen Verfasstheit und nicht in seiner Nützlichkeit für andere Wesen.

Nachdem Kant die grundlegenden Bestimmungen der Naturteleologie dargelegt hat, verdichtet er in den anschließenden §§ 64–68 seine Gedanken hierzu. Zunächst stellt er die Definition auf, dass ein Wesen als Naturzweck existiert, „*wenn es von sich selbst* [...] *Ursache und Wirkung ist*"[93]. Diese kausale Wechselseitigkeit von Ursache und Wirkung bestehe sowohl als Relation zwischen den Teilen eines Lebewesens untereinander, die wechselseitig ihre Form konstituieren, als auch zwischen ihnen und dem Ganzen, zu welchem sie sich als Einheit fügen.[94] Am Beispiel des Baumes zeigt Kant drei produktive Vermögen auf, die ihm als naturzweckliche Eigenschaften gelten: 1. Ein Baum erzeugt „sich selbst der *Gattung* nach, in der er einerseits als Wirkung, andererseits als Ursache von sich selbst unaufhörlich hervorgebracht und ebenso sich selbst oft hervorbringend, sich als Gattung beständig erhält"[95]. 2. Ein Baum erzeugt „sich auch selbst als *Individuum*"[96], indem er ihn umgebende Materieteilchen assimiliert und diese zu einer für ihn spezifischen und eigentümlichen Qualität verarbeitet. 3. Ein Teil des Baumes erzeugt „sich selbst so, daß die Erhaltung des einen von der Erhaltung der anderen wechselweise abhängt"[97] und sich der Baum aufgrund seiner Plastizität bei Verletzungen oftmals selbst regenerieren bzw. Missbildungen oder Mangelerscheinungen ausgleichen kann. Auf allen drei Ebenen seiner Lebensform organisiert sich der Baum somit selbst: Die Gattungsebene betreffend gewährleistet er die Fortpflanzung, auf der Ebene des Individuums das Wachstum und auf der Ebene seiner Teile die Regeneration.[98] Kant gelten die drei benannten Fähigkeiten als die

92 Vgl. Höffe 2007, 282.
93 Kant, KU B 286.
94 Vgl. Goy 2008, 227.
95 Kant, KU B 287.
96 Kant, KU B 287. Diese Fähigkeit des Baumes gilt Kant auch als ein Unterscheidungsmerkmal gegenüber allen Artefakten.
97 Kant, KU B 288. Man denke beispielsweise an die Blätter, die zugleich Produkt des Baumes wie mit ursächlich für seinen Erhalt sind. Als Beispiele der Selbstausbesserung können etwa die aus der Botanik bekannten Verfahren der Inokulation oder Pfropfung genannt werden.
98 Vgl. Köchy 2008, 40. Mit der Beschreibung der teleologischen Relation auf den Ebenen des Allgemeinen, Individuellen sowie der Teile des Baumes zueinander und zum Individuum als Ganzem, nimmt Kant auf Johann Friedrich Blumenbachs Begriff des ‚Bildungstriebs' Bezug (vgl.

„wundersamsten Eigenschaften organisierter Geschöpfe“[99]. Auch seien es diese Eigenschaften, die Lebewesen von kausal-mechanisch erklärbaren Dingen unterscheiden. Unbelebte Materie könne durch die Naturgesetze des *Verstandes* vollständig erfasst werden, während die Beschreibung von Lebewesen nicht ohne eine zusätzliche, der *Vernunft* entspringende Gesetzmäßigkeit gelinge.[100] Auch Artefakte, die um etwas willen erzeugt worden sind, unterscheiden sich von Lebewesen dahingehend, dass die sie betreffende „Einheit des Prinzips der Erzeugung“[101] im menschlichen Subjekt liege und ihnen demnach äußerlich sei, während sie beim lebendigen Wesen in diesem selbst verortet werden müsse. Dass die *Einheit des Prinzips der Erzeugung* beim Lebewesen in diesem selbst liege, sei ein für seine Entstehung notwendiger Sachverhalt, auch wenn die der Vernunft entspringende Gesetzmäßigkeit im Gegensatz zu den kausal-mechanischen Verstandesgesetzen zufällig sei.[102] Lebewesen seien *von sich selbst Ursache und Wirkung*, insofern ihre kausale Zwecksetzung nicht von außen, sondern vielmehr von innen heraus, d. h. aus ihnen selbst, erfolge. Die inhärente Wechselseitigkeit von Ursache und Wirkung bei Lebewesen drücke sich wesentlich darin aus, dass sie selbstorganisierte Wesen sind.[103] Insofern seien sie auch nicht maßgeblich durch eine lineare Aufeinanderfolge von Ursache und Wirkung – wie im Falle der Kausalität als Wirkursache (*nexus effectivus*) – bestimmt, sondern wesentlich durch eine Gleichzeitigkeit von Ursache und Wirkung, wie sie die Kausalität als Endursache (*nexus finalis*) erfasse.[104] Kants Auffassung vom *nexus finalis* im Sinne einer objektiven, realen und inneren Zweckmäßigkeit entbehrt jedoch jeder Form von ‚Hyperphysik‘, deren Gebrauch er etwa bei Vertretern der Schöpfungslehre und des Vitalismus moniert.[105] Für ihn ist die Annahme einer teleologischen Verfasstheit von Lebewesen strikt von der Annahme einer immateriellen Le-

Blumenbach 1791, 14 ff.), der die basalen Aspekte der Selbstorganisation von Lebewesen – Fortpflanzung, Wachstum, Selbstheilung – zusammenfasst.

99 Kant, KU B 288.

100 Vgl. Goy 2008, 225.

101 Kant, KU B 285.

102 Das Prinzip der Endursachen betrifft nach Kant jedoch „nicht die Möglichkeit solcher Dinge selbst (selbst als Phänomene betrachtet) nach dieser Erzeugungsart, sondern nur die unserem Verstande mögliche Beurteilung derselben“ (Kant, KU B 350).

103 Vgl. Kant, KU B 292 f.

104 Vgl. Höffe 2007, 285. Otfried Höffe macht geltend, dass Kant innerhalb der *Kritik der reinen Vernunft* bereits zwei Arten von *Anfangs*ursachen – die subhumane Naturkausalität und die für Menschen eigentümliche Kausalität durch Freiheit – bestimmt hat, die durch die in der *Kritik der Urteilskraft* entwickelte *End*ursache ergänzt werden (vgl. Höffe 2008, 16).

105 Vgl. Kant, KU B 377.

benskraft mit materieller Wirksamkeit zu trennen, da letztere unwissenschaftlich bleibt.[106]

Gemäß Ina Goy scheint Kant (insbesondere in den §§ 61–63) Naturteleologie als ontologische Konzeption jedoch nicht gänzlich auszuschließen und eine empirische Konkretisierung der Zweckmäßigkeit als den Lebewesen innewohnend sogar für möglich zu halten.[107] Diese Tendenz werde auch deutlich, wenn Kant – immer im Rahmen der Analyse menschlicher Erfahrung – die Natur als selbst auf ihre teleologische Verfasstheit verweisend darstellt.[108] Ähnlich mutet Kants Formulierung in § 67 an, wo er von Naturzwecken, „welche uns die organisierten Wesen an die Hand geben"[109], spricht. Dass Kant Lebewesen als besondere Entitäten auszeichnet, die allein auf der Basis mechanischer Gesetze *nicht* ausreichend beschrieben und erklärt werden können, sodass die Zuschreibung von Zweckmäßigkeit darüber hinaus erforderlich ist, um Lebewesen überhaupt unter allen Naturdingen ermitteln zu können, gereicht Goy als Indiz für sein teilweise doch ontologisch gefärbtes Teleologieverständnis. Doch auch wenn sich Kant die gesamte *Kritik der teleologischen Urteilskraft* hindurch die Frage nach der subjektiven oder objektiven Gültigkeit der Naturteleologie stets von Neuem vorlegt,[110] gesteht er – seiner werkimmanenten transzendentalphilosophischen Kritik gemäß – letztlich nur die Möglichkeit zu, den Begriff der Zweckmäßigkeit auf die subjektiven Bedingungen des menschlichen Erkenntnisvermögens zu beziehen und negiert die Option, ontologische Aussagen über die Objekte der Zweckmäßigkeit zu formulieren.[111] Selbst wenn es also die Erfahrung mit Lebewesen sei, welche die Urteilskraft auf den Begriff einer objektiven und materialen Zweck-

106 Vgl. Höffe 2007, 282. Gemäß den heutigen wissenschaftlichen Standards gelten kreationistische und vitalistische Positionen ebenfalls als nicht wissenschaftsfähig.

107 Vgl. Goy 2008, 223 f. Zahlreiche Formulierungen Höffes legen ebenfalls ein ontologisches Verständnis der Kantischen Teleologiekonzeption nahe (vgl. etwa Höffe 2008, 16, 18). Andererseits ist Höffe zufolge „die innere Zweckmäßigkeit keine Eigenschaft der betreffenden Naturdinge, sondern eine (freilich notwendige) Betrachtungsweise. Man könnte sagen, daß sie nicht im vollen Sinn objektiv, wohl aber quasi-objektiv ist" (Höffe 2008, 18). Dieser mutmaßliche Widerspruch scheint nicht vollends auflösbar zu sein.

108 Vgl. Kant, KU B 279: „Die Erfahrung leitet unsere Urteilskraft auf den Begriff einer objektiven und materialen Zweckmäßigkeit."

109 Kant, KU B 303.

110 So gilt ihm zwar auch in § 72 als gesicherter Bestand, dass die Beurteilung von Lebewesen unbezweifelbar im Modus des *nexus finalis* operiert (vgl. Kant, KU B 319). Fraglich scheint ihm allerdings weiterhin zu sein, ob dieses Prinzip eine bloß subjektive Maxime der menschlichen Urteilskraft oder einen objektiven Grundsatz der Natur darstellt (vgl. Kant, KU B 319).

111 Vgl. Kant, KU B 329.

mäßigkeit lenke,[112] sei diese „nicht eine Beschaffenheit der Dinge außer mir, sondern eine bloße Vorstellungsart in mir“[113]. Daher ist allgemein unstrittig, dass Kants Auseinandersetzung mit der belebten Natur *keine* ontologische Bestimmung derselben, sondern vielmehr eine epistemologische Analyse der Reflexion über diese darstellt, die gleichsam die Bedingungen der Möglichkeit von Wissen über Lebewesen aufzudecken und festzuschreiben sucht.[114] Kant konstatiert, dass das vernünftige Subjekt die teleologische Verfasstheit der belebten Natur als subjektiv-regulative Reflexionsmaxime notwendig und a priori zugrunde legen muss, um belebte Natur überhaupt zum Gegenstand seiner Erkenntnis machen zu können.[115] In der Konsequenz bleiben uns kategorische Urteile hinsichtlich der teleologischen Verfasstheit der belebten Natur verwehrt und unsere Natur*erkenntnis* erschöpft sich in der vernünftigen Subjekten eignenden Natur*betrachtung*.[116]

In Anlehnung an Aristoteles’ Differenzierung der *causa efficiens* und der *causa finalis* stellt Kant dem ‚*nexus effectivus*‘, als durch den Verstand, den ‚*nexus finalis*‘, als durch die Vernunft gedachte Kausalverbindung gegenüber.[117] Im Rahmen der *Dialektik* untersucht Kant insbesondere die Kompatibilitätsbedingungen von mechanischer mit teleologischer Naturbetrachtung und legt die scheinbare Antinomie von *nexus effectivus* und *nexus finalis* dar, um sie endlich aufzulösen. Bei der Beurteilung von Lebewesen werden zwei jeweils gut begründete Maximen virulent, wobei die eine a priori durch den Verstand vorgegeben sei, die andere durch die phänomenale Erfahrung getriggert und von der Vernunft als Defizitausgleich hinzugedacht werde. Die gegensätzlichen Maximen der Antinomie formuliert Kant in den folgenden Sätzen: 1. „Alle Erzeugung materieller Dinge und ihrer Formen muß als nach bloß mechanischen Gesetzen möglich beurteilt werden“[118] und 2. „Einige Produkte der materiellen Natur können nicht als nach bloß mechanischen Gesetzen möglich beurteilt werden (ihre Beurteilung erfordert ein ganz anderes Gesetz der Kausalität, nämlich das der Endursachen)“[119]. Aufge-

112 Vgl. Kant, KU B 279. Nico Naeve spricht in diesem Zusammenhang sogar davon, dass die organsierten Naturwesen die philosophische Reflexion zur teleologischen Beurteilung *nötigen* (Naeve 2013, 219). Zum vernünftige Subjekte nötigenden Aufforderungscharakter nicht-humaner Lebewesen in moralischer Hinsicht vgl. auch Kap. 8.

113 Kant, KU B 276.

114 Vgl. Keil 2007, 78; Goy 2008, 223; Hartung 2009, 374; Naeve 2013, 263.

115 Vgl. Kant, KU B 290, B 296, B 344. Siehe hierzu auch Goy 2008, 223; Hartung 2009, 375 f.; Naeve 2013, 264.

116 Vgl. Breitenbach 2005, 330.

117 Vgl. Kant, KU B 289 f.

118 Kant, KU B 314.

119 Kant, KU B 314.

hoben wird die Antinomie durch die anschließende Einsicht, dass sie keinen tatsächlichen Widerspruch enthält:

> Denn wenn ich sage: ich muß alle Ereignisse in der materiellen Natur, mithin auch alle Formen als Produkte derselben, ihrer Möglichkeit nach, nach bloß mechanischen Gesetzen *beurteilen*, so sage ich damit nicht: *sie sind danach allein* (ausschließungsweise von jeder anderen Art Kausalität) *möglich*; sondern das will nur anzeigen: *ich soll* jederzeit über dieselben *nach dem Prinzip* des bloßen Mechanisms der Natur *reflektieren*, und mithin diesem, soweit ich kann, nachforschen.[120]

Die Reflexion nach dem *nexus effectivus*, der erstgenannten Maxime, werde durch die Reflexion nach einem *nexus finalis*, der zweiten Maxime, ebenso wenig aufgehoben, wie die erste Maxime beinhalte, dass grundsätzlich keine anderen Arten von Kausalverbindungen möglich wären.[121] Insofern teleologische und kausalmechanische Erklärungsansätze auf distinkten Ebenen operieren, geraten sie nicht in Widerspruch zueinander, sondern bleiben kompatibel.[122] Der *nexus finalis*, der einer Entität als Naturzweck eignet, sagt über ihre Teile aus, dass sie „(ihrem Dasein und der Form nach) nur durch ihre Beziehung auf das Ganze möglich sind“[123]. Entitäten, die ihrem Dasein und ihrer Form nach nicht aus Ursachen hervorgehen, die in ihnen selbst liegen, sondern von anderen, außer ihnen bestehenden Ursachen hervorgebracht werden, seien nicht als Naturzwecke denkbar. Allein Lebewesen seien organisierte *und* sich selbst organisierende Wesen, d. h. Entitäten, die – auch in isolierter Betrachtung und unabhängig von ihrem Verhältnis zu anderen Dingen – ausschließlich als Naturzwecke vorstellbar seien.[124] Jedem Artefakt spricht Kant insofern nur eine ihm äußerliche ‚*bewegende* Kraft‘ zu, wohingegen Lebewesen ihm zufolge eine innere, ‚*bildende* Kraft‘ aufweisen, die er als Vermögen der Selbstorganisation begreift. Erstere seien bereits auf der Basis der durch den Verstand gedachten Kausalverbindung, d. h. mechanisch erklärbar, während letztere der Annahme einer inneren Bildungskraft für ihre Erklärung bedürfen.[125] In Ermangelung der empirischen Fassbarkeit einer derartig bildenden Kraft ordnet Kant sie dem a priori regulativen Prinzip der

120 Kant, KU B 315.
121 Vgl. Kant, KU B 316.
122 Vgl. Breitenbach 2005, 331.
123 Kant, KU B 290.
124 Vgl. Kant, KU B 292 ff. Vgl. hierzu auch Hartung 2009, 374 f.
125 Kants entwicklungstheoretische Ausführungen weisen einen engen Bezug zu den Arbeiten Blumenbachs auf. Einem an Blumenbach gerichteten Brief ist zu entnehmen, dass Kant seine eigenen Ansichten in Blumenbachs *Über den Bildungstrieb* durchaus wiederfindet und anhand der dort dargelegten Fakten bestätigt sieht (vgl. Kant, BW 438). Vgl. hierzu auch Köchy 2008, 36; Goy 2008, 236.

Zweckmäßigkeit zu, das der menschlichen Urteilskraft entspringt und keinen *gegenstands-konstitutiven*, sondern einen bloß *forschungsheuristisch-regulativen* Charakter hat.[126] Vor diesem Hintergrund verzeichnet sodann auch Goy eine ‚erkenntniskritische Wende' Kants und gelangt letztlich ebenfalls zu dem Ergebnis, dass er sich von einem ‚objektiv-konstitutiven' organischen Naturprinzip abwendet und auf die Annahme einer ‚subjektiv-regulativen' Reflexionsmaxime über die organische Natur zurückzieht.[127] In § 66 übersteigt Kant allerdings seine bisherige Definition von Lebewesen und konstatiert nicht nur erneut ein „*organisiertes Produkt der Natur ist das, in welchem alles Zweck und wechselseitig auch Mittel ist*"[128], sondern charakterisiert Lebewesen darüber hinaus als Entitäten, in denen nichts „umsonst, zwecklos oder einem blinden Naturmechanism zuzuschreiben"[129] ist. Diese weiterführende Definition betreffend gelte zunächst weiterhin, dass sie durch eine methodisch vorgenommene Beobachtung von Phänomenen der belebten Natur veranlasst werde, die ihr implizite Annahme der Allgemeinheit und Notwendigkeit einer derartigen Verfasstheit von Lebewesen allerdings nicht allein auf erfahrungsbasierter Erkenntnis, sondern ausschließlich in einem apriorischen Prinzip gründen könne. Doch obschon die Zweckmäßigkeit nicht beobachtet, sondern hinzugedacht werde, entspringe sie keinem subjektiven Einfall.[130] Kant gelangt zu dem Schluss, dass, selbst wenn die unterstellte Zweckmäßigkeit nur im vernünftigen Subjekt und nicht im zu beurteilenden Lebewesen selbst liegen sollte, sie als hinreichendes Fundament für die Annahme einer Naturteleologie gereicht, die den „Grundsatz der allgemeinen Naturlehre: daß *nichts von ungefähr* geschehe"[131] zu erklären vermag.

Bezüglich der weiterführenden These, dass alles in der Welt zu etwas gut und nichts in ihr umsonst sei, ist mithin strittig, zu welchem Zeitpunkt Kant für die Annahme eines Naturzwecks Gott als begründendes Moment bemüht.[132] Offensichtlich differenziert Kant zwischen Naturzwecken auf der Ebene einzelner Organismen einerseits (§ 66) und der gesamten Natur andererseits (§ 67). Im ersten Fall erstreckt sich die unterstellte Teleologie auf Lebewesen, sodass ihr Geltungshorizont auf konkrete Entitäten beschränkt bleibt. Im zweiten Fall wird der

---

126 Vgl. Kant, KU B 270. Zum heuristischen Wert teleologischer Erklärungen für Kant vgl. auch Nagel 1977, 289; Mayr 1991, 79; Goy 2008, 224. Ina Goy fasst die von Kant vorgenommenen Ableitungsstufen prägnant zusammen (vgl. Goy 2008, 226).

127 Vgl. Goy 2008, 224, 228. So ist der Begriff des Naturzwecks „nicht für die bestimmende Urteilskraft konstitutiv, sondern für die reflektierende bloß regulativ" (Kant, KU B 331).

128 Kant, KU B 295 f.

129 Kant, KU B 296.

130 Vgl. Kant, KU B 336. Vgl. hierzu auch Höffe 2007, 284.

131 Kant, KU B 296.

132 Vgl. Kant, KU B 300 f.

Natur insgesamt eine zweckmäßige Ausrichtung zugesprochen, sodass Teleologie hier eine kosmische Dimension gewinnt. Nun bemerkt Kant selbst:

> Ein Ding seiner inneren Form halber als Naturzweck beurteilen, ist ganz etwas anderes, als die Existenz dieses Dinges für Zweck der Natur halten. Zu der letzteren Behauptung bedürfen wir [...] die Erkenntnis des Endzwecks (*scopus*) der Natur, welches eine Beziehung derselben auf etwas Übersinnliches bedarf, die alle unsere teleologische Naturerkenntnis weit übersteigt; denn der Zweck der Existenz der Natur selbst muß über die Natur hinaus gesucht werden.[133]

Hier macht Kant unmissverständlich deutlich, dass die teleologische Betrachtung einer ausgezeichneten Klasse von Naturdingen – den Lebewesen – unter Rekurs auf die spezifischen Gesetzmäßigkeiten des menschlichen Beurteilungsvermögens nachvollzogen und erklärt werden kann, während die Annahme einer universalen Zweckmäßigkeit der Natur im Ganzen aus der *physisch-teleologischen Weltbetrachtung* herausfalle und nicht ohne die zusätzliche Annahme eines Gottes plausibel gemacht werden könne. Da nun aber die teleologische Betrachtungsweise der einzelnen Naturdinge als Leitfaden der Naturerforschung ‚aufgenommen und bewährt gefunden' sei, müsse man gewillt sein, nach derselben weitere Gesetze aufzufinden und versuchen, auch diese auf das Naturganze anzuwenden.[134] Weil davon abgesehen die Selbstorganisation von Lebewesen ohnehin Produkt der Natur sei und Lebewesen nur deshalb den Begriff von ihnen als einem Naturzweck notwendig bei sich tragen, führe auch der Begriff der Zweckmäßigkeit einzelner Lebewesen schließlich selbst „notwendig auf die Idee der gesamten Natur als eines Systems nach der Regel der Zwecke"[135] zurück.

Während Kants epistemologisch ausgerichteter und forschungsheuristisch konzipierter Erklärungsansatz der teleologischen Verfasstheit von Lebewesen überzeugt und die Aristotelische Ontologie des Lebendigen um eine erkenntniskritische Perspektive ergänzt, erscheint seine über die spezifischen Gesetzmäßigkeiten der menschlichen Urteilskraft hinausweisende Begründungsstrategie, die er selbst für unumgänglich erachtet, besonders voraussetzungsreich und damit weniger triftig.[136] Obgleich Kant auf die Gefahren, die eine Vermischung

133 Kant, KU B 299.

134 Vgl. Kant, KU B 334.

135 Kant, KU B 300.

136 In den nachfolgenden Passagen benennt Kant die Unausweichlichkeit der Annahme einer absichtsvollen Endursache (vgl. Kant, KU B 334ff.). Zumindest nimmt er trotz des angeblich unausweichlichen Bezugs auf Gott in seinem Argumentationsverlauf gewisse Einschränkungen vor: „Übrigens wird dadurch keineswegs ausgemacht, ob irgend etwas, das wir nach diesem

teleologischer Naturbetrachtung mit theologischer Gottesbeschauung birgt, selbst aufmerksam macht und betont, dass seine These vom universalen Naturzweck nicht mit der Annahme eines göttlichen Zwecks in der Natur verwechselt werden könne, weil sich das von ihm bestimmte Prinzip der Naturteleologie deutlich von einer Theologie abgrenze – nicht zuletzt, da ersteres den ‚bekannten Erfahrungsgesetzen' zuzuordnen sei –, gelangt er in § 75 doch zu dem unerwarteten Fazit, dass „die Teleologie keine Vollendung des Aufschlusses für ihre Nachforschungen, als in einer Theologie findet"[137]. Vielleicht wird die für Kant ungewöhnliche Indienstnahme der Theologie verständlicher, wenn man bedenkt, welch ernüchternde Grenze er dem menschlichen Erkenntnisvermögen bereits bezüglich einer Erklärung der Erzeugung von basalen Einzellebewesen aufzeigt, die er mit seiner berühmten Formulierung aus § 75 manifestiert: „Es ist für uns Menschen ungereimt, auch nur [...] zu hoffen, daß noch etwa dereinst ein Newton aufstehen könne, der auch nur die Erzeugung eines Grashalms nach Naturgesetzen, die keine Absicht geordnet hat, begreiflich machen werde; sondern man muß diese Einsicht dem Menschen schlechterdings absprechen."[138] Vor diesem Hintergrund kann die Annahme einer universalen Zweckmäßigkeit der Natur auch mit dem Erwartungshorizont des menschlichen Subjekts, die Natur nicht ungeordnet, sondern strukturiert vorzufinden, erklärt werden.[139] Eine derartige Erwartungshaltung konstituiere gleichsam a priori die subjektiven Voraussetzungen jeder Naturerforschung. Otfried Höffe interpretiert die Idee Gottes als Endursache in diesem Zusammenhang als passive Kraft, die dazu dient, ein Auseinanderfallen der beiden Reiche von Natur und Freiheit abzuwenden. Hierin liege „der spekulative Schlußstein der *Kritik der Urteilskraft* und zugleich der Schluß- und Höhepunkt der kritischen Philosophie Kants"[140]. Einerseits zieht Kant innerhalb der *Kritik der teleologischen Urteilskraft* somit die von ihm zu erwartende kritische Grenze hinsichtlich der Kapazitäten des menschlichen Erkenntnisvermögens, andererseits entfaltet er zugleich mehr als eine rein kritische Philosophie der

---

Prinzip beurteilen, *absichtlich* Zweck der Natur sei, ob die Gräser für das Rind oder Schaf, und ob dieses und die übrigen Naturdinge für den Menschen da sind" (Kant, KU B 301).

137 Kant, KU B 335. Vgl. auch Kant, KU B 305 f. Höffe beklagt, dass diese übersinnliche Begründungsfigur mit der kritischen Philosophie Kants nicht konsistent ist: „Den Gedanken auch in der kritischen Philosophie zu finden, deren große Leistung gerade in der Destruktion aller Gottesbeweise liegt, mutet dagegen befremdlich an" (Höffe 2007, 287). Für eine ausführlichere Diskussion der Abgrenzung von Naturteleologie und Theologie vgl. Goy 2008, 233 f.

138 Kant, KU B 337 f. Vgl. hierzu auch Naeve 2013, 265.

139 Vgl. Höffe 2007, 270. Die Endabsicht, so Höffe, solle schließlich „die größte systematische Einheit des Weltganzen" (Höffe 2008, 18) gewährleisten.

140 Höffe 2008, 21.

belebten Natur.[141] Doch auch wenn die hieraus resultierende Oszillationsspanne irritieren mag, macht sich Kants Auseinandersetzung mit der Naturteleologie einer besonderen Würdigung verdient. Nicht zuletzt erhebt er gegen den zu seiner Zeit vorherrschenden Trend kausal-mechanischer Erklärungen – auch der belebten Natur – den Einwand, dass diese unzureichend und revisionsbedürftig seien. Als alternativen Zugang zur belebten Natur entwickelt er ein Teleologiekonzept, das zumindest auf der Ebene einzelner Lebewesen differenziert und plausibel erscheint und zu Recht eine ontologisch verstandene Universalteleologie ebenso verwirft wie einen universalen Mechanismus.[142]

Nach Angela Breitenbachs Interpretation birgt die Kantische Naturphilosophie sogar die Möglichkeit, seine anthropozentrische Moralphilosophie in gewisser Hinsicht zu durchbrechen. Innerhalb Kants Moralphilosophie bestehen moralische Verpflichtungen ausschließlich gegenüber vernünftigen Wesen, die Zwecke an sich selbst sind.[143] Dem liegt eine dichotome Auffassung von Natur und Freiheit zugrunde, der gemäß erstere kausal bestimmt und damit mechanisch determiniert ist, letztere hingegen zu autonomem Handeln befähigt.[144] Im Rahmen dessen begründet Kant eine bloß *indirekte* moralische Verpflichtung *in Ansehung* der nicht-humanen Natur, die auf der *direkten* Verpflichtung *gegenüber* der eigenen oder anderen Personen beruht und auf die Sicherung der natürlichen Lebensgrundlagen des Menschen sowie seine ‚moralische Selbsterhaltung' abzielt. Weil für Kant gilt, dass „das verpflichtete sowohl als das verpflichtende Subjekt [...] immer *nur der Mensch*"[145] sein kann, sind gemäß der Kantischen Moralphilosophie ausschließlich Vernunftwesen als Subjekte und Objekte der Moral denkbar. Breitenbach zufolge kann das Kantische Teleologieverständnis jedoch dazu beitragen, nicht-humane Lebewesen über instrumentelle Nutzenkalkulationen für Menschen hinausgehend als moralisch berücksichtigungswürdige Entitäten auszuzeichnen, ohne dass hierfür metaphysische Annahmen über einen intrinsischen Wert derselben vorausgesetzt werden müssten.[146] Den systematischen Ausgangspunkt ihrer Argumentation bildet eine differenzierte Betrachtung des Zusammenspiels von Natur und Freiheit bzw. theoretischem und

---

141 Vgl. Höffe 2007, 280. In der Methodenlehre verstetigt Kant seine Ansicht, dass dem „letzten Zwecke der Natur als eines teleologischen Systems" (Kant, KU B 388) der „Endzweck[e] des Daseins einer Welt, d.i. der Schöpfung selbst" (Kant, KU B 396) entspricht.

142 Vgl. Mayr 1991, 78f.; Höffe 2007, 279.

143 Vgl. Kant, KpV 155f.

144 Vgl. Kant, GMS 450ff.

145 Kant, TL 419. Vgl. hierzu auch Breitenbach 2009, 202ff.

146 Vgl. Breitenbach 2009, 211f. Vgl. auch den in Kap. 7 nachgezeichneten und anders ausgestalteten Versuch Christine Korsgaards, Kants eigene Argumentation für die Begründung direkter Pflichten gegenüber nicht-humanen Lebewesen fruchtbar zu machen.

praktischem Vernunftgebrauch. Beide seien nicht nur gleichermaßen notwendig und irreduzibel, sondern darüber hinaus miteinander kompatibel und sogar wechselseitig durch einander bedingt, sodass sie letztlich in eine analogisch verknüpfte Naturbetrachtung münden. Vor dem Hintergrund der ersten und zweiten Kritik sei bereits offenkundig, dass die Vernunft die Idee der Einheit aller Erkenntnisse der Natur voraussetze und ihre Schlüsse auf eine systematische Einheit der Natur hin ausrichte.[147] So seien die Annahmen, welche von der Vernunft mit Blick auf die Naturerfahrung von Lebewesen aufgestellt werden, empirisch zwar nicht verifizierbar, gleichwohl aber für die Orientierung *im Denken* und die Gewährleistung der systematischen Einheit der Naturerkenntnisse unabdingbar. Aufgrund des von Kant unterstellten Primats der praktischen über die theoretische Vernunft sei erstere zugleich notwendige Voraussetzung für die theoretische Erkenntnis der kausal bestimmten Natur wie auch Analogon für die reflexive Beurteilung der belebten Naturdinge als zweckmäßig. Insofern seien kausal bestimmte Natur und freie praktische Vernunftfähigkeit zwar voneinander unterschieden, würden durch die teleologische Naturbetrachtung jedoch miteinander verbunden. Breitenbach gelangt zu folgendem Zwischenfazit: „Nach Kant erfahren wir die Natur erst als lebendig und organisiert, indem wir sie nach der Analogie mit dem Vermögen betrachten, das uns als Menschen auszeichnet: unserer zwecktätigen und nach Einheit strebenden Vernunft."[148] Weil aber der Zweckbegriff ausschließlich im semantischen Feld der praktischen Vernunft zu verorten sei, könne eine Bestimmung nicht-humaner Lebewesen durch den Begriff des Zwecks nicht gelingen. Es handele sich daher vielmehr um eine analogische Betrachtung, die auf der Ebene der Reflexion Naturanschauung und Zweckbegriff verbinde und die besondere Vermittlungsleistung der Urteilskraft zwischen Natur und Freiheit kennzeichne.[149] Die reflektierende Urteilskraft gelange zu dem analogischen Vergleich, dass der Organismus seine Selbstverwirklichung derart zum Ziel haben müsse, wie die Vernunft den Zweck ihrer Einheit und Selbstbestimmtheit verfolge.[150] Schließlich folgert Breitenbach, dass diese Analogie, die unserer (Er-)Kenntnis von Lebewesen notwendig zugrunde liegt, auch ethisches Gewicht hat. Denn für die teleologische Beurteilung werde die freie und zweckgerichtete Tätigkeit der menschlichen Vernunft, der innerhalb Kants Moralphilosophie der absolute moralische Status eines Zwecks an sich zukommt, auf die Naturdinge projiziert. Breitenbach argumentiert weitergehend:

---

147 Vgl. Breitenbach 2009, 90f.
148 Breitenbach 2009, 221.
149 Vgl. Breitenbach 2009, 166.
150 Vgl. Breitenbach 2009, 103.

> Insofern wir in unserer Reflexion über die lebendige und organisierte Natur von einer Analogie mit der freien Vernunft des Menschen ausgehen, beziehen wir uns also gleichzeitig auf eine Analogie mit etwas, das unbedingten Wert besitzt. Der Natur *selbst* werden durch diese Analogie zwar keine normativen Eigenschaften zugeschrieben, jedoch wird sie immer schon mit Blick auf ein als Zweck an sich beurteiltes *Analogon* betrachtet. Es drängt sich also die Schlussfolgerung auf, dass wir auf Grundlage der teleologischen Analogie die Natur beurteilen müssen, *als ob* sie ein Zweck an sich sei.[151]

Breitenbach zufolge impliziert die für unser Verständnis von Lebewesen als notwendig erachtete Analogie mit unserem Vernunftvermögen, d. h. die analogisch konzipierte Zweckmäßigkeit von Lebewesen, einen ebenso analogisch zu verstehenden Wert derselben. In der Konsequenz fordert sie, mit Lebewesen so umzugehen, *als ob* sie einen Zweck an sich instanziieren und sie daher auch „*jederzeit zugleich als Zweck, niemals bloß als Mittel*"[152] zu gebrauchen. So erstrecke sich die teleologische Betrachtung der belebten Natur nicht nur auf unseren epistemischen Zugang zu Lebewesen, sondern auch auf unser praktisches Verhältnis zu ihnen. Allerdings sei die Zuschreibung eines unbedingten Wertes, ebenso wie die Annahme der Zweckmäßigkeit, keine bestimmende oder metaphysisch-ontologische Aussage, sondern eine analogisch-reflexive Beurteilung der belebten Natur – regulativ und nicht konstitutiv.[153] Auch wenn nach Breitenbach der gesamten belebten Natur somit ein moralischer Status zugeschrieben werden muss, vertritt sie keine egalitäre Position. Gemäß ihrer Argumentation sollen wir Lebewesen so behandeln, als ob sie Objekte, nicht aber Subjekte der Moral seien. Da nicht-humane Lebewesen nicht als dem moralischen Gesetz unterstehend gedacht werden können und somit keine Verpflichtungspartner darstellen, seien wir ihnen gegenüber nicht auf dieselbe Weise wie gegenüber der eigenen und anderen Personen verpflichtet.[154] Zwar sei der belebten Natur notwendig und unabhängig von unseren Interessen nach Analogie mit der menschlichen Vernunft ein absoluter Wert zuzuschreiben, diese Wertzuschreibung sei aber ebenso notwendig durch uns als wertende Vernunftwesen bedingt. Indem sie den Wert von Lebewesen an die reflektierende Beurteilung des Menschen bindet, vertritt Breitenbach im Ergebnis einen epistemischen Anthropozentrismus, derweil sie einen normativen Anthropozentrismus verwirft.[155] Insofern grenzt sie ihren Ansatz auch von der Forderung Christine Korsgaards nach der Behandlung von allen Lebewesen (zumindest allen nicht-humanen Tieren) als

---

151 Breitenbach 2009, 212.
152 Kant, GMS 429.
153 Vgl. Breitenbach 2009, 213.
154 Vgl. Breitenbach 2009, 216 ff.
155 Vgl. hierzu auch Sturma 2013a, 144, 147, 149.

Zwecke an sich ab. Im Gegensatz zu Korsgaard, die ihre Forderung mit einem real existierenden *eigenen Gut* nicht-humaner Lebewesen begründet,[156] ist Breitenbach der Ansicht, dass auch die Zuschreibung eines eigenen Guts für nicht-humane Lebewesen auf der mit dem menschlichen Vernunftvermögen analogischen Zuschreibung des Zweckbegriffs basiert und daher nur im *Als-ob-Modus* operieren kann.

Auch wenn sich die von Breitenbach dargelegte Interpretation des Kantischen Teleologieverständnisses, die sich maßgeblich auf die These einer Analogie von Vernunft und Natur stützt, innovativ und interessant präsentiert und Kant scheinbar mit einer konsequenten Fortführung seiner eigenen Argumentation auf einen *epistemischen* Anthropozentrismus zu reduzieren vermag, erscheint die auf einer Analogie zur praktischen Vernunft des Menschen fußende Beurteilung nicht-humaner Lebewesen als bloße *Als-ob-Zwecke-an-sich* der für nicht-humane Lebewesen jeweils spezifischen Lebensform nicht gerecht zu werden. Wenngleich Breitenbachs Beibehaltung des epistemischen Anthropozentrismus vollumfänglich überzeugt, mutet ihre These der Notwendigkeit einer analogischen Übertragung der freien und selbstgesetzgebenden Vernunft auf die belebte Natur nicht an, alternativlos zu sein. Konzipiert Kant die Naturteleologie nicht gerade als dritte und eigenständige Form von Kausalität gegenüber der wirkursächlichen Naturkausalität und der Kausalität aus Freiheit? Die Annahme einer spezifischen Zweckmäßigkeit von nicht-humanen Lebewesen, die gerade nicht analog zur intentionalen Zweckmäßigkeit von Vernunftwesen zu verstehen ist, sondern auf die für Lebewesen je eigene Strebensnatur abhebt, scheint mir eine andere, nicht minder plausible Deutung der Kantischen Naturteleologie nahezulegen, welche die Zweckmäßigkeit nicht-humaner Lebewesen nicht mit der für den Menschen eigentümlichen Vernunft- und Selbstgesetzgebungskompetenz in Verbindung zu bringen braucht.[157] Bezüglich der Frage nach dem praktischen Verhältnis zwischen Personen und nicht-humanen Lebewesen und der genuinen moralischen Berücksichtigungswürdigkeit letzterer erscheinen die Positionen, die das eigene Gut nicht-humaner Lebewesen vor dem Hintergrund deren teleologischer Verfasstheit ins Zentrum ihrer Untersuchung stellen – von denen Breitenbach sich jedoch gerade distanziert – um einiges intuitiver und plausibler.[158]

Im Rahmen seiner Naturteleologie scheint Kant die Dichotomie von kausal determinierter Natur und selbstbestimmter Menschheit, die er innerhalb seiner Moralphilosophie entwirft, nicht aufrechterhalten zu können. Schließlich äußert

156 Vgl. Korsgaard 2004, 108 sowie Kap. 7.
157 Vgl. als Anstoß für eine derartige Interpretation etwa Kant, KU B 293.
158 Vgl. Kap. 8.

er in seiner naturphilosophischen *Kritik der Urteilskraft* ebenso eindeutig wie nachdrücklich, dass Lebewesen nicht allein mechanistisch erklärt werden können, sondern ihnen, um sie verstehen zu können, notwendig eine zweckmäßige Verfasstheit unterstellt werden muss. Lebewesen bilden so auch bei Kant in gewisser Weise eine Sonderform zwischen Natur und Freiheit. Hieraus lässt sich möglicherweise schlussfolgern, dass sie nicht nur in epistemologischer, sondern auch in moralischer Hinsicht eine Sonderstellung einnehmen und Kants dichotome Unterscheidung zwischen Preis einerseits und Würde andererseits konterkarieren. Lebewesen wären demnach weder moralisch indifferent noch moralisch absolut berücksichtigungswürdig. Wie schon auf der Grundlage der Aristotelischen Naturteleologie scheint so auch auf der Basis der Kantisch verstandenen Zweckmäßigkeit eine reichhaltigere Bestimmung moralischer Berücksichtigungswürdigkeit, die eben nicht nur vernunftfähige, sondern auch gedeihensfähige Wesen integriert, zumindest nicht ausgeschlossen.

Angelika Krebs kritisiert wiederum das Teleologieargument selbst, indem sie einen Anthropomorphismusvorwurf gegen dieses geltend macht. Ihrer Ansicht nach funktioniert das teleologische Argument ebenso wie das pathozentrische, welches Aspekte, die wir mit Blick auf Menschen für moralisch relevant erachten, auf den Bereich nicht-humaner Lebewesen zu übertragen sucht. Während die pathozentrische Argumentation das Vermeiden von Schmerz oder Leiden nicht nur bei Menschen, sondern auch bei empfindungsfähigen Tieren als moralisch geboten einfordere, verlaufe die teleologische Argumentation mit Ausnahme des unterschiedlichen Fokus auf die Handlungsfähigkeit resp. die Ausrichtung an praktischen Zwecken parallel. Nur solche Entitäten seien moralisch berücksichtigungswürdig, die ein Interesse an der Umsetzung ihrer praktischen Zwecke haben und denen etwas an ihrem subjektiven Gut liege.[159] Allerdings seien nicht-humane Lebewesen gerade nicht auf *praktische*, sondern nur auf *funktionale* Zwecke hin ausgerichtet, die das Ergebnis kausaler Prozesse oder Ereignisse ausmachen und eben nicht als Handlung zu klassifizieren seien.[160] Eine teleologische Konzeption von Lebewesen schreibe diesen also fälschlicherweise bewusstseinsgesteuerte Eigenschaften zu. Da nicht-humane Lebewesen jedoch keine menschlichen Akteure seien, könne das Teleologiekonzept nicht auf die außerhumane Natur übertragen werden. Vielmehr seien die bloß funktionalen Zwecke niederer Tiere und Pflanzen von nicht größerer moralischer Relevanz als selbige von Computern, Autos oder Thermostaten. Krebs' Kritik des teleologischen

159 Vgl. Krebs 1999, 101.
160 Vgl. Krebs 1999, 103 ff. Höher entwickelte Tiere wie Hunde oder Katzen bilden ihr zufolge die Ausnahme und sollten doch als teleologische Akteure gelten.

Arguments beruht allerdings auf einem falsch verstandenen Teleologiebegriff. Ein wohlverstandenes Teleologieverständnis, wie es in Kapitel 1 expliziert worden und auch heute noch gängig ist, kommt vollständig ohne die Unterstellung bewusstseinsgesteuerter Zweckmäßigkeit aus. Die teleologische Verfasstheit nicht-humaner Lebewesen hebt gerade nicht auf eine dem Menschen vorbehaltene intentionale Handlungsstruktur, sondern einzig auf das für ihre Lebensform natürliche Strebevermögen und die je spezifischen Eigenschaften und Fähigkeiten ab. Insofern tangiert der von Krebs erhobene Anthropomorphismusvorwurf eine wohlverstandene Teleologie nicht.

Auf die sich nunmehr aufdrängende Frage, ob entweder ein direkter und ontologisch verstandener Zugang zur nicht-humanen belebten Natur im Sinne Aristoteles' oder eine unüberwindbare epistemologische Grenzziehung gegenüber derselben im Sinne Kants den Ausgangspunkt naturphilosophischer Untersuchungen bilden sollte, bietet Friedrich Wilhelm Joseph von Schelling eine alternative Antwortmöglichkeit.

3. Produktivität

Für die Naturphilosophie und den Organismusbegriff des Deutschen Idealismus ist das Kantische Teleologieverständnis zwar prägend,[161] gleichwohl kritisiert Friedrich Wilhelm Joseph von Schelling bereits grundlegend, dass Kant die für ihn zentrale naturphilosophische Frage nicht habe beantworten können. Schließlich sei weiterhin unklar, wie die ‚Vorstellung' von außerhalb existierenden zweckmäßigen Produkten in den Menschen gekommen und weshalb dieser genötigt sei, Zweckmäßigkeit, die den Dingen ausschließlich in Bezug auf den menschlichen Verstand zukomme, als außer ihm wirklich und zugleich notwendig zu denken.[162] Mit dieser aus den *Ideen zu einer Philosophie der Natur* stammenden Kritik setzt im Jahr 1797 Schellings naturphilosophische Phase ein.[163] In der einschlägigen *Einleitung* des Werks erörtert er den Aufgabenbereich der Naturphilosophie und zeigt ihre methodologischen Voraussetzungen auf.[164] So sei es ihr eigentliches Unterfangen, die Möglichkeit der Natur – verstanden als Gesamtheit der Erfahrungswelt – aus Prinzipien abzuleiten.[165] Bevor sich Schelling jedoch dem naturphilosophischen Auftrag widmet, tritt er einen Schritt dahinter zurück und beleuchtet die Herkunft der die Naturphilosophie bedingenden Frage, wie eine Welt außerhalb des Menschen und eine Erfahrung ihrer für den Menschen überhaupt möglich sei. Diese Frage, so Schelling, ist für nicht weniger als den Beginn der Philosophie verantwortlich und sie zu formulieren zugleich nur durch die Philosophie möglich

161 Vgl. Sturma 2000, 218; Höffe 2008, 20. Darüber hinaus zählt Friedrich Wilhelm Joseph von Schellings Rezeption von Platons *Timaeos*, zu welchem er bereits 1794 einen Kommentar verfasst hat, zu den wesentlichen philosophischen Quellen seiner Naturphilosophie (vgl. Wetz 1996, 42; Jantzen 1998, 82ff.; Sturma 2000, 228f.).

162 Vgl. Schelling, Ideen 84ff., 98, 103, 106f.

163 Schellings naturphilosophische Hauptphase fällt in den Zeitraum zwischen 1797 und 1801 (vgl. hierzu Wetz 1996, 33). Innerhalb seiner in dieser Zeit verfassten Schriften verfolgt Schelling einen weitestgehend einheitlichen Ansatz. Spätere naturphilosophische Schriften Schellings, wie das *System der gesamten Philosophie und der Naturphilosophie insbesondere* (1804) oder die *Darstellung des Naturprozesses* (1844) wurden zu seinen Lebzeiten nicht mehr veröffentlicht und finden im vorliegenden Rahmen keine Berücksichtigung.

164 Die *Einleitung*, welche Schelling erst nach den *Ideen zu einer Philosophie der Natur* verfasst und diesen vorangestellt hat, ist mit Blick auf den vorliegenden Forschungsgegenstand pointierter als das eigentliche Werk, das insbesondere der Auseinandersetzung mit der Chemie, den Phänomenen Wärme, Licht, Elektrizität und Magnetismus, aber auch der Newtonschen Physik gewidmet ist (vgl. hierzu Jantzen 1998, 90f.). Vgl. auch Bonsiepen 1997, 186f.

165 Vgl. Schelling, Ideen 69. Nach Kantischem Vorbild gliedert Schelling seine Philosophie in einen theoretischen bzw. reinen und einen praktischen bzw. angewandten Teil (vgl. Schelling, Ideen 61).

geworden. Denn bevor sie diese Frage stellten, befanden sich die Menschen in einem philosophischen Naturstand, lebten mit sich und der Natur in Einheit und bedurften der Philosophie nicht. In diesem Zustand des Menschen, den Schelling auch als ‚Kindheit seiner Vernunft' bezeichnet, herrschte ein absolutes Gleichgewicht der Kräfte und des Bewusstseins, sodass der Mensch die Natur unmittelbar verstehen konnte.[166] Weil der Mensch aber frei sei und sein Geist zur eigenen Bewusstwerdung strebe, hebe er das Gleichgewicht der Kräfte und des Bewusstseins mittels seiner Freiheit auf und verlasse so den ursprünglichen Naturstand. Durch die ‚Spekulation', das philosophische Hinterfragen, setze sich der Mensch in einen Widerspruch zur Natur und evoziere damit eine Entzweiung von Begriff und Ding, Anschauung und Gegenstand, Geist und Materie, sodass zwei nicht länger miteinander zusammenhängende Welten entstehen.[167] Dieser Zustand der Entzweiung sei zwar ein unbefriedigender, doch gleichwohl ein für das Erreichen des höheren Zustands der *bewussten* Harmonisierung erforderlicher. Eine ‚gesunde Philosophie' nutze die aus der Spekulation hervorgehende Trennung nur als Mittel, um durch Freiheit zu einer höheren Einheit sowie einem neuen Gleichgewicht der Kräfte und des Bewusstseins zu gelangen.[168] Vor diesem Hintergrund bezeichnet Schelling seinen naturphilosophischen Ansatz auch als ‚speculative Physik' und grenzt sie so von der empirischen Physik ab.[169] Ebenso wie die Auflösung des Gleichgewichts nur durch Freiheit möglich wurde, sei auch ihre Überwindung und die Wiederherstellung des Gleichgewichts nur durch Freiheit zu leisten. Im Modus der ‚intellektualen Anschauung'[170] könne der Mensch die real existierende Einheit von Natur und Geist, welche Modifikationen ein und desselben Prinzips darstellen, als ‚absolute Identität' erfassen.[171] Schel-

166 Vgl. Schelling, Ideen 70f.

167 Vgl. Schelling, Ideen 71, 74. Schelling erhebt den Vorwurf gegen Immanuel Kant, in diesem Zustand zu verweilen und die Trennung zwischen Mensch und Welt durch die Konzeption des nicht-intelligiblen ‚Ding an sich', welches sich jeglicher Erkenntnis entziehe, zementieren zu wollen. Diese Art der Philosophie sei ein ‚Plagegeist' und führe nur zur ‚Geisteskrankheit des Menschen' (vgl. Schelling, Ideen 71).

168 Vgl. Schelling, Ideen 72f.

169 Vgl. Schelling, Erster Entwurf 65. In der *Einleitung zu seinem Entwurf* identifiziert Schelling Naturphilosophie mit spekulativer Physik (vgl. Schelling, Einleitung Entwurf 6, 20f.; Schelling, Ideen 172). Vgl. hierzu auch Wetz 1996, 36.

170 Mit ‚intellektualer Anschauung' nimmt Schelling auf die „tätige, produktive, erzeugende Anschauung" (Baumgartner/Korten 1996, 59) des absoluten Geistes Bezug. Vgl. hierzu auch Frank 1995, 41ff., 59f.,112; Sturma 1996, 441.

171 Vgl. Schelling, Ideen 107. Schelling verweist in diesem Zusammenhang auf Benedictus de Spinoza, der als Erster Geist und Materie als Eines, als bloße Modifikation derselben idealen Natur aufgefasst habe (vgl. Schelling, Ideen 76, 90f.).

ling beabsichtigt die absolute Identität aus der dem Menschen eigenen Natur heraus zu erklären: „Denn *in mir* ist jene nothwendige Vereinigung des Idealen und Realen, des absolut-Thätigen und absolut-Leidenden, [...] ursprünglich, ohne mein Zuthun, da, und eben darin besteht *meine Natur.*"[172] Die ursprüngliche Vereinigung von Geist und Natur liege im Wesen einer individuellen Natur, einer ‚sich selbst organisierenden Materie'.[173] Ebenso bestehe auch die Notwendigkeit, mit welcher der Mensch nicht-humane Lebewesen als zweckmäßig zu denken genötigt sei, aufgrund der inneren Gesetze seiner individuellen Natur. Im Zuge dieser großen Synthesis von Natur und Geist werde die Philosophie genetisch und betrachte das System der Vorstellungen nicht mehr „in seinem *Seyn*, sondern in seinem *Werden*"[174].

Ebenso wie Kant ist Schelling der Ansicht, dass die Natur nicht allein mechanistisch erklärt werden kann, da die ausschließliche mechanische Verknüpfung von Ursache und Wirkung im Bereich des Organischen endet.[175] So sei die Organisation von Lebewesen vormerklich nicht durch eine mechanische Verknüpfung von Ursache und Wirkung, sondern durch eine in sich selbst zurückgehende und aus sich selbst entspringende Produktion gekennzeichnet. Wenn auch ohne namentliche Anzeige nimmt Schelling dezidiert auf den Kantischen Organismusbegriff Bezug, insofern er Lebewesen als Entitäten, die von sich selbst Ursache und Wirkung sind und in denen das Ganze nur in Wechselwirkung seiner Teile besteht, definiert. Jedes organische Produkt trage damit den Grund seines Daseins in sich selbst. Jedes seiner Teile sei in Bezug auf das Ganze entstanden, was selbst wiederum in der Wechselwirkung seiner Teile bestehe. Im Gegensatz zu Kant vertritt Schelling, dass die Wechselwirkungen der Teile im Lebewesen wirklich sind und unabhängig vom Menschen bestehen: „Im organisirten Wesen allein sind sie *real*, sie sind da ohne mein Zuthun, weil zwischen ihnen und dem Ganzen ein *objektives* Verhältniß ist."[176] Der Selbstorganisation des Organismus, d. h. der objektiven, notwendigen und wechselseitigen Beziehung zwischen Teilen

---

172 Schelling, Ideen 91. Vgl. hierzu auch Sturma 2002, 163.

173 Vgl. Schelling, Ideen 91 f., 99. Diese Einsicht übernimmt Schelling nach eigener Aussage von Gottfried Wilhelm Leibniz.

174 Schelling, Ideen 92.

175 Vgl. Schelling, Ideen 93. Dieter Sturma weist darauf hin, dass Schellings Zurückweisung des Reduktionismus über das bloße Aufzeigen seiner Defizite hinausgeht und er eine Kritik aus einer deutlich umfassenderen Perspektive formuliert, die grundlegend nach dem Ort des menschlichen Bewusstseins in der Natur fragt (vgl. Sturma 2002, 161, 170).

176 Schelling, Ideen 94. Vgl. hierzu auch Wetz 1996, 50; Bonsiepen 1997, 193; Sturma 2002, 162 f.; Sturma 2010, 767. Anders als Kant ist Schelling der Ansicht, dass die Epistemologie nicht auf ontologische Zugeständnisse verzichten kann. Für ihn bildet das Modell der Einheit von Geist und Natur das für ein Verständnis von Lebewesen erforderliche Konstruktionsprinzip.

und Ganzem, müsse ein Begriff zugrunde liegen, der vom Organismus nicht getrennt werden könne. Anders als beispielsweise beim Kunstwerk, dessen Begriff ausschließlich im Verstand des Künstlers und somit außerhalb desselben zu verorten sei, liege beim Organismus der Begriff in diesem selbst, sodass nicht nur seine Form, sondern sein gesamtes Dasein, seine Materialisierung an sich, zweckmäßig zu nennen sei.[177] Im Lebewesen können Form und Materie nicht getrennt werden, da sie sich nur in gegenseitiger Abhängigkeit bilden und entwickeln. Insofern seien bei Lebewesen Form und Materie „nicht in unserer Vorstellung, sondern im *Objekt* selbst ursprünglich und nothwendig vereinigt“[178]. Am Beispiel der Zweckmäßigkeit der Pflanze expliziert Schelling, dass der Grund dafür, dass in jedem belebten Individuum alle Teile mit dem Ganzen zu einem Zweck zusammenstimmen, *außerhalb* des Urteilenden, d. h. *im* Pflanzenindividuum, liegt und somit das Urteil bezüglich seiner Zweckmäßigkeit vom Urteilenden erzwingt.[179] Insofern sei Zweckmäßigkeit keine bloß subjektive Idee, sondern komme Lebewesen, die generell in und durch sich selbst zweckmäßig sind, objektiv zu. Allerdings räumt Schelling ein, dass diese fundamentale Einheit nicht aus der Materie selbst abgeleitet werden könne, da sie als ‚Einheit des Begriffs‘ nur in Bezug auf ein anschauendes und reflektierendes Wesen existiere. Die Erkenntnis von der Einheit des Organismus und der Wechselwirkung seiner Teile stelle ein ‚Urteil‘ dar, das nur von einem selbstbewussten Geist vollzogen werden könne, der Teil und Ganzes, Materie und Form wechselseitig aufeinander zu beziehen vermöge. Denn erst aus der Herstellung dieser Beziehung könne die Zweckmäßigkeit des Organismus und die Zusammenstimmung seiner Teile zu einem Ganzen hervorgehen:

> Was haben auch diese Theile, die doch nur Materie sind, mit einer *Idee* gemein, die der Materie ursprünglich fremd ist, und zu der sie doch zusammenstimmen? Hier ist keine Beziehung möglich, als durch ein Drittes, zu dessen Vorstellungen beydes, Materie und Begriff, gehört. Ein solches Drittes aber ist nur ein anschauender und reflektirender Geist. Also müßt ihr einräumen, daß Organisation überhaupt nur in Bezug auf einen *Geist* vorstellbar ist.[180]

Anders als bei Kant befindet sich der urteilende Geist gemäß Schelling jedoch nicht außerhalb, sondern *in* der Natur, insofern in jedem Teil der Natur „ein

---

177 Vgl. Schelling, Ideen 94; Schelling, Weltseele 215. Vgl. hierzu auch Jantzen 1998, 97. Schellings Ausführungen zur Organisation erinnern durchaus an das moderne Verständnis der Autopoiesis (vgl. Schelling, Weltseele 69).

178 Schelling, Ideen 95. Vgl. hierzu auch Sturma 2002, 163.

179 Vgl. Schelling, Ideen 96 f.

180 Schelling, Ideen 95.

ordnender, zusammenfassender *Geist*“[181] waltet. Demnach liege der Grund für das Denken der Einheit, die als reale (außer dem Denkenden wirkliche) und nicht rein logische (bloß in Gedanken existierende) Einheit zu verstehen sei, in den Dingen selbst.

Nun scheinen die zuvor dargestellten Thesen, dass einerseits der selbstbewusste und urteilsfähige Geist die Einheit denkt, sie andererseits aber auch real im Organismus existiert, in einen Widerspruch zu geraten: Entweder kann der Begriff der Zweckmäßigkeit nur in einem denkenden Wesen entstehen, oder er muss in den Naturprodukten selbst als objektiv und real angenommen werden.[182] Die besondere Herausforderung des Begreifens von Organismen, der ganze sie umgebende ‚Zauber', rühre also daher, dass sie zugleich Notwendigkeit und Zufälligkeit inniglich auf sich vereinigen. Das Dasein und nicht bloß die Form von Lebewesen sei notwendig zweckmäßig, zugleich sei ihre Zweckmäßigkeit aber auch zufällig, da sie nur für urteilsfähige Wesen wirklich sei.[183] Schellings Ansatz, diesen scheinbaren Widerspruch aufzulösen, besteht in der Verknüpfung von Natur und Geist durch das ‚geheime Band', bezüglich welchem er folgende Prämissen aufstellt:[184]

> Denn wir wollen, nicht daß die Natur mit den Gesetzen unsers Geistes *zufällig* (etwa durch Vermittelung eines *Dritten*) zusammentreffe, sondern daß *sie selbst* nothwendig und ursprünglich die Gesetze unsers Geistes – nicht nur *ausdrücke*, sondern *selbst realisire*, und daß sie nur in so fern Natur seye und Natur heiße, als sie dies thut.[185]

Weil – so Schellings Argumentation – Lebewesen selbstorganisiert sind, Organisation aber nur durch einen Geist vorstellbar ist, muss auf eine ursprüngliche Vereinigung von Natur und Geist geschlossen werden, die er auf die prägnante Formel bringt, dass die Natur der sichtbare Geist und der Geist die unsichtbare Natur sein soll. Was ist nun aber konkret unter jenem geheimen Band zu verstehen, welches den menschlichen Geist mit der Natur verbindet? Es scheint in einer metaphorischen Annäherung den metaphysischen Grundgedanken einer Wesensidentität von Realem und Idealem, der Einheit von Natur und erkennendem Geist zu umschreiben. Das geheime Band ermöglicht dem erkennenden Geist ein von ihm unabhängiges Wissen von der Natur als wirkliche Außenwelt und liefert so zugleich die Antwort auf die eingangs gestellte zentrale naturphilosophische

---

181 Schelling, Ideen 101. Vgl. hierzu auch Wetz 1996, 44.
182 Vgl. Schelling, Ideen 96.
183 Vgl. Schelling, Ideen 99.
184 Vgl. Schelling, Ideen 106. Vgl. hierzu auch Sandkühler 1998, 13; Sturma 2010, 766 ff.
185 Schelling, Ideen 107.

Frage: „*Hier* also, in der absoluten Identität des Geistes *in* uns und der Natur *außer* uns, muß sich das Problem, wie eine Natur außer uns möglich seye, auflösen.“[186] Die Identität von Natur und Geist liefere so den ‚Übereinstimmungsgrund‘ von Ding und Vorstellung und behandele Differenzen als nurmehr ‚perspektivische Unterschiede‘.[187] Insofern stimme die Natur nicht nur zufällig mit den Erkenntnisprinzipien des Menschen überein, sondern aufgrund dessen, dass die Natur ebenso wie der Mensch ein Organismus sei und beiden das gleiche Prinzip zugrunde liege. Ohne die Annahme absoluter Identität bleibe der Zusammenhang von Natur und Geist hingegen unbegreiflich. Man kann sich die Wesensgleichheit von Natur und Geist möglicherweise als eine Art entwicklungsgeschichtlicher Isomorphie zwischen selbstbewusstem und vorbewusstem Geist, der sich jeweils in den unterschiedlichen ‚Potenzen‘ materialisiert hat, denken.[188] Wenn in Natur und Geist dieselben Gesetze verwirklicht sind, kann eine Strukturisomorphie zwischen beiden angenommen werden, die dem selbstbewussten Geist des Menschen nicht nur logisches, sondern reales und objektives Urteilen bezüglich aller Organismen ermöglicht.[189] Mit seiner Konzeption der Einheit bzw. Wesensidentität von Geist und Natur bestätigt Schelling die Kantische Darstellung der Natur als notwendig zweckmäßigem Organismus, jedoch ohne Indienstnahme eines Schöpfergottes.[190] Doch obzwar Schelling die Kantische Verknüpfung von Naturalismus und Theismus, also einen außerweltlichen Schöpfergott, ablehnt, scheint er selbst durchaus Naturalismus und Pantheismus einander zuzuordnen, wenn er der Natur einen Geist innewohnen lässt, den er als alles hervorbringende und beseelende Macht im Sinne einer *Weltseele* konzipiert.[191]

Vor dem Hintergrund der von ihm nachgezeichneten Geschichte des Selbstbewusstseins, die pantheistische Züge aufweist, gelangt Schelling zu dem Ergebnis, dass das ganze Universum an der derzeitigen Existenz des Menschen teilhat. Dabei seien organische und anorganische Natur einander nicht entgegengesetzt, sondern werden durch identische Prinzipien bestimmt; sie seien gleichermaßen Phänomene der ‚dynamischen Stufenfolge‘ in der Natur, im Ver-

---

186 Schelling, Ideen 107.

187 Vgl. Baumgartner/Korten 1996, 58; Sturma 1996, 434; McDowell 2000; Sturma 2002, 163.

188 Für eine detaillierte Auseinandersetzung mit Schellings Potenzbegriff vgl. Wetz 1996, 58 ff. Vgl. auch Frank 1995, 109.

189 So gilt denn auch für Schelling: „Die äußere Welt liegt vor uns aufgeschlagen, um in ihr die Geschichte unseres Geistes wieder zu finden“ (Schelling AllgÜ, 383). Vgl. hierzu auch Sturma 1996, 434 ff.; Jantzen 1998, 87; Sturma 2002, 165.

190 Kants Rückzug auf einen Schöpfergott weist Schelling bereits im Rahmen der *Ideen* als nicht zielführend zurück (vgl. Schelling, Ideen 98) und bestimmt ‚Geist‘ demgegenüber als etwas, das „absoluter Selbstgrund seines Wissens und Erkennens“ (Schelling, Ideen 92) ist.

191 Vgl. Wetz 1996, 43, 50. Vgl. auch Sturma 2000, 217.

lauf derer sich der Geist durch die Erkenntnis der Natur selbst finde.[192] So sei die Entwicklung der Natur zugleich auch sich entwickelnder Geist. Denn die Natur durchwaltend liege er bereits in den grundlegenden Strukturen anorganischer Materie, in den organischen Strukturen pflanzlicher Lebewesen und in weiter ausdifferenzierten Formen nicht-humaner Lebewesen vor, bevor er sich schließlich im Menschen selbst finde und sich bewusst werde.[193] Aufgrund der heterogenen Phänomene, welche die dynamische Stufenfolge auf der Ebene der drei grundlegendsten Potenzen – anorganische Natur, organische Natur und selbstbewusste Natur – umfasse, erscheine sie als eine durch Unterbrechungen gekennzeichnete Stufenfolge. Die Unterbrechungen seien jedoch nur mit Blick auf die Natur*produkte* gegeben, während auf der grundlegenderen Ebene der Natur*produktivität* absolute Kontinuität in der Natur und den Übergängen ihrer Stufen herrsche.[194] Schelling macht in diesem Zusammenhang von den Begrifflichkeiten der *natura naturans* (schaffende Natur/Urkraft/unsichtbare Produktivität) sowie der *natura naturata* (geschaffene Natur/Erscheinungen/Produkte) Gebrauch, welche er Spinoza entlehnt.[195] Spinoza verwendet diese Begriffe im Rahmen seiner *Ethik* und verweist mit *natura naturans* auf Gott als freie Ursache bzw. unbedingte Gesetzmäßigkeit im Sinne einer *causa sui*, mit *natura naturata* hingegen auf die aus der Natur Gottes notwendig hervorgehenden endlichen Dinge. Im entsprechenden Übertrag ordnet Schelling der *natura naturans* die ‚unbedingte Produktivität' und der *natura naturata* das ‚bedingte Produkt' zu. Als reine Tätigkeit werde die *natura naturans* (Natur als Subjekt) ausschließlich *gedacht*, während die Produkte der *natura naturata* (Natur als Objekt) *wahrnehmbar* seien. Beide stehen zueinander im Verhältnis von Unbedingtem und Bedingtem und werden gleichermaßen von Schellings Begriff der Natur eingeschlossen:

> Insofern wir das Ganze der Objekte nicht bloß als Produkt, sondern nothwendig zugleich als produktiv setzen, erhebt es sich für uns zur *Natur*, und diese *Identität des Produkts und der Produktivität*, und nichts anderes, ist selbst im gemeinen Sprachgebrauch durch den Begriff Natur bezeichnet.[196]

---

192 Vgl. Schelling, Erster Entwurf 73, 117.

193 Vgl. Frank 1995, 105 f.; Jantzen 1998, 88; Sturma 2010, 766.

194 Vgl. Bach 2001, 277; Sturma 2010, 768.

195 Vgl. Schelling, Einleitung Entwurf 284. Vgl. auch Wetz 1996, 45 f.; Bonsiepen 1997, 313.

196 Schelling, Einleitung Entwurf 284. Wilhelm Jacobs weist darauf hin, dass die Naturprodukte eher als Scheinprodukte (vgl. Schelling, Erster Entwurf 81 ff.) zu verstehen sind, insofern dem Begriff ‚Produkt' die Bedeutung des Bestehenden oder Unveränderlichen anhaftet, der wesentliche Charakter der Naturprodukte aber doch gerade nicht im Stillstand, sondern im steten Werden begriffen ist, da die Produktivität in den Produkten stetig produktiv ist (vgl. Jacobs 1998, 72).

Auf die für seine Naturphilosophie wesentliche Idee von der Natur als gleichermaßen produktives Subjekt wie produziertes Objekt rekurriert Schelling auch mit der Wendung ‚Spinozismus der Physik‘.[197] In der Identität von *natura naturans* und *natura naturata* sieht Schelling einen sich schließenden Kreis des, die Natur zugleich als zweckmäßig und selbsthervorbringend kennzeichnenden, Naturbegriffs. So wird die Identität von Produktivität und Produkt im Begriff der Natur ausgedrückt, nach welchem die Natur ein von sich selbst Ursache und Wirkung seiendes Ganzes ist.

Auch wenn sich Schellings dynamische Stufenfolge der Natur durch die absolute Kontinuität zwischen den einfachsten und den komplexesten Formen der Natur auszeichnet,[198] kommt der organischen Natur als *zweiter* Potenz gegenüber der anorganischen Natur als *erster* Potenz eine besondere Stellung zu. Schließlich nehme der Geist erst in der belebten Natur die Fährte seiner eigenen Natur auf. In den Lebewesen überfalle ihn eine ‚Ahndung‘ seiner eigenen Natur und erst bei ihnen zeige sich die innigste ‚Vereinigung von Natur und Freiheit‘, „in welcher Anschauung und Begriff, Form und Gegenstand, Ideales und Reales ursprünglich eines und dasselbe ist“[199]. So benennt Schelling Geist auch als Prinzip des Lebens, ohne dabei jedoch einer vitalistischen Ansicht zu verfallen: Auf das einheitsstiftende und harmonisierende Moment bei Lebewesen solle nicht mit dem Begriff der Lebenskraft, der widersprüchlich und gegenstandslos sei, rekurriert werden.[200] Vielmehr müsse die Produktivität als einheitsstiftendes Moment angeführt werden, da durch sie die Summe aller Naturprodukte, d. h. alle Objekte und Teile der Natur, auf die Einheit des Ganzen, nämlich die Naturproduktivität, bezogen seien.[201] Die zweckmäßige Ausgestaltung der Natur impliziere daher stets, dass selbst im Falle einer unendlichen Teilung kein Teil gefunden werden könnte, der nicht mehr auf das Ganze verweisen würde.[202]

---

197 Vgl. Schelling, Erster Entwurf 333. Zum Zusammenhang des von Schelling konzipierten Spinozismus der Physik und seiner Anlehnung an das Leibnizsche Konzept der prästabilierten Harmonie vgl. Bonsiepen 1997, 210.

198 Vgl. Jantzen 1998, 87 f.

199 Schelling, Ideen 100. Schellings epistemologische Rekonstruktion nimmt ihren Ausgang nicht von der reflektierenden Urteilskraft und ihren Gesetzen (wie bei Kant), sondern von der ursprünglichen Identität von Gegenstand und Vorstellung: „Der Gegenstand ist nichts anders, als unsere selbsteigne Synthesis, und der Geist schaut in ihm nichts an, als sein eignes Produkt“ (Schelling, AllgÜ 379).

200 Vgl. Schelling, Ideen 102 f. Vgl. auch Bonsiepen 1997, 194. Zu Schellings kritischer Auseinandersetzung mit Johann F. Blumenbachs Begriff des ‚Bildungstriebs‘ vgl. Bonsiepen 1997, 230 f.

201 Vgl. Jacobs 1998, 71.

202 Vgl. Schelling, Weltseele 207.

Als *dritte* und letzte Stufe bzw. Potenz der Natur gilt Schelling der Mensch. Auch wenn bereits nicht-humane Lebewesen, insbesondere höher entwickelte Tierspezies, in eingeschränkter Weise der Anschauung der Natur fähig seien, komme der Geist doch erst im menschlichen Bewusstsein, welches gleichwohl in absoluter Kontinuität und ohne Bruch dem Organisationsprozess der gesamten Natur erwachsen sei, *partiell* zu sich selbst, d. h. in ein selbstbewusstes Verhältnis zu sich als Individuum.[203] Zum Verhältnis von Geist und Individuum äußert Dieter Sturma pointiert: „Der Weg vom ‚Außer sich' zum ‚Zu sich' ist die Bewegung von impersonaler zu personaler Subjektivität."[204] Die Möglichkeit, die gesamte Natur mit Bewusstsein zu reproduzieren, ergibt sich daher erst im Menschen als dem „organischen Träger der Vernunft"[205]. Ob der Mensch aber als Endzweck der Schellingschen Stufenfolge der Natur zu begreifen ist oder ob Schelling den gesamten Werdegang der Natur, die erst im Menschen beginnen kann „sich denkend einzuholen"[206] und selbst zu begreifen, wertfrei nachvollzieht, bleibt eine Streitfrage.[207] In jedem Fall ist jedoch das menschliche Selbstbewusstsein als vorläufiger Endpunkt der sich entwickelnden Natur zu verstehen.[208]

Nur ein Jahr nach Erscheinen der *Ideen* legt Schelling die Schrift *Von der Weltseele. Eine Hypothese der höhern Physik zur Erläuterung des Organismus* (1798) vor, innerhalb welcher er die organische wie auch die anorganische Natur als Gesamtorganismus konzipiert, der durch die Weltseele als eine in der Natur waltende Kraft konstituiert wird.[209] Wie zuvor im Rahmen der *Ideen*, verwirft er auch in der *Weltseele* sowohl die Annahmen eines Naturmechanismus als auch die des Vitalismus zugunsten eines ganzheitlichen Verständnisses der Naturphänomene, mit dem er die Dichotomie zwischen Mechanismus und Organismus zu überwinden sucht.[210] Dabei gelten ihm nicht nur Lebewesen, sondern die gesamte Natur als organisiert, sodass Mechanismus und Organismus einander nicht grundsätzlich entgegengesetzt auftreten. Um die absolute Einheit von Natur und Geist sicherzustellen, müsse das Prinzip des Lebens vielmehr bereits in den physikalischen Grundkräften enthalten sein. Der Ursprung des Lebens sei sodann

---

203 Vgl. Sturma 2000, 226ff.; Sturma 2008, 234f.

204 Sturma 2002, 164.

205 Baumgartner/Korten 1996, 51.

206 Schmied-Kowarzik 1996, 30.

207 Für eine Untermauerung der These, dass der Mensch das Ziel des gesamten Naturprozesses darstellt vgl. Wetz 1996, 59; Baumgartner/Korten 1996, 65, für deren Zurückweisung vgl. Schmied-Kowarzik 1996, 30.

208 Vgl. Sturma 1996, 430; Sturma 2000, 218.

209 Vgl. Wetz 1996, 40–49; Bonsiepen 1997, 211; Jantzen 1998, 82.

210 Vgl. Bonsiepen 1997, 213. Vgl. auch Baumgartner/Korten 1996, 62. Zu Schellings nichtreduktionistischem Naturbegriff vgl. auch Sturma 1993, 582.

allein aus Naturprinzipien abzuleiten und gehe näherhin aus dem Zusammenspiel von Aktivität und Rezeptivität hervor; so werde das Phänomen ‚Leben' durch die Gleichzeitigkeit von Tätigkeit und Rezeptivität konstituiert.[211] Schließlich individualisiere sich das allgemeine Prinzip des Lebens, d. h. die formlose Weltseele, in den einzelnen Lebewesen.[212] Der für das allgemeine Lebensphänomen charakteristische Widerstreit von Prinzipien vollziehe sich gleichermaßen im individuellen, zweckmäßigen Lebewesen, wobei sich das eine Prinzip im, das andere hingegen außerhalb des Individuums befinde: „*Der Grund des Lebens ist in entgegengesetzten Principien enthalten, davon das Eine (positive) außer dem lebenden Individuum, das Andre (negative) im Individuum selbst zu suchen ist.*"[213] In seiner Produktivität aber verbinde der Organismus positives und negatives Lebensprinzip.[214]

Auch greift Schelling in der *Weltseele* die Idee der dynamischen Stufenfolge der Natur wieder auf und beschreibt sie als einheitlichen Prozess, der sich stets in weitere individuelle Lebensformen ausdifferenziert.[215] Für den Bereich der belebten Natur benennt er insbesondere ‚Sensibilität' sowie ‚Irritabilität' (daneben auch andere, wie ‚Nutrition' oder ‚Reproduktion') als die wesentlichen Kriterien, die sich in einer Wechselbeziehung stehend in jedem Organismus auf verschiedene Weise wiederholen bzw. bei allen Lebensformen in unterschiedlicher Ausprägung anzutreffen sind.[216] Während sich bspw. bei Pflanzen Irritabilität und Sensibilität gewissermaßen in der Reproduktionsfähigkeit erschöpfen, trete eine darüber hinausweisende Sensibilität erst bei höher entwickelten Tieren in Erscheinung.[217] Da die dynamische Stufenleiter der Natur eine einzige Einheit abbilde, sei selbst für den Bereich des Anorganischen anzunehmen, dass er analog zum Organischen funktioniere.

Zusammenfassend bleibt das in den *Ideen* sowie der *Weltseele* übereinstimmend gezeichnete Bild der Natur als geschlossenes System festzuhalten. Alle Stufen des dynamischen Entwicklungsprozesses der Natur – bei der basalen Materie beginnend, über komplexere anorganische Strukturen hin zu Organismen verlaufend und beim selbstbewussten Menschen endend – bleiben Potenzen ihrer absoluten Produktivität.[218]

---

211 Vgl. Schelling, Erster Entwurf 129. Vgl. hierzu auch Jantzen 1998, 101.
212 Vgl. Schelling, Weltseele 253–257. Siehe hierzu auch Bonsiepen 1997, 227–233.
213 Schelling, Weltseele 192.
214 Vgl. Bonsiepen 1997, 230; Jantzen 1998, 100.
215 Vgl. Jantzen 1998, 97.
216 Vgl. Schelling, Weltseele 209f., 229f., 232, 248ff. Vgl. dazu auch Wetz 1996, 58f.
217 Vgl. Schelling, Erster Entwurf 170–271. Vgl. hierzu auch Jantzen 1998, 100.
218 Vgl. Wetz 1996, 59.

Schellings abermals ein Jahr später erscheinender *Erster Entwurf eines Systems der Naturphilosophie* (1799) soll die Grundgedanken seiner beiden vorherigen naturphilosophischen Schriften – die dynamische Stufenfolge der Natur einerseits und die Realität der Natur als Wechselverhältnis andererseits – erneut aufgreifen, um so den einheitlichen Begriff der Natur zu verstetigen. Im Rahmen des *Ersten Entwurfs* leitet Schelling nun den Begriff der Einheit der Natur unmittelbar aus seinem Verständnis der Natur als unbedingt tätiger ab und vereinigt so die stufenübergreifende, vertikale Bewegung der Potenzierung mit der stufenimmanenten, horizontalen Bewegung des Naturprozesses.[219] Grundsätzlich ist Schelling im *Ersten Entwurf* darauf bedacht, den Zusammenhang von ‚absoluter Tätigkeit', ‚Unbedingtheit' und ‚Freiheit' darzulegen, um die Natur schließlich als absolut tätig, unbedingt und frei auszuweisen:[220]

> [Die Natur sei] nichts anders, als der Inbegriff *alles Seyns*; es wäre daher unmöglich, die Natur als ein Unbedingtes anzusehen, wenn nicht im Begriff des Seyns selbst die verborgne Spur der Freiheit entdeckbar wäre. *Darum* behaupten wir: Alles Einzelne (in der Natur) sey nur eine Form des Seyns selbst, das *Seyn selbst* aber = absoluter Thätigkeit.[221]

Im Rahmen seiner Naturphilosophie versteht Schelling das Unbedingte als ‚höchste konstruierende Tätigkeit', die das Prinzip alles Objektiven ist, selbst aber nie zum Objekt wird. Insgesamt leistet Schelling mit seiner spekulativen Physik eine bemerkenswerte Verknüpfung von Natur- und Geistphilosophie. Er vollzieht nach, wie der Mensch aus dem Naturstande tritt, über die Spekulation einen unbefriedigenden Zustand der Trennung erreicht und diesen im Modus der intellektualen Anschauung in der absoluten Identität wieder zu überwinden sucht. Ähnlich dem *absoluten Ich* der Geistphilosophie werde auch der Geist in der Natur, die Weltseele, mittels einer intellektualen oder produktiven Anschauung zugänglich, da das absolute Ich und die absolute Naturkraft von struktureller Gleichheit seien.[222] Als abschließende Zusammenfassung der Schellingschen Naturphilosophie dienen die nachfolgenden Auszüge aus *Epikurisch Glaubensbekenntniss Heinz Widerporstens* (1799), in denen Schelling selbst eine lyrische Gesamtschau seiner Naturphilosophie anstimmt:

> Wüßt auch nicht, wie mir vor der Welt sollt' grausen,
> Da ich sie kenne von innen und außen.
> Ist gar ein träg und zahmes Tier,

219 Vgl. Jantzen 1998, 99 ff.
220 Vgl. Schelling, Erster Entwurf 81 ff., 100. Vgl. dazu auch Jantzen 1998, 107.
221 Schelling, Erster Entwurf 78. Vgl. hierzu auch Baumgartner/Korten 1996, 67.
222 Vgl. Wetz 1996, 51; Bonsiepen 1997, 315.

Das weder dräuet dir noch mir,
Muß sich unter Gesetze schmiegen,
Ruhig zu meinen Füßen liegen.
Steckt zwar ein Riesengeist darinnen,
Ist aber versteinert mit seinen Sinnen,
Kann nicht aus dem engen Panzer heraus
Noch sprengen das eisern' Kerkerhaus,
Obgleich er oft die Flügel regt,
Sich gewaltig dehnt und bewegt,
In toten und lebend'gen Dingen
Tut nach Bewußtsein mächtig ringen;
Daher der Dinge Qualität,
Weil er drin quellen und treiben tät,
Die Kraft, wodurch Metalle sprossen,
Bäume im Frühling auf geschossen,
Sucht wohl an allen Ecken und Enden
Sich an's Licht herauszuwenden,
Läßt sich die Mühe nicht verdrießen,
Tut jetzt in die Höhe schießen,
Seine Glieder und Organ' verlängern,
Jetzt wieder verkürzen und verengern
Und sucht durch Drehen und durch Winden
Die rechte Form und Gestalt zu finden.
Und kämpfend so mit Füß' und Händ'
Gegen widrig Element,
Lernt er im Kleinen Raum gewinnen,
Darin er zuerst kommt zum Besinnen;
In einen Zwergen eingeschlossen
Von schöner Gestalt und graden Sprossen,
Heißt in der Sprache Menschenkind,
Der Riesengeist sich selber find't.[223]

In Versform zeichnet Schelling hier die Geschichte des Selbstbewusstseins nochmals nach. Dabei stellt er die Natur als dem Menschen unmittelbar zugänglich dar, insofern in der menschlichen Natur selbst die Vereinigung von Geist und Natur geborgen ist und die inneren Gesetze seiner individuellen Natur mit denen der Natur im Allgemeinen zusammenstimmen. Denn überall in der Natur ist Geist, der nach seiner eigenen Bewusstwerdung strebt und im Rahmen der dynamischen Stufenfolge die zuvor erläuterten Potenzen durchläuft, um sich schließlich im Menschen seiner selbst gewahr zu werden.[224]

223 Schelling, Epikurisch GB 149 f.

224 Da Schelling die Voraussetzungen für sein Verständnis von der Natur als einheitlichem, sich aus gegensätzlichen Kräften selbst hervorbringenden Prozess, der auch den Menschen als die

Wie nicht zuletzt an der eingangs zitierten und von Schelling für zentral befundenen naturphilosophischen Frage deutlich wird, ist die Schellingsche Naturphilosophie maßgeblich epistemologisch ausgerichtet.[225] Die vor dem Hintergrund der Aristotelischen *scala naturae* vertretene Hierarchisierung bezüglich des moralischen Status von Lebewesen kann durch Schellings hierarchisch konzipierte dynamische Stufenfolge der Natur nichtsdestotrotz als bestärkt gelten. So können Schellings Ausführungen zur Stufenfolge der Natur, insbesondere auf der Ebene der Potenz der Organismen, durchaus normative Implikationen entnommen werden. Aus der den Lebewesen eigenen Struktur der *Zweckmäßigkeit* sowie ihrer wesensmäßigen *Zwecktätigkeit*, d.h. Produktivität, leitet Schelling etwa ab, dass alles Lebendige zuvorderst ‚für sich selbst' existiert. Die besondere Weise, in welcher der Mensch für sich selbst existiere, führe etwa dazu, dass jedes praktische Subjekt ‚genötigt' sei, andere praktische Subjekte außer ihm ‚anzuerkennen'. Dies gelte aber nur für zwischenmenschliche Verhältnisse, mit Blick auf welche unterstellt werden könne, dass sie ‚völlig wechselseitig' sind und die Beteiligten in gleicher Weise einander geben und voneinander nehmen können.[226] Mit Vorgriff auf die in Kapitel 13.1 entwickelte Theorie moralischer Anerkennungsverhältnisse zwischen Personen kann mit Schelling so offenbar ein symmetrisch-reziprokes Anerkennungsverhältnis eingefordert werden. Darüber hinaus sind auch, wiederum mit Vorgriff auf die erst in Kapitel 13.3 dargelegten moralischen Anerkennungsverhältnisse zwischen Personen und nicht-humanen Lebewesen, asymmetrisch/nicht-reziproke Anerkennungsverhältnisse mit Schelling denkbar. Schließlich ist seine dynamische Stufenfolge der Natur als hierarchische Rangfolge zu interpretieren, die Höheres und Niederes umfasst, keinesfalls aber alles Seiende auf die gleiche Stufe stellt.[227] Gemäß Schellings in der Einheit der Natur gründenden Potenzenlehre können höher entwickelte Formen zwar als ausdifferenziertere Repräsentanten niederer Formen aufgefasst werden. Dennoch gilt, dass bei komplexeren Organisationsformen Funktionen für das konkrete Lebewesen bedeutsam werden, die sich etwa nicht mehr in der Reproduktionsfähigkeit als bloßer Gattungsfunktion erschöpfen.[228] Schellings Stufenfolge der Natur scheint somit eine gewisse Wertung bezüglich des je eigenen Guts für Lebewesen inhärent zu sein, welches sich bei niederen Lebensformen zuweilen in deren

Natur erkennendes Wesen umfasse, im *Ersten Entwurf* nicht mehr thematisiert, wird ihm von Kritikern vorgeworfen, er sei eine ausführliche Erklärung schuldig geblieben (vgl. Bach 2001, 250).

225 Vgl. hierzu auch Sturma 1993, 580f.

226 Vgl. Schelling, Ideen 104f.

227 Vgl. Frank 1995, 110; Wetz 1996, 42, 56f.

228 Vgl. Baumgartner/Korten 1996, 66; Jantzen 1998, 104.

gattungsrelevanter Fähigkeit zur Reproduktion erschöpft, bei zunehmender Entwicklung jedoch weitere Aspekte umfasst, die für Individuen zuträglich sind. Die in Kapitel 8 explizierte, der Lebensform entsprechende Zuschreibung eines eigenen Guts für Lebewesen im Sinne eines ihnen Zuträglichen scheint insofern von der Konzeption Schellings durchaus gestützt zu werden. Bei Schelling hinge die Bestimmung eines eigenen Guts von Lebewesen jedenfalls stets von ihrer Ausdifferenziertheit und Komplexität ab, sodass er bei Entitäten auf derselben Entwicklungsstufe oder Potenz ein vergleichbares eigenes Gut, bei Entitäten unterschiedlicher Entwicklungsstufen hingegen ein verschieden bestimmtes eigenes Gut annehmen würde. Vor diesem Hintergrund könnte auch Schellings zuvor bereits angeführte Forderung eines egalitären Verhältnisses zwischen Personen sowie eines nicht-egalitären Verhältnisses zwischen Personen und nicht-humanen Lebewesen als bekräftigt gelten. Die in Kapitel 13 entwickelten abgestuften Anerkennungsverhältnisse erscheinen daher auch aus Schellingscher Perspektive schlüssig.

In der aktuellen Debatte bemühen einige wenige Autoren die Naturphilosophie Schellings, um sie für heutige Diskussionen im Bereich der Umwelt- bzw. Naturethik fruchtbar zu machen.[229] Folgende Argumentation bietet sich etwa vor Schellingschem Hintergrund an: Weil sich auch der menschliche Geist aus der Natur entwickelt hat und mit ihr zutiefst verbunden sowie von ihr abhängig bleibt, trägt der Mensch Verantwortung für die ihn umgebende Natur und ist ihr gegenüber verpflichtet. Da der menschliche Geist aber wiederum in einer höheren Potenz als die restliche Natur operiert, läuft er – wie etwa am Beispiel moderner Technologien auf dem Sektor der Lebenswissenschaften erkennbar wird – Gefahr, sich von der Natur zu stark abzugrenzen, sich über sie erheben zu wollen und sie dadurch als bloßes Objekt seiner Erkenntnis und verfügbares Material seiner Zwecksetzungen zu marginalisieren.[230] Auch wenn zu Zeiten Schellings die technischen Entwicklungen, die heute den Umgang des Menschen mit der Natur bestimmen, noch lange nicht absehbar waren, kann seine folgende Formulierung als warnende Vorahnung interpretiert werden:

> So ist denn der Anfang der Sünde, daß der Mensch aus dem eigentlichen Sein in das Nichtsein [...] übertritt, um selbst schaffender Grund zu werden, und mit der Macht des Centri, das er in sich hat, über alle Dinge zu herrschen. [...] Hieraus entsteht der Hunger der Selbstsucht, die in dem Maß, als sie vom Ganzen und von der Einheit sich lossagt, immer dürftiger, ärmer, aber eben darum begieriger, hungriger, giftiger wird. Es ist im Bösen der sich

229 Neben einer ethischen und ökologischen Rückbesinnung auf die naturphilosophischen Werke Schellings existiert auch eine Linie von Autoren, die Schellings Aktualität für die moderne Biologie unterstreichen (vgl. Heuser-Keßler 1986 oder Küppers 1992).
230 Vgl. Schmied-Kowarzik 2006, 248 f.

> selbst aufzehrende und immer vernichtende Widerspruch, daß es kreatürlich zu werden strebt, eben indem es das Band der Kreatürlichkeit vernichtet, und aus Übermut, Alles zu sein, ins Nichtsein fällt.[231]

Aus anthropozentrischer Perspektive kann diese Schilderung Schellings als Ermahnung des Menschen gedeutet werden, sich in seiner bewussten Tätigkeit nicht selbstsüchtig von der bewusstlosen Produktivität der Natur abzuschneiden, um seiner eigenen Vernichtung vorzubeugen und eine lebendige und wirkliche Gestalt in der Welt zu bleiben.[232] Darüber hinaus birgt die naturphilosophische Position Schellings aber auch das Potential über anthropozentrisch fundierte Naturschutzbegründungen hinauszuweisen. Schelling konzediert etwa, dass der Mensch vor Naturzerstörung nicht zurückschreckt, denn „soweit nur immer die Natur menschlichen Zwecken dient, wird sie getödtet"[233]. Hierauf basierend kann gegenüber dem Menschen die Forderung erhoben werden, sich seiner Bestimmung durch Natur und Freiheit bewusst zu stellen und letztere im Einklang mit der ihn umgebenden Natur sowie in Verantwortung für diese zu verwirklichen.[234] Neben der ausschließlichen Fokussierung menschlicher Zwecksetzungen wären so auch Zwecke nicht-humaner Lebewesen zunächst zu erkennen, um sie sodann mit einzubeziehen und mit zu berücksichtigen. Schelling zufolge erfordert dies allerdings eine besondere *Haltung*, denn ein wirkliches Erkennen des Lebendigen könne „nicht bemerkt werden in jenem tölpischen oder auch hochmüthigen Wegfahren über Dinge; es gehört dazu der Zug innerer Liebe und Verwandtschaft deines eignen Geistes mit dem Lebendigen der Natur"[235]. Im Zuge der Überwindung der durch Spekulation herbeigeführten Entzweiung wird bei Schelling auch eine Zusammenführung von Geist und Natur auf höherer Ebene angestrebt. Im Menschen könnte sich eine gelungene Wiederherstellung des Gleichgewichts der Kräfte etwa darin äußern, dass sein Handeln dem eines nicht-entzweiten, sondern mit seiner Umwelt in Einklang stehenden Menschen entspricht. Durch das Bewusstsein seiner eigenen Freiheit sind dem Menschen die hierfür erforderlichen Voraussetzungen jedenfalls gegeben.[236] Die Haltung, die Schelling im Rahmen seiner *spekulativen* Physik gegenüber der Natur einnimmt, verleiht dieser in jedem Fall wieder ein Ansehen, welches ihr von Seiten der *empirischen* Physik lange versagt geblieben ist. Insofern stimmt Schellings Naturphilosophie in maßgebli-

---

231 Schelling, Freiheit 390 f. Vgl. hierzu auch Sturma 1995, 159 f.; Sturma 2002, 167.
232 Vgl. Schmied-Kowarzik 1996, 32 f.
233 Schelling, Darlegung Naturphilosophie, 612.
234 Vgl. Schmied-Kowarzik 1996, 33.
235 Schelling, Darlegung Naturphilosophie, 656. Vgl. hierzu auch Schmied-Kowarzik 1996, 93 f.
236 Vgl. Bonsiepen 1997, 188 f.

cher Hinsicht auch mit zeitgenössischen Ansätzen naturethischer Provenienz überein, von denen die Pflicht des Menschen zu einem behutsamen Umgang mit der Natur um ihrer selbst willen eingefordert wird.[237]

Einige zeitgenössische Autoren, die selbst keinen Bezug zur Schellingschen Naturphilosophie herstellen, können dieser in einigen Hinsichten gleichwohl zugeordnet werden. So stehen sie beispielsweise Schelling näher als Kant, der den Schwerpunkt seiner Naturbetrachtung auf die herausragende Rolle des Menschen als Vernunftwesen und die hieraus resultierende epistemische Kluft zwischen Mensch und Natur legt. Demgegenüber offeriert Schelling eine Herangehensweise der Naturbetrachtung, welche die besondere Verbundenheit des Menschen mit der Natur und dessen Zugehörigkeit zur Natur betont. Während Kant Gegenstand und Erkenntnis einander gegenüberstellt, ordnet Schelling beide einander ursprünglich zu. Für die Auseinandersetzung mit der belebten Natur bevorzugen einige gegenwärtige Autoren keine Kantische Entgegensetzung von Gegenstand und Erkenntnisvermögen, sondern eher eine unmittelbare und präreflexive Zuordnung von Begriff und Anschauung gemäß der Schellingschen Konzeption.[238]

Insofern scheint Schelling nicht zuletzt mit seiner Emphase für die belebte Natur einige zeitgenössische Autoren naturphilosophisch unmittelbar inspiriert zu haben und mit anderen aktuellen Autoren, die selbst nicht ausdrücklich auf seine Naturphilosophie Bezug nehmen, zumindest eine bestimmte Haltung gegenüber dem Lebendigen zu teilen. Auch wenn einige Zumutungen semantischer und begründungstheoretischer Art vielen eine Auseinandersetzung mit der Schellingschen Naturphilosophie unattraktiv wie mühsam erscheinen lassen, kann sie, so man ihren Eigenheiten eine lange Wegstrecke folgt,[239] durchaus tiefgreifende naturphilosophische Einsichten generieren und in naturethischer Hinsicht fruchtbar gemacht werden. Während sich am naturphilosophischen Horizont Kants eine Entzweiung von Mensch und Natur manifestiert, zeichnet sich bei Schelling eine Einheit beider ab, die auf besondere Weise versöhnlich stimmt:

> Solange ich selbst mit der Natur *identisch* bin, verstehe ich, was eine lebendige Natur ist, so gut, als ich mein eignes Leben verstehe; begreife, wie dieses allgemeine Leben der Natur in den mannichfaltigsten Formen, in stufenmäßigen Entwicklungen, in allmählichen Annäherungen zur Freyheit sich offenbaret; so bald ich aber mich von der Natur trenne, bleibt mir

---

237 Vgl. Wetz 1996, 66 f.

238 Mit Blick auf diese Einsicht zeugt beispielsweise Marianne Scharks Feststellung bezüglich unseres Zugangs zu Lebewesen durchaus in einem doppelten Wortsinn von Schellingschem Geist (vgl. Schark 2010, 236). Selbst der Naturzugang der Neokantianerin Angela Breitenbach weist eine deutlich Schellingsche Färbung auf (vgl. Breitenbach 2009, 107 f.).

239 Vgl. Sturma 1996, 429.

> nichts übrig, als ein todtes Objekt, und ich höre auf zu begreifen, wie ein *Leben außer mir* möglich seye.[240]

Aufgrund ihres – zuvor ausführlich dargelegten – internen Zusammenhangs sollte der Entstehung einer Kluft zwischen Mensch und Natur im Schellingschen System eigentlich vorgebeugt sein.[241] Jedenfalls ist dem Menschen die Voraussetzung dafür, die ihm äußere Natur ebenso gut zu verstehen wie sein eigenes Leben, *per se* gegeben – er muss sie nur zu nutzen wissen.

Schellings Teleologieverständnis enthält sowohl Aristotelische als auch Kantische Aspekte, nimmt aber zugleich eine spezifische Wendung. Alle drei Autoren teilen die Ansicht, dass Lebewesen nicht allein mechanistisch erklärbar sind. In Übereinstimmung mit Kant ist Schelling der Überzeugung, dass der Mensch durch die Gesetze seiner eigenen Natur genötigt wird, Lebewesen als zweckmäßig zu denken. Während Kant mit seiner Konzeption des Nichtintelligiblen die Trennung zwischen Mensch und ihn umgebender Natur dann aber in epistemologischer Hinsicht manifestiert, beabsichtigt Schelling diese Grenzziehung aufzulösen. So kommt die Epistemologie ihm zufolge nicht ohne ontologische Zugeständnisse aus. Denn für Schelling besteht Zweckmäßigkeit zugleich im Lebewesen selbst und ohne das Zutun des Menschen. Wie Aristoteles fasst also auch Schelling die Zweckmäßigkeit von Lebewesen ontologisch, ergänzt diese aber um eine besondere epistemologische Fundierung: Für Schelling ist die Annahme der Einheit von Geist und Natur erforderlich, um Lebewesen verstehen zu können.

Die von Schelling in diesem Zusammenhang formulierten Thesen über die begrifflich fundierte Einheit selbstorganisierter Lebewesen kommen einem systematisch tragfähigen Verständnis des Lebensformbegriffs sehr nahe. Einem selbstorganisierten Organismus liegt nach Ansicht Schellings notwendig ein Begriff zugrunde. Weil dieser Begriff vom Organismus nicht abtrennbar sei, bestehe die Einheit von Form und Materie eben nicht nur in unserer Vorstellung – die Position, auf welche Kant sich beschränkt –, sondern liege ursprünglich und notwendig im Lebewesen selbst vor. So sei nicht nur die Form, sondern das Dasein (als instanziierte Form) von Lebewesen notwendig zweckmäßig. Dennoch sei diese fundamentale Einheit als Einheit des Begriffs nicht aus der Materie ableitbar, sondern könne nur durch ein denkendes Wesen vorgestellt werden. Entscheidend ist jedoch, dass der *Grund* für die durch den Menschen gedachte Einheit des Organismus *in* den Lebewesen *selbst* liegt und von dem sie denkenden Subjekt

240 Schelling, Ideen 100.
241 Vgl. Sturma 2010, 767 f.

unabhängig wirklich ist. Tatsächlich kann der einheitsstiftende Begriff, der die real existierende Einheit des Organismus abzubilden vermag, als Lebensformbegriff identifiziert werden. Die abstrakte Struktur des jeweils relevanten Lebensformbegriffs ist im entsprechenden individuellen Lebewesen instanziiert, auch wenn der Begriff der Lebensform selbst ausschließlich durch den Menschen gedacht werden kann. So wie bei Schelling das Urteil über die Einheit von Lebewesen und deren Selbstorganisation nur von einem selbstbewussten Geist gefällt werden kann, können dem Lebensformbegriff entsprechende Urteile, auf die mit Michael Thompson als ‚naturhistorische Urteile' Bezug genommen wird, nur durch den Menschen vollzogen werden, der in seiner Anschauung gegebene individuelle Lebewesen und deren spezifische Lebensform wechselseitig aufeinander zu beziehen vermag. Insofern der Mensch im Rahmen spezifischer Lebensformen empirisch und begrifflich Gegebenes nach festen Regeln aufeinander bezieht, ist dem empirisch gehaltvollen Lebensformbegriff ein einheitsstiftendes und integratives Moment inhärent. Darüber hinaus gilt, dass der den Lebensformbegriff denkende und diesem entsprechende Urteile fällende Mensch selbst Teil der Natur ist und eine für ihn spezifische Lebensform instanziiert. Mit anderen Worten ist der urteilende Geist *in* und nicht außerhalb der Natur zu verorten. Schelling zufolge kann die real existierende Selbstorganisation von Lebewesen nur von einem selbstbewussten Geist vorgestellt werden. Da die Natur nicht nur zufällig mit den Erkenntnisprinzipien des Menschen übereinstimmt – so folgert er –, liegt die Verknüpfung von Natur und Geist durch *ein geheimes Band*, d. h. eine strukturisomorphe Einheit von Natur und erkennendem Geist bzw. die Wesensidentität von Realem und Idealem zugrunde. Der Mensch sei ebenso wie nichthumane Lebewesen ein Organismus und in allen Organismen seien dieselben Gesetze verwirklicht. Diese von Schelling postulierte Einheit kann nun eine Erklärung dafür bieten, dass der Lebensformbegriff nicht nur im Denken existiert, sondern seine allgemeine Struktur auch in individuellen Lebewesen instanziiert ist, obwohl er nur von denkenden Subjekten formuliert werden kann. Auf der Basis des Lebensformbegriffs kann der Mensch somit nicht nur logisch-abstrakte, sondern real-objektive Urteile bezüglich individueller Lebewesen generieren. Grundsätzlich scheint Schellings naturphilosophische Auffassung – die Einheit von Natur und Geist – der von Kant vertieften Trennung beider deutlich überlegen.

Alsbald aber wird Schellings naturphilosophische Errungenschaft – die seiner Ansicht nach falsche wie irreführende Trennung von Geist und Natur überwunden und zugleich deren absolute Identität fundiert zu haben – durch die naturphilosophischen Ausführungen seines Jugendfreundes Georg Friedrich Wilhelm

Hegel herausgefordert.[242] Die nachfolgende Untersuchung der Hegelschen Naturphilosophie schließt allerdings nicht nur historisch als unmittelbare Reaktion auf Schellings naturphilosophische Konzeption an, sondern auch, weil sie für die gegenwärtig pointierteste und systematisch ausgereifteste Auseinandersetzung mit dem Lebensformbegriff von Michael Thompson die Grundlage bildet.

242 Vgl. hierzu Schmied-Kowarzik 2006, 248.

4. Zwecktätigkeit

Nach einer Zeit des gleichklingenden Austauschs wendet sich Georg Wilhelm Friedrich Hegel von Friedrich Wilhelm Joseph von Schellings naturphilosophischer Ausrichtung ab und entwickelt ein Verständnis der Natur, nach welchem diese als ‚*Abfall* der Idee von sich selbst' aufzufassen ist.[243] Schelling wertet die neue Ausrichtung als Rückschritt und kritisiert, dass Hegel hiermit eine unüberwindbare Distanz zwischen Geist und Natur – als der dem ‚Logischen entgegengesetzte Welt' – schafft, die eine Einheit des Begriffs verunmöglicht.[244] Eine Auffassung der Natur als ungesetzlich und unlogisch kommt für Schelling nicht einem Begriff, sondern eher einer Entstellung der Natur gleich: „Die Natur fängt ihm an, wo das Logische *aufhört*. Daher ist ihm die Natur *überhaupt* nur noch die Agonie des Begriffs."[245] Damit sei Hegel hinter die Idee einer von Gesetzen bestimmten Natur – eine der naturphilosophischen Errungenschaften Kants – zurückgefallen.[246] Hegel kritisiert hinwiederum Schellings unvermittelten Ausgang vom Absoluten, dem ursprünglichen Zustand der Einheit vor der Ur-Teilung und von der These, dass ‚im Absoluten Alles gleich' bzw. die *absolute Identität* die gemeinsame Wurzel von Subjektivität und Objektivität sei.[247] So besteht nach Hegel ‚die Naivität der Leere an Erkenntniß' bei Schelling darin, „sein A*bsolutes* für die Nacht auszugeben, worin, wie man zu sagen pflegt, alle Kühe schwarz sind"[248]. Hegel zufolge muss vielmehr Folgendes gelten:

> Das Wahre ist das Ganze. Das Ganze aber ist nur das durch seine Entwicklung sich vollendende Wesen. Es ist von dem Absoluten zu sagen, daß es wesentlich *Resultat*, daß es erst am *Ende* das ist, was es in Wahrheit ist; und hierin besteht seine Natur, Wirkliches, Subject, oder sich selbst Werden, zu seyn.[249]

---

243 Vgl. Hegel, Enz II 28. Vgl. hierzu auch Bonsiepen 1997, 457 ff.

244 Vgl. Schelling, VL Geschichte 131. Gemäß der Deutung Wilhelm Jacobs ist Friedrich Wilhelm Joseph von Schelling der Ansicht, Georg Wilhelm Friedrich Hegel „reiße Apriori und Aposteriori so auseinander, daß beide nicht in den einen Begriff der Natur" (Jacobs 1998, 80) zusammenstimmen können.

245 Schelling, VL Geschichte 131. Vgl. hierzu auch Jacobs 1998, 80; Schmied-Kowarzik 1996, 155.

246 Vgl. zur Gesetzlosigkeit der Natur auch Hegels Ausführungen in der *Phänomenologie*, Hegel, PhG 174–178.

247 Vgl. Hegel, PhG 13; Hegel, Enz II 470. Vgl. hierzu auch Gadamer 1973, 218; Wandschneider 2007, 261.

248 Hegel, PhG 13.

249 Hegel, PhG 15.

Das Wahre sei nicht ursprünglich oder unmittelbar gegeben, sondern erwachse erst einem Prozess.[250] Auf welche Weise Hegel diesen Prozess genauer bestimmt und wie er seine naturphilosophischen Überzeugungen begründet, soll nachstehend anhand seiner maßgeblichen Ausführungen innerhalb der *Phänomenologie des Geistes* (1807), der *Wissenschaft der Logik II* (1813) sowie der *Enzyklopädie der philosophischen Wissenschaften II* (1830) nachvollzogen werden – auch, um sie kursorisch von den vorherigen Positionen Aristoteles' und Kants abzugrenzen und sie schließlich einem ausführlicheren Vergleich mit der Schellingschen Naturphilosophie zu unterziehen.

Für Hegel hat Naturphilosophie ‚begreifende' bzw. ‚denkende Erkenntnis' der Natur zu sein, die unter der ‚Betrachtungsweise des Begriffs' das Allgemeine der Natur bestimmt.[251] Dem beobachtenden Bewusstsein gebe die Natur ein Rätsel auf, welches es bestrebt sei zu lösen, von dem es aber zugleich auch abgeschreckt werde: Einerseits übe die Natur eine starke Anziehungskraft aus, da der Geist sich in ihr ahne, andererseits erzeuge sie Zurückweisung durch ihre Fremdheit, in welcher der Geist sich nicht finden könne. Vor diesem Hintergrund entwickle der Mensch zwei verschiedene Weisen des Verhaltens zur Natur – die praktische und die theoretische Verhaltensweise. Im praktischen Zugriff verhalte sich der Mensch zu der Natur als zu einem ‚Unmittelbaren und Äußerlichen', gegen das er sich selbst als Zweck setzt. Da er zudem selbst als unmittelbares und äußerliches Individuum existiere, trete er als sinnliches, bedürftiges und selbstsüchtiges Wesen an die Natur heran, um sie zu seinem „Nutzen zu verwenden, sie abzureiben, aufzureiben, kurz, sie zu vernichten"[252]. Durch die ‚List seiner Vernunft' sei es dem Menschen daher möglich, sich auf Kosten der Natur selbst zu erhalten.[253] Doch auch wenn sich der Mensch die Natur zum Zwecke seiner Selbsterhaltung zunutze machen könne, sei er nicht dazu befähigt, sich dem Allgemeinen der Natur selbst zu bemächtigen oder dieses seinen Zwecken entsprechend zu beeinflussen.

Der theoretische Zugang zur Natur betrachte die Naturdinge demgegenüber mit einiger Distanz und ohne die Absicht, sie für das menschliche Wohl zu gebrauchen oder sie dem menschlichen Willen zu sonstigen Zwecken zu unter-

250 Vgl. Hegel, PhG 14; Hegel, Enz II Zusatz 17 f. Zu Hegels Verständnis von ‚Unmittelbarkeit' vgl. Hegel, Enz I §§ 61–78.

251 Vgl. Hegel, Enz II Zusatz 11 f., Enz II 13, 15. Vgl. hierzu auch Wandschneider 2007, 267.

252 Hegel, Enz II Zusatz 13. Vgl. auch Hegel, Enz II Zusatz 32.

253 Vgl. Hegel, Enz II Zusatz 14. Zu den verschiedenen Bedeutungen des Hegelschen Ausdrucks ‚List der Vernunft' vgl. den gleichnamigen Eintrag im Historischen Wörterbuch der Philosophie (Fulda 1980, 343).

werfen.[254] Während das praktische Verhalten des Menschen auf seine Bedürfnisbefriedigung abziele und auf einzelne Naturdinge bezogen bleibe, lasse die theoretische Einstellung die Natur frei und weise die menschlichen Begierden zurück, um sich dem Allgemeinen der Natur anzunähern.[255] Durch das Denken der Naturdinge familiarisiere sich die theoretische Bezugnahme mit ihnen, setze „deren Inhalt in sich, und indem sie der praktischen Idealität, die für sich nur Negativität ist, sozusagen die Form hinzufügt, die Allgemeinheit, gibt sie dem Negativen der Einzelheit eine affirmative Bestimmung“[256]. Allerdings wirke sich die dem theoretischen Zugriff eignende Verallgemeinerung auch negativ aus und bringe etwa die Natürlichkeit und den Reichtum der Natur zum Verschwinden. Zudem gelinge es der bloß theoretischen Naturerkenntnis trotz ihrer Distanzierung vom Objekt nicht, die Natur zu erkennen, wie sie *wirklich* ist. Durch das Denken verwandele der Mensch die Naturdinge vielmehr in etwas Allgemeines und nehme mangels sinnlicher Wahrnehmung nicht mehr zur Kenntnis, wie sie in Wirklichkeit sind, sondern produziere sie derart, wie es für ihn als Menschen eigentümlich sei. Denn die einzelnen Naturdinge seien nicht als gedachte Abstraktheiten gegeben; ‚der Löwe überhaupt‘ existiere nicht, sondern nur einzelne Löwenentitäten.[257] Für Hegel kulminiert das theoretische Verhalten gegenüber der Natur in der Problematik, dass der Mensch die Naturdinge zwar in eine Allgemeinheit überführen und sie sich auf diese Weise distanzierend aneignen könne, sie dabei jedoch nicht zugleich auch „als natürliche Dinge frei für sich sein“[258] lasse. Die Schwierigkeit bestehe also darin, die Trennung vom denkend verallgemeinernden Subjekt und einzeln existierendem Objekt zu überwinden, damit die Natur nicht länger als Fremdes erscheine, sondern als dem Menschen Eigenes erfahren werden könne. Da die praktische Anschauung der Natur allein ebenso einseitig sei wie die rein theoretische Einstellung ihr gegenüber, sei das Zusammenführen beider für eine wahre Naturerkenntnis unerlässlich.[259] Entsprechend sei es die vormerkliche Aufgabe der Naturphilosophie, beide Verhaltensweisen zu vereinigen.

Die Möglichkeit der Zusammenführung von praktischem und theoretischem Verhalten sieht Hegel im *begreifenden Erkennen* der Natur geborgen. Während die bloße Anschauung des die Natur beobachtenden Bewusstseins nicht zur wahren Naturerkenntnis gereiche – „bringen wir aber auch alle jene Ingredienzen der

254 Vgl. Hegel, Enz II Zusatz 16 f.
255 Vgl. Bonsiepen 1997, 484.
256 Hegel, Enz II Zusatz 19.
257 Vgl. Hegel, Enz II Zusatz 16.
258 Hegel, Enz II Zusatz 17.
259 Vgl. Hegel, Enz II Zusatz 12 f. Vgl. hierzu auch Bonsiepen 1997, 486.

Blume zusammen, so kommt doch keine Blume heraus"[260] –, leiste erst eine gedachte Anschauung die für eine wahre Erkenntnis erforderliche Synthese, indem sie, um beim Beispiel Hegels zu bleiben, die Teile der Blume als Allgemeinheit fasse und unter eine ‚gedachte Einheit' resp. einen Begriff subsumiere.[261] Durch das Erfassen der der Natur innewohnenden Allgemeinheit sei die jeweilige Engführung von praktischem und theoretischem Verhalten überwunden, ohne ihre je eigene Bestimmung eingebüßt zu haben:

> Jenes [theoretische Verhalten (C.P.)] enthält eine Allgemeinheit ohne Bestimmtheit, dieses [praktische Verhalten (C.P.)] eine Einzelheit ohne Allgemeines; das begreifende Erkennen ist die Mitte, in welcher die Allgemeinheit nicht ein Diesseits in mir gegen die Einzelheit der Gegenstände bleibt, sondern indem es sich negativ gegen die Dinge verhält und sich dieselben assimiliert, findet es die Einzelheit ebenso darin, läßt die Dinge gewähren und sich frei in sich bestimmen. Das begreifende Erkennen ist so die Einheit des theoretischen und praktischen Verhaltens.[262]

Lyrisch gefasst sei daher im begreifenden Erkennen „die Natur die Braut, mit der der Geist sich vermählt"[263]; mit dieser Hochzeit könne der grundlegende Auftrag der Naturphilosophie gleichsam als erfüllt gelten. Denn durch sie habe „der Geist sein eigenes Wesen, d.i. den Begriff in der Natur, sein Gegenbild in ihr"[264] gefunden und beide, Natur und Geist, haben sich gegenseitig befreit. Insofern das Naturding im Rahmen des begreifenden Erkennens mit sich selbst übereinstimmen und seinen Begriff angemessenen realisieren könne, sei es schließlich zur Wahrheit gekommen. Daher gilt Hegels Interesse innerhalb des in der *Phänomenologie des Geistes* verorteten Kapitels „Beobachtung der Natur" auch nicht der Erkenntnis des ‚sinnlichen Diesen', sondern des ‚Allgemeinen'.[265] Schließlich habe das beobachtende Bewusstsein begriffen, dass das sinnliche Sein nur „*für es* ist; nicht an und für sich selbst"[266]. Aber, so bemerkt Hegel, das die Natur beobachtende Bewusstsein stoße hier auch an die Grenze des Allgemeinen. Anstatt des ‚unermeßlichen Reichtums' der Natur gewahr zu werden, sehe es sich vielmehr der ‚Ohnmacht der Natur' gegenüberstehen.[267] Mit letzterer Wendung nimmt Hegel auf die widersprüchliche Existenzform der in der Natur sich selbst äußerlich

260 Hegel, Enz II Zusatz 21.
261 Vgl. Hegel, Enz II Zusatz 21.
262 Hegel, Enz II Zusatz 22. Vgl. hierzu auch Simon 1973, 850f.
263 Hegel, Enz II Zusatz 23.
264 Hegel, Enz II Zusatz 23.
265 Vgl. Hegel, PhG 166.
266 Hegel, PhG 170.
267 Vgl. Hegel, PhG 167; Hegel, Enz II 34f.

seienden Idee Bezug, die sich hier nicht selbständig, sondern gemäß zufälliger äußerer Bedingungen bestimme.[268] So zeichnen sich die begrifflichen Bestimmungen in der Sphäre der Natur durch Unmittelbarkeit, Äußerlichkeit sowie Gleichgültigkeit aus. Darüber hinaus bringe die Natur allenthalben missgestaltete Kreaturen – sogenannte ‚Missgeburten' oder ‚Monstrositäten' – hervor, welche das Aufstellen wesentlicher bzw. fester Grenzen sogar innerhalb spezifischer Gattungen konterkariere.[269] Um derartige Missbildungen überhaupt als solche benennen zu können, müsse aber ein ‚fester Typus' vorausgesetzt werden, der weder der Beobachtung noch anderen empirischen Betrachtungsweisen entnommen werden könne, sondern nur ausgehend von der begrifflichen Bestimmung der Idee zu ermitteln sei. Mit einem ordnenden Unterscheiden der Merkmale der Naturdinge in wesentliche und unwesentliche erst erhebe sich „der Begriff aus der sinnlichen Zerstreuung empor"[270] und werde für den Beobachter der Natur ein Erkennen derselben möglich. Die Vernunft sei – nicht zuletzt aufgrund ihrer eigenen Einheit des Begriffs – allerdings nicht an den unwesentlichen Merkmalen der Naturdinge (ihrem äußerlichen ‚Ansichsein') interessiert, sondern bloß an ihrer ‚Wesentlichkeit' oder ihrem innerlichen ‚Fürsichsein', wie es in Wirklichkeit und nicht bloß für das Erkennen sei.[271]

Mit Blick auf das ‚Organische', welches zwar auch, aber nicht ausschließlich als sinnliches Dasein existiere, sei für das die Natur beobachtende Bewusstsein die Bestimmung wesentlicher Eigenschaften möglich.[272] Als grundlegende Eigenschaften auf der Basis welcher sich das Organische vom Anorganischen abgrenzt, benennt Hegel – wie schon Schelling – zuvorderst ‚Sensibilität', ‚Irritabilität' und ‚Reproduktion'.[273] Weil sie die für das fundamentale Ziel des Lebendigen, die Selbsterhaltung, wesentlichste Eigenschaft markiere, hebt Hegel

---

268 Aufgrund der „empirischen, in sich bestimmungslosen Mannigfaltigkeit der Arten" lasse sich nicht mehr über den Begriff, sondern bloß noch durch empirische Nachforschung bestimmen, ob beispielsweise „zu den 67 Arten von Papageien noch ein Dutzend" (Hegel, Logik II 524) weitere hinzuzufügen sind. „Es ist dies die Ohnmacht der Natur, die Strenge des Begriffs nicht festhalten und darstellen zu können und in diese begrifflose blinde Mannigfaltigkeit sich zu verlaufen" (Hegel, Logik II 282). In diesem Zusammenhang äußert sich Hegel abfällig über den Reichtum der Natur als ‚Zufälligkeit', ‚Willkür' und ‚Nichtigkeit' (vgl. Hegel, Logik II 283). Vgl. hierzu auch Frigo 2002, 108, 117 f.; Jaeschke 2003, 334.

269 Vgl. Hegel, Enz II 35 f., 502 f.

270 Hegel, PhG 167.

271 Vgl. Hegel, PhG 168, 261.

272 Vgl. Hegel, PhG 173.

273 Vgl. Hegel, PhG 180. Vgl. hierzu auch die Erklärungen in Neuser 2002, 20 f.; Bonsiepen 1997, 540.

die Reproduktion besonders hervor.[274] Die Reproduktionsfähigkeit halte den Lebenszyklus als ganzen aufrecht, indem sie auf der Ebene des Individuums das Hervorbringen seiner einzelnen Glieder und auf der Ebene der Gattung das Entstehen neuer Individuen gewährleiste. Doch erst der Schritt von der Pflanze zum Tier markiert für Hegel den Übergang zum wahren Organismus, bei welchem äußere Gestalt und innerer Begriff übereinstimmen und ein Ganzes bilden: Denn erst im Tier existiere die „organische Individualität [...] als *Subjektivität*, insofern die eigene Äußerlichkeit der Gestalt zu Gliedern *idealisiert* ist“[275] und „der Organismus in seinem Prozesse nach außen die selbstische Einheit in sich erhält“[276]. So zeichne sich das animalische Individuum etwa wesentlich dadurch aus, sich im Verhältnis zu anderem selbst zu erhalten:

> Die Unterscheidungsmerkmale der Tiere z. B. sind von den Klauen und Zähnen genommen; denn in der Tat *unterscheidet* nicht nur das Erkennen dadurch ein Tier von dem andern; sondern das Tier *scheidet* sich dadurch selbst ab; durch diese Waffen erhält es sich *für sich*, und gesondert von dem Allgemeinen. Die Pflanze dagegen kommt nicht zum *Fürsichsein*, sondern berührt nur die Grenze der Individualität.[277]

Ihren Ausgang – so Hegel – muss die Bestimmung des ‚organischen Gesetzes‘ allerdings nicht von der Beobachtung, sondern von der Idee, d. h. dem spekulativen Begriff her nehmen.[278] Bezüglich des Organischen werde auf diesem Wege ersichtlich, wie sich das Allgemeine bzw. ‚die allgemeine organische Eigenschaft‘ in einem Körper instanziiere bzw. an einem organischen System seinen ‚gestalteten Abdruck‘ oder seine ‚gegenständliche Gegenwart‘ finde, sodass Begriff und Objektivität „dasselbe Wesen wären, das einmal als allgemeines Moment, das andremal als Ding vorhanden“[279] sei. So bestehe das organische Gesetz aus zwei Seiten – einer inneren, welcher die Allgemeinheit zuzuordnen sei und einer äußeren, der die Teile der Gestalt angehören –, die im Organischen notwendig eine Einheit in gegenseitiger Entsprechung bilden, wohingegen sie in getrennter Be-

---

274 Vgl. Hegel, PhG 181.

275 Hegel, Enz II 430. Bezüglich der Eigenschaften, die das Tier vor der Pflanze auszeichnen vgl. Frigo 2002, 109 ff.

276 Hegel, Enz II 430. Vgl. hierzu auch Hegel, Enz II Zusatz 435 f.; Neuser 2002, 13; Jaeschke 2003, 344 f.; Naeve 2013, 373.

277 Hegel, PhG 168. Hegel scheint hier die Abwehrmechanismen pflanzlicher Lebewesen zu unterschätzen oder zu Unrecht auszublenden.

278 Vgl. Hegel, PhG 181.

279 Hegel, PhG 182. Vgl. auch Hegel, PhG 192. Auf der Ebene des Anorganischen ist für Hegel „der unendliche Begriff [...] nur das *Wesen*, das inwendig verborgen, oder außen in das Selbstbewußtsein fällt, und nicht mehr, wie am Organischen seine gegenständliche Gegenwart hat“ (Hegel, PhG 192).

trachtung ihre Bedeutung für das Organische preisgeben würden.[280] Folgerichtig müsse die innere Substanz des Organischen als ‚einfache Seele', ‚reiner Zweckbegriff' oder ‚Allgemeines' definiert werden.[281] Grundsätzlich sei das Organische somit als in der Beziehung auf sein Entgegengesetztes sich erhaltend gesetzt, für das Folgendes gelte:

> Die *Tätigkeit* als solche ist nichts als die reine wesenlose Form seines Fürsichseins, und ihre Substanz, die nicht bloß bestimmtes Sein, sondern das Allgemeine ist, ihr *Zweck* fällt nicht außer ihr; sie ist an ihr selbst in sich zurückgehende, nicht durch irgend ein Fremdes in sich zurückgelenkte Tätigkeit. Diese Einheit der Allgemeinheit und der Tätigkeit ist aber darum nicht für dies *beobachtende* Bewußtsein, weil jene Einheit wesentlich die innre Bewegung des Organischen ist, und nur als Begriff aufgefaßt werden kann.[282]

Da die Zwecktätigkeit der Organismen ihr Wesentliches sei, bestehe sie eben nicht nur *für* das erkennende Subjekt, sondern müsse als konstitutives, einheitsstiftendes Moment aller Lebewesen verstanden werden, welches *an* und *in ihnen selbst* objektiv und wirklich gegeben sei.[283] Angesichts dieser Auffassung Hegels kann der Organismus als „Bewegung der eignen Selbstgestaltung, eine stete Tätigkeit, welche die unendliche schöpferische Kraft der Idee wortwörtlich *verkörpert*"[284] beschrieben werden.

Gemeinsam mit Aristoteles, Kant und Schelling teilt Hegel die Auffassung, dass das Lebendige im Rahmen mechanistischer Erklärungsansätze nicht hinreichend erfasst werden kann, sondern eine vollumfängliche Beschreibung und Erklärung von Lebewesen das für ihre Existenzweise eigentümliche teleologische Moment berücksichtigen muss.[285] Unstrittig ist auch für Hegel, dass Lebewesen als Naturkörper mechanischen Gesetzen unterliegen sowie chemische Reaktionen zeigen. Er weist jedoch darauf hin, dass diese Eigenschaften nicht die für Lebewesen wesentliche Bestimmung ausmachen. Mechanismus und Chemismus gehören zwar notwendig auch zum lebendigen Körper, sind ihm jedoch bloß äußerlich. „Da ihm der Begriff immanent ist", ist für Hegel „die *Zweckmäßigkeit* des

280 Vgl. Hegel, PhG 187.
281 Vgl. Hegel, PhG 180.
282 Hegel, PhG 178 f.
283 Vgl. hierzu auch Wandschneider 2007, 278.
284 Csikós 2005, 137. Auch Walter Jaeschke greift den Begriff der ‚Tätigkeit', der im Begriff der ‚Subjektivität' enthalten sei, heraus und hebt ihn als Schlüsselbegriff der Hegelschen Naturphilosophie hervor, da er insbesondere für den Bereich des Organischen strukturbildend sei (vgl. Jaeschke 2003, 344).
285 Vgl. Hegel, Enz II 333, 471; Aristoteles, Phys II 8 199a; Kant, KU B 292 ff. und Schelling, Ideen 93 f. Vgl. hierzu auch Naeve 2013, 372, 386.

Lebendigen als *innere* zu fassen“[286]. Schließlich sei der Zweckbegriff im Lebewesen „als ein *Wirkliches* vorhanden; und ist nicht nur eine *äußere Beziehung* desselben, sondern sein Wesen“[287]. Wesentlich sei für Lebewesen, dass sie vom Begriff als innerem Zweck ‚durchdrungene Körper‘ und somit Werkzeuge der Seele, d.h. Organismen seien.[288] Mit großer Wertschätzung verweist Hegel in diesem Rahmen auf die Bestimmung des Lebendigen von Aristoteles, der bereits von einer *inneren* Zweckmäßigkeit von Lebewesen ausgegangen ist, die Hegel gegenüber dem zu seiner Zeit modernen Teleologieverständnis als *äußerer* und bewusster Zweckmäßigkeit für deutlich überlegen hält.[289] Wie schon Kant knüpft somit auch Hegel explizit an das Aristotelische Verständnis von Teleologie an und entwickelt es im Sinne seiner ‚spekulativ-idealistischen Naturphilosophie‘ weiter.[290] Im Gegensatz zu Kant bestimmt Hegel die innere Zweckmäßigkeit von Lebewesen jedoch nicht als Instrument der reflektierenden Urteilskraft, sondern begreift sie als im Organismus verwirklichte Struktur des Begriffs, mittels welcher sich der Organismus auf sich selbst bezieht und im ‚Zusammenschließen mit sich‘ in sich zurückkehrt.[291] Nach Hegel ist das Organische ‚sich der Zweck, den es verwirklicht‘, indem es sich durch anderes selbst erhält.[292] In seiner Bestimmung der inneren Zweckmäßigkeit greift Hegel die Aristotelische Konzeption der *immanenten Teleologie* auf und übernimmt mit dem Gedanken der Wirksamkeit der Seele als Lebensprinzip die Aristotelische Einsicht, der zufolge das *eidos* eines Lebewesens zugleich als sein *telos* gilt, als immanentes Ziel der Entwicklung, in welcher es sich vollendet:[293]

> Der Zweckbegriff, als den natürlichen Dingen innerlich, ist die einfache Bestimmtheit derselben, z.B. der Keim einer Pflanze, der der realen Möglichkeit nach alles enthält, was am

---

286 Hegel, Logik II 476. Auch in der Enzyklopädie konstatiert Hegel, dass „der Zweck nur als der innere *Begriff* aufgefaßt werden“ (Hegel, Enz II 473) kann.

287 Hegel, PhG 176. Vgl. hierzu auch Hegel, Enz II Zusatz 14.

288 Vgl. Hegel, Enz II Zusatz 436; Hegel, Logik II 476. Vgl. hierzu auch Simon 1973, 854; Düsing 1986, 284; Bonsiepen 1997, 495; Frigo 2002, 115.

289 Vgl. Hegel, Enz I 360.

290 Vgl. Hegel, Enz II 473. Vgl. hierzu auch Naeve 2013, 380. Zur Natur als Selbstzweck vgl. Neuser 2002, 18; Fulda 2003, 138.

291 Vgl. Hegel, Enz II 483. Vgl. hierzu auch Jaeschke 2003, 345 f. In der Enzyklopädie richtet Hegel seine Kritik implizit gegen das Kantische ‚Ding an sich‘: „Über eine in unseren Zeiten grassierende Metaphysik, nach welcher wir die Dinge darum nicht erkennen, weil sie absolut fest gegen uns sind, könnte man sich ausdrücken, daß nicht einmal die Tiere so dumm sind als diese Metaphysiker; denn sie gehen auf die Dinge zu, greifen, erfassen, verzehren sie“ (Hegel, Enz II Zusatz 19). Vgl. hierzu auch Simon 1973, 851; Rinaldi 2005, 83–85.

292 Vgl. Hegel, PhG 175.

293 Vgl. Düsing 1986, 281, 284, 287. Vgl. hierzu auch Rinaldi 2005, 82.

> Baum herauskommen soll, also als zweckmäßige Tätigkeit nur auf die Selbsterhaltung gerichtet ist. Diesen Begriff des Zwecks hat auch Aristoteles schon in der Natur erkannt, und diese Wirksamkeit nennt er die *Natur eines Dinges*; die wahre teleologische Betrachtung – und diese ist die höchste – besteht also darin, die Natur als frei in ihrer eigentümlichen Lebendigkeit zu betrachten.[294]

Für Hegel ist dementsprechend der Begriff als innerer Zweck der Seele dem Lebendigen immanent. Er werde nicht nur gedacht, sondern komme dem Organismus auch objektiv real zu, indem er die Objektivität resp. den lebendigen Körper durchdringe.[295] Hegels Auffassung der Teleologie kulminiert in der Übereinstimmung des Begriffs als Zweck mit der „Objektivität in ihrer begrifflichen Bestimmtheit"[296]. Die erste Realisierung dieser angestrebten Entsprechung, ‚der realisierte, mit sich identische Zweck', werde, wenn auch zunächst nur als unmittelbare Einheit, im Lebendigen – zwischen dem Zweck und der begrifflichen Bestimmtheit des Körpers – erreicht, denn hier ist der Organismus ‚ein Zusammengehen seiner mit sich selbst', ein ‚fürsichseiender lebendiger Begriff', der ‚für sich wird, was er an sich ist'.[297]

Wie schon Schelling lehnt auch Hegel sein Verständnis an die Spinozistische Auffassung von der Natur als *natura naturans*[298] an und betrachtet sie ähnlich dem Schellingschen Konzept der ‚dynamischen Stufenfolge'[299] als ein ‚System von Stufen'. Im Gegensatz zu Schelling konzipiert Hegel das System von Stufen jedoch so, dass sie zwar notwendig auseinander hervorgehen und die höhere Stufe die Wahrheit der vorherigen sei, „aber nicht so, daß die eine aus der andern *natürlich* erzeugt würde, sondern in der inneren, den Grund der Natur ausmachenden Idee"[300] entstehe und die unterschiedlichen Bestimmungen der Idee realisiere. Die stufenförmige Entwicklung der Natur vollziehe sich also nicht in der Natur selbst, sondern lediglich am Begriff. Gegenüber objektiven Konzeptionen von Entwicklungsstufen wie jener von Schelling äußert sich Hegel daher abwertend: „Es ist eine ungeschickte Vorstellung älterer, auch neuerer Naturphilosophie gewesen,

---

294 Hegel, Enz II Zusatz 14.
295 Vgl. Hegel, Enz II Zusatz 20; Hegel, Logik II 468; Hegel, Enz I 319, 373 ff. Siehe hierzu auch Düsing 1986, 280 f., 284.
296 Düsing 1986, 278.
297 Vgl. Hegel, Logik II 468; Hegel, Enz II 482 f.
298 Vgl. Spinoza, Ethik 73 f. Vgl. hierzu auch Fulda 2003, 142,151; Wandschneider 2007, 283.
299 Vgl. Schelling, Erster Entwurf 117 sowie Kap. 3.
300 Hegel, Enz II 31. Vgl. hierzu auch Frigo 2002, 108; Fulda 2003, 149. Sowohl ‚Evolution' als auch ‚Emanation' lehnt Hegel ab und proklamiert eine Ahistorizität des Organischen (vgl. Hegel, Enz II Zusatz 32; Hegel, PhG 199). Für eine Zusammenfassung der Bestimmungen der ‚Idee als Natur' vgl. Hegel, Enz II 37 ff., Enz II Zusatz 436.

die Fortbildung und den Übergang einer Naturform und Sphäre in eine höhere für eine äußerlich-wirkliche Produktion anzusehen."[301] Hier werde missachtet, dass das für die Natur Eigentümliche gerade die Äußerlichkeit sei, der die Stufen der Natur entwickelnde Begriff hingegen dem Inneren zugeschrieben werden müsse. Während also Schelling die Kontinuität der Stufenfolge der Natur in ihrem Wirklichkeitszusammenhang verortet, lokalisiert Hegel die Kontinuität in der Idee als ‚Kontinuität des Begriffs mit sich selbst'.[302] Im Rahmen dieses Prozesses – der Bewegung des Begriffs durch den Gang der Stufen – gelinge es der Idee schrittweise „aus ihrer Unmittelbarkeit und Äußerlichkeit, welche der *Tod* ist, *in sich*"[303] zurückzukehren, ‚um als Lebendiges zu sein' bzw. sich als das zu setzen, ‚was sie an sich ist'. Der Hegelschen Konzeption der Natur als ein System von Stufen ist somit die Vorstellung inhärent, dass in der Natur verschiedene Komplexitätsgrade der Organisation vorliegen und sich das Vordringen zum Begriff nur allmählich und mit dem Aufstieg zu höheren Organisationsformen vollzieht.[304] Somit stehen die Stufen nicht unverbunden nebeneinander, sondern seien auf den Übergang der Natur zum Geist hin geordnet, der sich gemäß dem sukzessiven Ausbilden von Subjektivitätsstrukturen anbahne und im Zusichkommen des Geistes, „der die Wahrheit und der Endzweck der Natur und die wahre Wirklichkeit der Idee"[305] sei, gipfele. Im Fokus der Hegelschen Naturbetrachtung liegt daher stets der sich auf dem Weg zu sich selbst befindende Geist und das wahre Begreifen der Natur hat das Sichselbstbegreifen des Geistes zur notwendigen Voraussetzung: „Die denkende Naturbetrachtung muß betrachten, wie die Natur an ihr selbst dieser Prozeß ist, zum Geiste zu werden, ihr Anderssein aufzuheben, – und wie in jeder Stufe der Natur selbst die Idee vorhanden ist"[306]. Erstmalig trete die Idee an den lebendigen Naturdingen konkret in Erscheinung. Sie komme als erstes an den Organismen zur unmittelbaren Existenz, zum Leben und erst im Leben zur Subjektivität.[307] Bereits das ‚einfache unmittelbare Selbstgefühl' des nicht-humanen animalischen Organismus zeuge von der reflexiven Struktur der Idee, die sich im animalischen Individuum als unmittelbares Leben, als ‚einzelne konkrete Subjektivität' reali-

---

301 Hegel, Enz II 31.

302 Vgl. Hegel, Enz II Zusatz 34.

303 Hegel, Enz II 36. Vgl. hierzu auch Frigo 2002, 108.

304 Vgl. Fulda 2003, 147. Ella Csikós konstatiert, dass das Leben innerhalb des Systems der Stufen „in der Seinshierarchie zwischen der leblosen Natur und der begrifflichen Idealität lokalisiert" (Csikós 2005, 136) ist.

305 Hegel, Enz II 36. Die wahre Wirklichkeit der Idee sei als adäquates Verhältnis von Begriff und Objektivität zu fassen, die unmittelbare Idee des Lebens sei dem Begriff demgegenüber noch unangemessen (vgl. Düsing 1986, 278).

306 Hegel, Enz II Zusatz 25. Vgl. hierzu auch Jaeschke 2003, 337; Naeve 2013, 379.

307 Vgl. Hegel, Enz II 337, Enz II Zusatz 29.

siere.[308] Insofern sei es die Natur des individuellen animalischen Organismus, ‚in sich reflektiertes Selbst der Einzelheit' sowie ‚in sich seiende subjektive Allgemeinheit' zu sein.[309] Allerdings, so Hegel, sei die Form der Subjektivität beim nicht-humanen Tier „noch nicht für sich selbst, als reine, allgemeine Subjektivität"[310], denn auf seiner Stufe reflektiere sich die Subjektivität nur im Besonderen, in der Einzelheit des Individuums, und vermöge es nicht, auf einem höheren Abstraktionsniveau das Allgemeine des Besonderen zu denken bzw. zu reflektieren. Die Subjektivität des animalischen Individuums „denkt sich nicht, sie fühlt sich, schaut sich nur an"[311]; weil dem nicht-humanen Tier die Fähigkeit zu denken noch nicht zukomme, sei es zwar zum Selbstgefühl, nicht jedoch zur begrifflichen Selbstreflexion imstande.[312] Erst auf der Stufe des Menschen, dem ‚vollkommenen Tier', reife das reflexive Selbstverhältnis, das in dem für den Menschen wesentlichen Selbstbewusstsein liege, heran.[313] Zusammenfassend können die von Hegel konzipierten Entwicklungsstufen des Organischen als „Stufen der Verwirklichung von Subjektivität, Tätigkeit und selbstbezüglicher Tätigkeit"[314] beschrieben werden.

Wie eingangs bereits erwähnt thematisiert Hegel ‚Natur' nicht nur in der *Phänomenologie* und der *Enzyklopädie*, sondern auch innerhalb der *Logik*.[315] Verwunderung über die Verhandlung der Idee des Lebens innerhalb dieses Werks antizipierend, stellt Hegel gleich zu Anfang des Kapitels ‚Das Leben' klar, dass dieser Untersuchungsgegenstand nur gemäß der gewöhnlichen Ansicht das Gebiet der Logik zu überschreiten scheint.[316] Doch die *Logik* sei eben keine, die nichts

---

308 Vgl. Hegel, Enz II 459, 337. Dem vegetabilischen Organismus ordnet Hegel demgegenüber eine Vorstufe der einzelnen und konkreten, nämlich die ‚besondere, formelle Subjektivität' (vgl. Hegel, Enz II 337) zu. Vgl. auch Fulda 2003, 140; Naeve 2013, 367.

309 Vgl. Hegel, Enz II 430. Vgl. hierzu auch Hegel, PhG 186; Naeve 2013, 365.

310 Hegel, Enz II Zusatz 431. Hieran wird nach Klaus Düsing Folgendes ersichtlich: „Hegel entwickelt also in der Wissenschaft der Logik nicht Bestimmungen des Lebens überhaupt, wie er es zunächst ankündigt, auch nicht Bestimmungen des natürlichen Lebens im allgemeinen, sondern zumeist des animalischen Lebens" (Düsing 1986, 288).

311 Hegel, Enz II Zusatz 431.

312 Während das Tier mit dem ‚Selbstgefühl' seine kognitive Grenze bereits erreicht habe, sei hingegen der ‚Vernunftinstinkt' zugleich Selbstbewusstsein (vgl. Hegel, PhG 176 f.); durch diesen ‚Instinkt der Vernunft' finde das Bewusstsein schlussendlich auch sein eigenes Wesen in der organischen Natur als veräußertes Naturding, ‚als ein Leben' vor.

313 Vgl. Hegel, Enz II Zusatz 436; Hegel, Enz I, 50. Für Hegels Ausführungen zum Selbstbewusstsein innerhalb der *Enzyklopädie* vgl. Hegel, Enz III §§ 424 – 437.

314 Jaeschke 2003, 344.

315 Für einen Überblick über die drei verschiedenen Bereiche und ihren Zusammenhang vgl. Wandschneider 2007, 263 f.

316 Vgl. Hegel, Logik II 469.

als ‚leere, tote Gedankenformen' enthalte. Vielmehr sei in einer richtig verstandenen Logik auch die Voraussetzung des Erkennens als das ‚Sich-selbst-Erfassen des Begriffs' zu erörtern; diese bestehe eben in der Idee, als vorausgesetzte oder unmittelbare, welche selbst das Leben sei.[317] Insofern sei die Betrachtung der Idee des Lebens ebenso notwendig innerhalb der Logik vorzunehmen, wie die Untersuchung des Begriffs vom Erkennen.

Im Rahmen einer weiterführenden Differenzierung innerhalb der *Logik* unterscheidet Hegel zwischen drei verschiedenen Kategorien des Lebens: natürliches, logisches und geistiges Leben.[318] Ersteres beziehe sich auf das Naturleben als Untersuchungsgegenstand der Naturphilosophie, zweites auf das Leben als reine Idee und Forschungsobjekt der Logik, Letzteres wiederum auf das mit dem Geist verbundene Leben, welches maßgeblich in der Philosophie des Geistes untersucht werde. Konsequenterweise gibt Hegel an, dass er sich innerhalb der *Logik* der Auseinandersetzung mit dem logischen Leben als reine Idee widme. Da „das Leben, in seiner Idee nun näher betrachtet, [...] an und für sich absolute *Allgemeinheit*"[319] sei, könne ihm eine für die beiden anderen Lebensbegriffe konstitutive Funktion zugeschrieben werden. Im Rahmen seiner Interpretation des logischen Lebens versteht Klaus Düsing dieses als „die unmittelbare Einheit selbst von Begriff und ihm adäquater, begrifflich bestimmter Objektivität"[320], wobei der Begriff hier als ‚selbstbezügliche Tätigkeit der Subjektivität' zu fassen sei. In Anbetracht der drei Momente, anhand welcher Leben in der *Logik* entwickelt wird – die entsprechenden Kapitelüberschriften lauten „Das lebendige Individuum", „Der Lebensprozess" und „Die Gattung" – gewinnt Düsing jedoch zu Recht den Eindruck, dass hier nicht das logische Leben, sondern vielmehr das natürliche Leben thematisch wird, wie es auch innerhalb der *Enzyklopädie* insbesondere am Beispiel des animalischen Individuums verhandelt wird.[321] Ferner hat es den Anschein, dass Hegel auch im Rahmen der *Logik* eigentlich das animalische Individuum fokussiert, da er auch hier die Eigenschaften der Sensibilität, Irritabilität und Reproduktion als wesentliche Bestimmungen von Lebewesen anführt.[322] Doch selbst wenn in der *Logik* auch nur die Grundbestimmungen des natürlichen Lebens dargelegt würden, wäre auch dieses als Leib-Seele-Verhältnis zu fassen, dem nach Hegel ebenfalls die unmittelbare Einheit der Idee zugrunde läge.[323]

---

317 Vgl. Hegel, Logik II 470, 474.
318 Vgl. Hegel, Logik II 470 ff.
319 Hegel, Logik II 472. Vgl. hierzu auch Düsing 1986, 279.
320 Düsing 1986, 279.
321 Vgl. Düsing 1986, 281.
322 Vgl. Hegel, Logik II 479; Hegel, Enz II Zusatz 24.
323 Vgl. Düsing 1986, 282. Vgl. hierzu Hegel, Logik II 474 ff.

Entsprechend bestimmt Hegel das Leben hier zunächst als „*Seele*, als [...] Begriff seiner selbst, der in sich vollkommen bestimmt ist, das anfangende, sich selbst bewegende *Prinzip*“[324], dem trotz seiner ‚Unmittelbarkeit‘ bereits ‚subjektive Einheit‘, wenn auch noch kein denkendes Selbstverhältnis, zugesprochen werden könne. Wegen der ihr eigenen Unmittelbarkeit sei die Seele nicht durch reine Immaterialität bestimmt, sondern ebenso wesentlich durch die Äußerlichkeit ihrer objektiven, physischen Existenz, sodass sie zusammen mit dem von ihr belebten Körper eine Einheit bilde.[325] Als unmittelbare Einheit von Leib und Seele ist für Hegel das lebendige Individuum als Subjekt zu fassen, als „die Idee in der Form der *Einzelheit* als einfache, aber negative Identität mit sich“[326]. Im Lebensprozess gestalte das lebendige Individuum sich sodann selbst und werde, indem es sich als Subjekt die objektive Außenwelt als Mittel zu seinen Zwecken unterwerfe, zu einem den Begriff realisierenden Selbstzweck. Hierdurch werde es als „an und für sich seiende Idee und als das wesentliche Selbständige konstituiert, gegen welches die vorausgesetzte äußerliche Welt nur den Wert eines Negativen und Unselbständigen“[327] habe. Als Prozess der Selbsthervorbringung und Selbsterhaltung münde der Lebensprozess letztendlich in der Allgemeinheit der Gattung, welche ‚die Wahrheit des Lebens‘ und mit welcher das lebendige Individuum seinem Wesen nach identisch sei.[328] Maßgeblich für das Erreichen der höchsten Stufe des Lebensprozesses sei dabei die Fähigkeit der Reproduktion. Denn sie löse in Individuen der selben Art das ‚Verlangen‘ aus, die ihnen gemeinsame Gattung, durch deren Allgemeinheit sie bestimmt sind, zu realisieren.[329] Während – wie zuvor dargelegt – die höchste Stufe des gesamten Entwicklungssystems des Organischen also erst im Menschen erreicht werde, erziele das nicht-humane animalische Leben die für seine Verfasstheit höchste Stufe im ‚Gattungsprozeß‘.[330] Auch wenn die Gattung zunächst selbst nur als der Begriff zu verstehen sei, der sich erst im Objekt zu realisieren habe, so sei sie doch der *wirkliche* Begriff als Keim des lebendigen Individuums:

> Denn der Keim des Lebendigen ist die vollständige Konkretion der Individualität, in welcher alle seine verschiedenen Seiten, Eigenschaften und gegliederten Unterschiede in ihrer *ganzen Bestimmtheit* enthalten [sind] und die zunächst *immaterielle*, subjektive Totalität

324 Hegel, Logik II 475.
325 Vgl. Hegel, Logik II 472 f. Vgl. hierzu auch Düsing 1986, 283 f.
326 Hegel, Logik II 475. Vgl. hierzu auch Simon 1973, 853; Düsing 1986, 285.
327 Hegel, Logik II 480.
328 Vgl. Hegel, Logik II 484; Hegel, Enz II Zusatz 436. Vgl. hierzu auch Jaeschke 2003, 343.
329 Vgl. Hegel, Logik II 485 f. Vgl. hierzu auch Düsing 1986, 286 ff.
330 Vgl. Hegel, Enz II Zusatz 20, Enz II 498 f., Enz II Zusatz 538; Hegel, PhG 196. Vgl. hierzu auch Csikós 2005, 138; Jaeschke 2003, 346.

> unentwickelt, einfach und nicht-sinnlich ist; der Keim ist so das ganze Lebendige in der innerlichen Form des Begriffes.[331]

In der Gattung als Keim des lebendigen Individuums gründe somit die Allgemeinheit des als Einzelheit existierenden animalischen Organismus. Weil das Tier in seiner Existenz als Einzelheit dem allgemeinen Begriff der Gattung unangemessen sei, führe erst das Aufheben seiner Individualität, das Überwinden seiner Einzelheit zur Wahrheit der Natur. Weil aber seine Individualität die wesentliche Bestimmtheit des Tieres sei und es ausschließlich als individuelle Einzelheit zu existieren vermöge, bedeute sein Übergehen in die absolute Allgemeinheit sein Sterben.[332] Gerade in dieser Vergänglichkeit des Äußerlichen demonstriere der Begriff seine Macht. So gehöre eben der Tod des Tieres notwendig zu seiner Bestimmung als vergängliche Individualität und es erlange erst durch ihn die Unsterblichkeit des Begriffs.[333] Im Ergebnis sei so „das letzte *Außersichsein* der Natur [...] aufgehoben, und der in ihr nur *an sich* seiende Begriff [...] damit *für sich* geworden“[334]. Allerdings ist zu konstatieren, dass auch der für sich gewordene Begriff noch eine gewisse Spannung enthält. Denn es besteht weiterhin ein Widerstreit zwischen einzelnem Organismus und Gattung, d.h. zwischen partikularisiertem und allgemeinem Leben.[335] Über die Stufen der Fortpflanzung, der Krankheit und des Todes transzendiert sich das animalische Lebewesen zwar zu dem höheren Allgemeinen der Gattung und wird so vom Endlichen zum Ewigen, allerdings nur um den Preis seines eigenen Untergangs.[336] Dieser Prozess ist kaum als gerechte ‚Versöhnung‘ des Einzelnen mit dem Allgemeinen – des Organismus mit der Gattung – zu begreifen.[337] Offenbar verstattet die fundamentale Unangemessenheit des individuellen Lebens für den allgemeinen Begriff der Gattung – hierin gründe im Übrigen die „*ursprüngliche Krankheit* und [der] angeborene *Keim des Todes*“[338] der Lebewesen –, keinen versöhnlichen Prozess, wohl aber das ‚Aufheben des Einzelnen‘ im Allgemeinen.[339] Diese Darstellung kann als paradigmatisches Bekenntnis einer idealistischen Naturphilosophie gewertet werden, innerhalb welcher das Organische zwar als Höhepunkt des

331 Hegel, Logik II 485 f.
332 Vgl. Hegel, Enz II Zusatz 536 f.
333 Vgl. Hegel, Enz II Zusatz 31, 538.
334 Hegel, Enz II 537. Vgl. auch Hegel, Logik II 485; Düsing 1986, 287; Jaeschke 2003, 346 f.
335 Vgl. Frigo 2002, 118 f.
336 Vgl. Naeve 2013, 373.
337 Vgl. Hegel, Enz II Zusatz 520, 539. Vgl. hierzu auch Bonsiepen 1997, 483; Naeve 2013, 377.
338 Hegel, Enz II 535.
339 Vgl. Hegel, Enz II Zusatz 538.

Natürlichen auftritt, gegenüber der Vorrangstellung des eigentlichen Höhepunkts des Geistigen jedoch weit abfällt.[340] Schließlich sei der Geist „als der Zweck der Natur [...] eben darum *vor* ihr, sie ist aus ihm hervorgegangen, jedoch nicht empirisch, sondern so, daß er in ihr, die er sich voraussetzt, immer schon enthalten ist"[341]. Hieran wird deutlich, „dass die Natur das negative Element eines *dialektischen und teleologischen Selbstvermittlungsprozesses* des sich in der Wirklichkeit manifestierenden Geistes ist, dessen abstrakte, rein begriffliche Form die zunächst nur logisch bestimmte Idee ist"[342]. So verkörpern Organismen für Hegel zwar die höchste Existenzform des Begriffs in der Natur, da die Idee in der Natur aber nur als Einzelnes existieren kann, bleibt der Begriff auch mit Blick auf Organismen nur *an sich.*[343] In der Natur sei die Idee zunächst unmittelbar und sich selbst nur äußerlich gegeben, sodass der Begriff in der Natur nur unvollständig realisiert werden könne.

An dieser Stelle gelange die „*Naturphilosophie als die Wissenschaft der Idee in ihrem Anderssein*"[344] also an ihre Grenze und erst die Selbstaufhebung der Natur in den Geist, mit welcher auch die Abhandlung „Organische Physik" endet, markiert den Auftakt für die „*Philosophie des Geistes als der Idee, die aus ihrem Anderssein in sich zurückkehrt*"[345]. Schließlich wird das von Hegel anvisierte Ziel der vollumfänglichen Realisierung der absoluten Idee als Wahrheit des Begriffs – ihr ‚Anundfürsichsein', d. h. ihr ‚Insichzurückgekehrtsein' – nur durch das denkende Bewusstsein vollzogen.[346] Auch wenn sich die Stufen auf dem Weg zur höchsten Organisationsform dem Begriff stetig annähern, erreiche auf der letzten Stufe erst der Geist das Ziel, die Natur als sein eigenes Wesen zu erfassen. Denn die Versöhnung von Natur und Geist sowie die Wahrheit beider liegen für Hegel im *Bewusstsein*, welches ihre ‚Einheit als Unterschiedene' berge:

> Die Natur ist damit in ihre Wahrheit übergegangen, in die Subjektivität des Begriffs, deren *Objektivität* selbst die aufgehobene Unmittelbarkeit der Einzelheit, die *konkrete Allgemeinheit* ist, so daß der Begriff gesetzt ist, welcher die ihm entsprechende Realität, den Begriff zu seinem *Dasein* hat, – der *Geist.*[347]

340 Vgl. Hegel, Enz II 28. Vgl. hierzu auch Frigo 2002, 119; Naeve 2013, 374.
341 Hegel, Enz II Zusatz 538 f.
342 Naeve 2013, 376.
343 Vgl. Hegel, Enz II Zusatz 538. Vgl. auch Hegel, Enz II Zusatz 30.
344 Hegel, Enz I 63.
345 Hegel, Enz I 64. Vgl. auch Hegel, Enz II Zusatz 539.
346 Vgl. Hegel, Enz II Zusatz 30, 538. Vgl. hierzu auch Fulda 2003, 147; Naeve 2013, 374 f.
347 Hegel, Enz II 537.

Während somit die Idee in der Natur nur als das ,Andere' oder ,Negative' des Geistes in Erscheinung trete, komme sie im Geist zu sich selbst und werde positiv das, was sie ihrem Wesen nach immer schon gewesen sei.[348]

Trotz der augenscheinlichen Gemeinsamkeiten zeigen sich in der Naturphilosophie Hegels insbesondere zwei wesentliche Abweichungen von derjenigen Schellings. Zuvorderst unterscheidet sich die von beiden angestrebte Erkenntnis der Natur dahingehend, dass Schelling primär ein Erkennen der *Wirklichkeit*, Hegel hingegen ein Erkennen des *Begriffs* forciert. Im Gegensatz zu Schelling, dem es „um das Begreifen des existierenden Gestaltungsprozesses, der die lebendige Natur selbst ist"[349], geht, richtet Hegel in seiner Naturphilosophie die Analyse darauf aus, „das begreifende Fortschreiten im Erkennen der ideellen Formen der Natur"[350] nachzuvollziehen. Der Stufenbau von ersterem beziehe sich somit auf die Entwicklung des Geistes im Wirklichkeitszusammenhang mit der Natur, jener von zweitem hingegen auf die rein begriffliche Dimension der Entwicklung. Bei Hegel schreite nicht die Natur, sondern der sich von ihr befreiende Geist voran. Während Schelling seine monistische Konzeption der Einheit von Geist und Natur auch ontologisch verankert, vertrete Hegel die Ansicht, „dass das Denken, sofern es den Anspruch auf Wirklichkeitserkenntnis erhebt, gar nicht anders kann als auch in der Natur immer nur realisierte Momente der von ihm selbst hervorgebrachten Begriffe zu erkennen"[351], denn der Geist sei ebenso *vor* als *nach* der Natur. Darüber hinaus sei der Geist auch *in* der Natur, aber nicht im Sinne Schellings, sondern in der Art, dass die Naturdinge bloße ,Gestalten des Begriffs' im Modus der Äußerlichkeit seien.[352] Denn die Natur sei vom Geist als absolut Erstem gesetzt, sodass der ,an und für sich seiende Geist' kein Resultat der Natur, sondern tatsächlich sein eigenes Resultat sei.[353] Auch hierin besteht ein bedeutender Unterschied gegenüber der Schellingschen Konzeption. Denn Hegel begreift die Natur nicht länger als ein aus sich selbst heraus, sondern „von der Idee des Geistes her und auf den sich als Geist wissenden Geist hin"[354] bestimmtes Sein, welches als „noch nicht begriffene Selbstentgegensetzung der Idee des Geistes, die es begreifend in den ganz aus sich selbst bestimmten Geist aufzuheben"[355] gilt.

---

348 Vgl. Hegel, Enz II Zusatz 30, 538. Vgl. hierzu auch Naeve 2013, 374.
349 Schmied-Kowarzik 1996, 187.
350 Schmied-Kowarzik 1996, 187.
351 Naeve 2013, 378.
352 Vgl. Hegel, Enz II Zusatz 539.
353 Vgl. Hegel, Enz III Zusatz 24. Vgl. hierzu auch Quante 2011, 116–139.
354 Schmied-Kowarzik 1996, 185.
355 Schmied-Kowarzik 1996, 185 f. Vgl. hierzu auch Bonsiepen 1997, 482 f.

Diese erste maßgebliche Differenz geht zudem mit einer unterschiedlichen Bewertung von Natur und Geist einher. Während Schelling die Natur positiv – als absolut produktiv, unbedingt und frei – bestimmt, ist sie bei Hegel negativ – als zufällig, relativ und ohnmächtig – gesetzt.[356] Für Hegel hat sich die Natur als die ‚Idee in der Form des Andersseins' offenbart: „Da die *Idee* so als das Negative ihrer selbst oder *sich äußerlich* ist, so ist die Natur nicht äußerlich nur relativ gegen diese Idee (und gegen die subjektive Existenz derselben, den Geist), sondern die *Äußerlichkeit* macht die Bestimmung aus, in welcher sie als Natur ist."[357] Die Natur stelle die Idee so zwar dar und überführe sie zu objektiver Existenz, jedoch so, dass sich die Idee darin selbst unangemessen sei.[358] Insofern betont Hegel die Distanz zwischen Idee und Natur und begreift ihr Verhältnis als *differenzierte Einheit*.[359] Weil er jedoch einen ontologischen Monismus von Idee und Natur zurückweist, schließlich sei die Natur das Andere und Negative der Idee, handelt er sich von Seiten Schellings den Vorwurf ein, sein Naturverständnis sei nurmehr die ‚Agonie des Begriffs'.[360] Wo Schelling Geist und Natur noch als im Gleichgewicht befindliche Momente *absoluter Identität* begreift – ‚Die Natur soll der sichtbare Geist, der Geist die unsichtbare Natur sein' – ist die Natur für Hegel der ‚sich entfremdete Geist', der ‚Leichnam des Verstandes'.[361] Während für Schelling die existierende Wirklichkeit einen gewissen Vorrang genießt, kommt bei Hegel dem Geist bzw. der Idee das absolute Primat zu. So gründet die Bestimmtheit der Natur nach Hegel in der sich selbst bestimmenden Idee.[362] Gegenüber dem Geist hegt Hegel eine höhere Wertschätzung als gegenüber der Natur, schließlich sei die geistige Form nicht nur würdiger, sondern sogar lebendiger als die natürliche.[363] Ebenso wie der Geist der Natur stets überlegen sei, sei auch jedes Kunstwerk ehrwürdiger als alle bloßen Naturdinge. Mit seinem besonders abfälligen Kommentar über die Natur, dass selbst wenn „die geistige Zufälligkeit, die *Willkür*, bis zum *Bösen* fortgeht, [...] dies selbst noch ein unendlich Höheres als das gesetzmäßige Wandeln der Ge-

---

356 Vgl. Schelling, Einleitung Entwurf 284; Schelling, Erster Entwurf 78; Hegel, Logik II 282 f.; Hegel, Enz II Zusatz 538, Enz II 34 f.

357 Hegel, Enz II 24.

358 Vgl. Hegel Enz II Zusatz 25, Enz II 28. Vgl. hierzu auch Frigo 2002, 107; Rinaldi 2005, 89 f.

359 Vgl. Hegel, Enz III 25.

360 Vgl. Schelling, VL Geschichte 131.

361 Vgl. Schelling, Ideen 107; Hegel, Enz II Zusatz 25.

362 Vgl. Hegel, Enz II Zusatz 24. Vgl. hierzu auch Schmied-Kowarzik 1996, 152; Jaeschke 2003, 334.

363 Vgl. Hegel, Enz II 28 f. Vgl. zu der von Hegel proklamierten Inferiorität der Natur gegenüber dem Geist auch Siep 2014, 20.

stirne oder als die Unschuld der Pflanze"[364] sei, da was sich so verirre immer noch Geist bleibe, scheint Hegel Schelling geradezu provozieren zu wollen.[365]

Auch wenn die vorliegende Untersuchung deutlich stärkere Bezüge zur Schellingschen Naturphilosophie aufweist, trägt Hegel wichtige Aspekte zum Verständnis des Lebensformbegriffs bei. Hegels Analyse, der zufolge jedes Urteil über Missbildungen eines individuellen Lebewesens einer Orientierung an einem entsprechenden *festen Typus* bedarf, der nicht beobachtet oder sonst empirisch abgeleitet werden kann, sondern ausschließlich in der begrifflichen Bestimmung der Idee fundiert ist, entspricht einer systematisch belastbaren Auffassung der Lebensform, die jedem Lebewesen zugrunde liegt. Weil Lebe*wesen* ihre je spezifische Lebens*form* als Exemplare instanziieren, bildet sie als fester Typus die Voraussetzung für jegliche normativen Urteile. Anders als bei Hegel darf der Lebensformbegriff allerdings nicht als prioritär gegenüber der belebten Natur angesehen werden, sondern muss vielmehr im Sinne Schellings als gleichursprünglich mit ihr gelten. Grundsätzlich erscheint Schellings These der absoluten Identität von Natur und Geist plausibler als Hegels Konzept eines sich die Natur voraussetzenden und in ihr daher immer schon zuvor enthaltenen Geistes. Darüber hinaus ist auch Hegels Herabstufung pflanzlicher gegenüber animalischer Lebensformen, gemäß welcher erst Tiere als *wahre Organismen* gelten, zurückzuweisen. Bereits Aristoteles, Kant und Schelling haben eindrücklich gezeigt, inwiefern auch der Selbstorganisation von Pflanzen eine Einheit des Begriffs zugrunde liegt, bzw. wie bei ihnen – in Hegelscher Terminologie – die Übereinstimmung von äußerer Gestalt und innerem Begriff ein Ganzes bildet. Der abstrakt-allgemeine Lebensformbegriff, der nicht beobachtet, sondern nur gedacht werden kann, wird als spezifische Lebensform von individuellen Lebewesen instanziiert. Die spezifische Lebensform findet in Lebewesen ihren ‚gestalteten Abdruck' bzw. ihre ‚gegenständliche Gegenwart'. Körper und Begriff bilden in jeder Art von Lebewesen so eine notwendige Einheit. Hegels Beschreibung der Zwecktätigkeit als im Organismus verwirklichte Struktur des Begriffs trifft wiederum ein systematisch tragfähiges Lebensformverständnis. Eine *Erklärung* hierfür bietet allerdings die von Schelling erarbeitete Wesensidentität von Geist und Natur. Kaum einsichtig ist darüber hinaus Hegels Darstellung, dass das als Einzelheit existierende individuelle Lebewesen der ihm zugrunde liegenden All-

364 Hegel, Enz II 29. Laut Wolfdietrich Schmied-Kowarzik trennt die beiden Philosophen nur eine Akzentverschiebung bezüglich der Vorrangstellung von Natur einerseits und Geist andererseits – für Schelling liege der Fokus auf dem ‚Begreifen der *Wirklichkeit*', für Hegel hingegen auf dem ‚*Begreifen* der Wirklichkeit'; dennoch sei die hieraus resultierende Trennung ‚unversöhnbar' (vgl. Schmied-Kowarzik 1996, 152, 183).

365 Vgl. Jaeschke 2003, 335.

gemeinheit – bei Hegel die Gattung, hier die Lebensform – notwendig unangemessen ist und es erst durch seinen Tod zum absolut Allgemeinen übergehen kann. Zwar trifft es zu, dass der Begriff der Lebensform absolut allgemein und somit ewig ist, seine individuellen Instanziierungen hingegen vergänglich, weil sterblich sind. Weshalb sich aber an der Vergänglichkeit aller Lebewesen die *Macht* des Begriffs zeigt, ist nicht einsichtig. Sterblich zu sein ist eine, wenn nicht die *wesentlichste* Bestimmung alles Lebendigen und stellt kein Defizit dar, das es zu überwinden gilt. Hegels Zug, die unterschiedlichen Sphären der Allgemeinheit und Einzelheit überhaupt einer derartigen Bewertung zugunsten des Begrifflichen zu unterziehen und die Natur gegenüber dem Geist konsequent abzuwerten, ist aus einer naturphilosophischen Perspektive weniger überzeugend als Schellings Auffassung von Natur und Geist als im Wirklichkeitszusammenhang gleich ursprünglich.

In Anbetracht der modernen und von den Geisteswissenschaften emanzipierten Naturwissenschaften begegnen zeitgenössische Philosophen und Naturwissenschaftler der als ‚Metaphysik' konzipierten Naturphilosophie Hegels oftmals mit einiger Skepsis.[366] Insbesondere die hohe Beweislast, welche einer objektiven Naturerkenntnis aus spekulativen Begriffen obliegt, veranlasst einige Kritiker, die Hegelsche Naturphilosophie als hinter die zeitgemäßen wissenschaftlichen Standards zurückfallende Theorie abzuurteilen, die dem von Kant formulierten Anspruch epistemischer Bescheidenheit kaum genügen könne.[367] Lässt man jedoch die Absolutheitsansprüche der Hegelschen Naturphilosophie, welche seinem Bestreben zu einem umfassenden metaphysischen System erwachsen, außer Acht und somit offen, ob die ‚Subjektivität des Begriffs' die wahre Erkenntnis der Natur als ‚an sich seiender' Geist enthält, bietet Hegels naturphilosophischer Entwurf nicht nur einen besonders komplexen objektiv-idealistischen Naturbegriff, sondern auch eine alternative Perspektive gegenüber dem unzulänglichen Cartesianischen Reduktionismus und dem Kantischen Dualismus.[368]

Hegels Naturphilosophie wird indes weniger rezipiert als andere Teile seines Systems. Aktuelle philosophische Auseinandersetzungen mit dem Lebensbegriff nehmen kaum Bezug auf Hegels Bestimmung des Lebens als unmittelbare Idee. Michael Thompson stellt hier eine Ausnahme dar, denn für seine Ausführungen

---

366 Oder, wie Dieter Wandschneider stärker formuliert: „Die Zahl vernichtender Urteile ist Legion" (Wandschneider 2007, 262).

367 Vgl. Naeve 2013, 384.

368 Vgl. Hegel, Enz III 32, 228, 377. Vgl. hierzu auch Wandschneider 2007, 267, 285; Naeve 2013, 385f.

zum Leben, die im Folgenden ausführliche Berücksichtigung finden, ist Hegels naturphilosophische Arbeit grundlegend.

Zweiter Teil – Lebensform: Normative Zugänge

5. Lebensform als Urteilsform

In seinem Buch *Life and Action* (2008) untersucht Michael Thompson die Strukturen des Denkens in primär praktischer Absicht.[1] Sein Werk besteht aus drei Teilen, die drei verschiedene, gleichwohl eng miteinander verwobene philosophische Untersuchungen unterschiedlicher begrifflicher Sphären vornehmen und sich auf drei verschiedene Stufen des Seins beziehen.[2] Für die Begründung der moralischen Berücksichtigungswürdigkeit aller Lebewesen auf der Grundlage ihrer Lebensform ist vor allem die erste Untersuchung, „The representation of life", bedeutsam. Als ein zentrales Ziel seines Vorhabens benennt Thompson die Zurückweisung des Gedankens, dass die erste Untersuchung dem Bereich der Philosophie der Biologie zuzuordnen sei. Er ist bestrebt zu begründen, inwiefern auch die Untersuchung des Lebens als solchem der „philosophy pure and simple"[3] angehört, die auf der Basis rein begrifflicher Unterscheidungen operiert und sich nicht in der Sphäre der Empirie, sondern alleinig in der Sphäre des Denkens bewegt. Thompson grenzt das semantische Feld der ersten Untersuchung über die Repräsentation des Lebens mittels der Begriffe „*life, living being, vital process, vital operation* and [...] *life-form*"[4] ein. Leben sei dabei ontologisch als dritte Stufe des Seins sowie als kategorial distinkte Form von Wirklichkeit zu begreifen.

Die Stufen des Seins gründen auf der auch gegenwärtig noch geläufigen *scala naturae*, die Thompson rekonstruiert und mittels einer erweiterten Fregeanischen Theorie der logischen Form systematisch erweitert. Als Komponenten dieser hierarchischen Stufenleiter führt er die formalen Begriffe „*object, substance, or-*

1 Da auch Georg Wilhelm Friedrich Hegels philosophisches Interesse vormerklich den Strukturen des Denkens gilt, haben – so Michael Thompson – ihre Projekte eine ähnliche Ausrichtung. Allerdings kritisiert er bezüglich der Strukturen des Denkens bei Hegel, dass sie bei ihm zwar eine Art unabhängige logische Repräsentation erhalten, „but one fused with a[n] [...] ungraspable method and a completely indefensible form of expression in writing" (Thompson 2008, 12).

2 Vgl. Thompson 2008, 1. Die drei Teile tragen die Kapitelüberschriften „The representation of life", „Naive Action Theory" und „Practical Generality". Da die drei Sphären verschiedene Formen des Denkens und Seins repräsentieren, seien sie in logischer und kategorialer Hinsicht zu unterscheiden (vgl. Thompson 2008, 2). Thompson entwickelt die Struktur seiner Schrift gewissermaßen in Analogie zu Hegels System von Stufen (vgl. Thompson 2008, 1 f.). Nicht zuletzt ist Thompsons Projekt von der Idee inspiriert, eine neoaristotelische Position zu entwickeln, die an die Ausführungen in Elizabeth Anscombes „Modern Moral Philosophy" (2006), Philippa Foots *Natural Goodness* (2001) und Rosalind Hursthouses *On Virtue Ethis* (1999) anknüpft (vgl. Thompson 2008, 7).

3 Thompson 2008, 4.

4 Thompson 2008, 1.

ganism, animal, agent“[5] an. Der Begriff des Handelnden markiere allerdings nicht nur das Ende der *scala naturae*, sondern vielmehr den Anfang einer *scala practica*, die sich durch eine spezifische Art der Vermittlung des allgemeinen ‚Lebensprozesses‘ anhand von Urteil und Begriff auszeichne. Auch wenn Thompson im ersten Teil eine metaphysische Bestimmung des Lebens vornimmt, weist er das eigentliche Ziel seiner Arbeit als praktisch bzw. ethisch aus und führt als leitende Motivation die Beantwortung der Fragen „*what is to be done, how to live, how to live together*“[6] an. Seine für die Beantwortung dieser Fragen einschlägige Überzeugung ist, dass jede Ethik mit den Begriffen, die er als wesentliche Begriffe des semantischen Felds der drei Seinsstufen bestimmt hat, operieren und eine empiristische Fundierung dieser Begriffe überwinden müsse. Insofern er bezüglich der Begriffe ‚Leben‘, ‚Lebensform‘ usw. argumentiert, dass ihnen der Status von reinen Begriffen a priori zukommt, vertritt Thompson nach eigener Auffassung eine Kantische Position. Die Differenzierungen, welche er innerhalb seiner philosophischen Untersuchung vornimmt, seien unmittelbar durch die Vernunft gegeben und werden nicht erst über eine Vermittlung der äußeren Sinne offenbar.[7]

Des Weiteren ist Thompson in Anlehnung an Aristoteles darauf bedacht, ‚Lebensform‘[8] als Formbegriff auszuweisen, d. h. als Begriff, dem Eigenschaften des in der Aristotelischen Naturphilosophie explizierten *eidos* immanent sind und der eine *Einheit* ausdrückt, die der Vielgestaltigkeit der Instanziierungen des Begriffs zugrunde liegt.[9] Erst durch die derartig geleistete Vereinheitlichung des Mannigfaltigen könne der Mensch Lebewesen als solche erkennen und Zusammenhänge verstehen. Nach Einschätzung Thompsons stehen auch die Naturphilosophien Kants und vor allem Hegels in dieser Hinsicht in der Aristotelischen

5 Thompson 2008, 3.

6 Thompson 2008, 5.

7 Vgl. Thompson 2008, 6.

8 Die philosophische Verbreitung des Lebensformbegriffs geht maßgeblich auf Ludwig Wittgenstein zurück (vgl. Wittgenstein, PU §§ 19, 23, 241, II.i, II.xi). Mit seinem an das Aristotelische Konzept des *eidos* anschließenden Lebensformverständnis übersteigt Thompson gewissermaßen das durch Wittgenstein entfaltete und auf den Menschen fokussierte Verständnis von Lebensform als Gesamtheit aller Praktiken einer Gemeinschaft. Weil Sprachspiele Wittgenstein zufolge notwendig in eine Lebensform eingebettet sind, bedeutet sich „eine Sprache vorstellen [...], sich eine Lebensform vorstellen“ (Wittgenstein, PU § 19). Vgl. hierzu auch Sturma 2001c, 173 – 183. Für eine aktuelle Übersicht zur Begriffsgeschichte und Kritik von Lebensformen vgl. Jaeggi 2014, 65 – 93.

9 Vgl. Thompson 2008, 11. Allerdings kritisiert Thompson, dass die von Aristoteles aufgezeigten Strukturen des Denkens, die er aufzunehmen und zu verteidigen sucht, bei Aristoteles selbst teilweise in ein grundlegendes Naturverständnis eingebettet sind, welches heute nicht länger vertreten werden kann (vgl. Thompson 2008, 12).

Tradition.[10] Da Thompson die substantielle Ausrichtung seiner philosophischen Untersuchung als Aristotelisch und seine Methodik als Fregeanisch resp. analytisch kennzeichnet, wählt er für seinen eigenen Ansatz die Bezeichnung Fregeanischer bzw. analytischer Aristotelismus.[11]

Der für die von Thompson gewählte Untersuchungsmethode zentrale Begriff ist der der *Urteilsform*. In Anlehnung an Kant und Gottlob Frege ist Thompson der Überzeugung, dass die Unterscheidungen zwischen den Stufen des Seins nicht empirisch, sondern logisch fundiert sind:[12] „It is because in the end we will have to do with a *special form of judgment*, a distinct mode of joining subject and predicate in thought or speech, that I am emboldened to say that the vital categories are logical categories."[13] Thompson gelten die verschiedenen Formen des Denkens und Urteilens zunächst als grundlegende intellektuelle Vermögen des Menschen, die diesem das Fassen wohlgebildeter Gedanken ermöglichen.[14] Im Rahmen seiner Urteilstheorie knüpft er bei Frege an, der zeigt, wie reine Begriffe anhand der Form des Denkens und Urteilens zu verstehen sind. Auch wenn sich die Fregeschen Leitbegriffe[15] – u. a. *Gegenstand, Begriff, Beziehung* – von denjenigen Thompsons – *Leben, Lebewesen, lebendiger Prozess, Lebensform* – unterscheiden, handele es sich in beiden Fällen um strukturell vergleichbare gehaltvolle Begriffe, deren zugrunde liegende Urteilsform Thompson analysiert. Zur Veranschaulichung einer Urteilsform wählt Thompson das Beispiel ‚x überfuhr y'. Jedes Urteil, welches diese Form exemplifiziere, beinhalte auch die allgemeinere Form des relationalen Ausdrucks *F(x, y)*; also beispielsweise auch die Urteile ‚x ist größer als y' und ‚x ist das imposanteste Bauwerk in y'. Sie können, wie dergleichen Urteile mehr, als gehaltvolle oder inhaltliche Formen des Denkens bezeichnet werden. Obschon sie im Vergleich zur Form *F(x, y)* bereits relativ gehaltvoll seien, handele es sich immer noch um Formen, welche noch gesättigt, d. h. mit weiterem Inhalt gespeist werden müssen, damit sie zu wohlgebildeten Gedanken werden, auf welche die Wahrheitsfrage angewandt werden könne (gesättigte Urteile wären etwa ‚Müller überfuhr Schmitt', ‚Sechs ist größer als vier' oder ‚Der Kölner Dom ist das imposanteste Bauwerk in Nordrhein-Westfalen' etc.). *F(x, y)* sei die allgemeine oder

---

10 Thompson macht in diesem Zusammenhang auch auf eine wenig erfreuliche Gemeinsamkeit der genannten Positionen aufmerksam: In der Literatur werde allen „a dark holism or organicism, a doubtful essentialism, and a dubious use of teleological locutions" (Thompson 2008, 12) vorgeworfen.

11 Vgl. Thompson 2008, 13, 22.

12 Vgl. Thompson 2008, 4 f., 14.

13 Thompson 2008, 48.

14 Vgl. Thompson 2008, 17.

15 Vgl. Frege 1892, 192 – 205.

logische Form, die in jeder der aufgeführten gehaltvollen Formen materialisiert sei und von Kant als reine Urteilsform bestimmt werde.[16] Nun ist das Fregesche System Thompson zufolge bezüglich der in ihm enthaltenen Urteilsformen beschränkt und mündet in eine verarmte Interpretation des Seins, d. h. dessen *wie* Etwas gemäß der formalen Möglichkeiten etwas sein könne. Somit sei Freges ‚Urteilstafel' unvollständig.[17] Angeleitet von der für ihn zentralen Überzeugung, dass bestimmte Klassen vollständig gehaltvoller Gedanken Formen teilen, die durch Freges Urteilsformen nicht abgebildet werden, die aber dennoch im Unterschied zu ‚x überfuhr y' und ebenso wie ‚F (x,y)' rein seien, begibt sich Thompson auf die Suche nach nichtfregeschen Formen des Denkens und Urteilens. Fündig wird er auf der Stufe des Lebendigen bzw. im Rahmen der Kategorie ‚Leben'.

Wie schon Hegel charakterisiert auch Thompson Leben als logische Kategorie. Er legt dar, inwiefern Hegels Befassung mit dem Lebensbegriff innerhalb der *Logik der Wissenschaften* aus der Perspektive der traditionellen Logik (daher auch gemäß der Sichtweise Freges) als besonders skandalöses Element des Hegelschen Kategoriensystems gewertet wird. Traditionell sei ‚Leben' eben nicht als formaler, sondern als inhaltlicher Begriff zu bestimmen: „After all, *living things, organisms, are just some among the concrete individuals we think about, marked off from the others in quite definite ways*. The word ‚life' is meant to capture these points of distinction."[18] Der Tradition zufolge beziehe sich Logik auf die *Form* des Denkens und nicht auf dessen *Inhalt*; als Auseinandersetzung mit den „besonderen Beschaffenheiten der Dinge"[19] entziehe sich somit das Denken über Lebewesen jeder Wissenschaft der Logik, deren Aufgabe gerade darin bestehe, von diesen zu abstrahieren. Von dieser Warte aus lasse sich das unterschiedliche Denken und Urteilen mit Blick auf Unbelebtes und Belebtes damit erklären, dass es sich um jeweils unterschiedliche Gegenstände handele, über die nachgedacht und geurteilt werde. Thompson selbst beabsichtigt jedoch diese Überzeugung der traditionellen Logik anzugreifen und mit seinem Vorhaben der Bestimmung von Leben als logischer Kategorie zunächst einen Schulterschluss mit Hegel zu wagen.[20]

16 Vgl. Thompson 2008, 15.
17 Vgl. Thompson 2008, 19. Thompson selbst setzt sich zwar nicht explizit mit Peter Strawson auseinander, dennoch müsste seine Kritik auch dessen *conceptual schemes* gelten, im Rahmen welcher Strawson Lebewesen differenzlos unter die Einzeldinge subsumiert (vgl. Strawson 1993).
18 Thompson 2008, 26.
19 Frege 1879, IV.
20 Vgl. Thompson 2008, 27. Auch wenn Thompson den Lebensbegriff somit selbst als Form des Denkens begreift, merkt er an, dass ihn Hegels eigene Rechtfertigung, welche er seiner Besprechung des Lebensbegriffs in der *Logik* vorangestellt hat, kaum überzeugt (vgl. Thompson 2008, 25 FN 1).

Ähnlich wie Hegel, der sich genötigt sah, die Behandlung des Lebensbegriffs innerhalb der Logik zu rechtfertigen, versucht Thompson zu begründen, weshalb er eine logische Auseinandersetzung mit dem Begriff ,Leben' im Rahmen seiner als vormerklich der Ethik gewidmeten Untersuchung für grundlegend erachtet. Sein Argument hierfür lautet, dass allen Bereichen der praktischen Philosophie nicht nur eine Bezugnahme auf beispielsweise den Begriff ,Intentionalität', sondern ebenso auf die Begriffe ,Leben', ,Organismus' und ,Lebensform' inhärent sei. Insofern spielen diese Begriffe für jede Ethik eine Rolle und sei eine Grundlegung ihrer notwendig; intentionales Handeln werde etwa durch eine spezielle Form von *Lebensprozess* konstituiert.[21] So sei Handeln *der* Lebensvollzug, welcher der spezifischen, rationalen Lebensform ,Mensch' entspreche. Thompsons Ansatz ist von der Überzeugung getragen, dass Begriffe wie ,Leben', ,Organismus' und ,Lebensform' logische Bestimmungen sind, die konstitutiv für praktische Begriffe wie den Handlungsbegriff und somit dem praktischen Denken nicht äußerlich, sondern inhärent sind. Ein konkreter Gebrauch der genannten Begriffe innerhalb der Ethik lasse daher lediglich explizit werden, was sie implizit ohnehin enthalte.[22] Für seine eigene These ist die Annahme, ein Lebewesen sei nur eine Entität mit bestimmten Merkmalen unter vielen anderen Einzelgegenständen, über die der Mensch urteile, unhaltbar, denn in ihr sei die Behauptung enthalten, dass ,Leben' gerade keine logische Kategorie sei, sondern nurmehr die *besondere Beschaffenheit der Dinge* zum Ausdruck bringe.[23] Dennoch geht er besagter Annahme mit dem Ziel nach, sie auf ihre Stichhaltigkeit hin zu überprüfen. Wenn die zu prüfende Annahme valide sei, müsse eine überzeugende Realdefinition von Leben anhand charakteristischer Merkmale möglich sein.

Ansätze hierzu findet Thompson allerdings nicht im philosophischen Schrifttum, sondern in den Lehrbüchern der Biologie, für welche er paradigmatisch jenes von Helena Curtis mit dem Titel *Biology* heranzieht. Hier werde zunächst konstatiert, dass es abstraktes Leben nicht gebe, sondern dass man sich sinnvoll nur auf ,Lebendes' oder ,Lebendiges', also auf konkrete lebende Individuen beziehen könne.[24] Sodann werden, wie in unzähligen anderen Versuchen einer Realdefinition von Leben, sogenannte Merkmalslisten des Lebendigen erstellt, welche die für Lebewesen typischen Charakteristika aufzählen. Im Rahmen seiner Recherche stößt Thompson auf eine Tradition von Listenausarbeitungen,[25]

21 Vgl. Thompson 2008, 28.
22 Vgl. Thompson 2008, 32. Vgl. hierzu auch Wolf 2010, 301.
23 Vgl. Thompson 2008, 33.
24 Vgl. Curtis 1979, 20f.
25 Als Urvater der Listentradition zur Realdefinition lebendiger Individuen werde oftmals auf Wilhelm Roux verwiesen (vgl. Thompson 2008, 47 FN 3).

die in mehr oder weniger unterschiedlicher Ausführung und Akzentsetzung stets folgende sieben Merkmale repetieren: 1. Organisation, 2. Homöostase, 3. Wachstum, 4. Angepasstheit, 5. Energieumwandlung, 6. Responsivität und 7. Reproduktion.[26] Nach einer ausführlichen Auseinandersetzung mit diesen sieben Merkmalen gelangt er zu dem Ergebnis, dass alle Eigenschaften der Listen zusammengenommen weder hinreichend noch notwendig für die Bestimmung von etwas als Lebewesen sind.[27] Jedes Merkmal drücke mit unterschiedlicher Akzentuierung aus, dass Lebewesen Produkte ihres Lebensprozesses seien, nicht weniger, allerdings auch nicht mehr.[28]

Anhand des Responsivitätskriteriums der Merkmalsliste führt Thompson vor, inwiefern Lebewesen und dem für sie typischen Lebensprozess eine ganz spezifische Verbindung von Ereignissen, eine *Form der Einheit von Ereignissen* zugrunde liegt. So sei etwa eine Pflanze das Subjekt ihrer eigenen Prozesse und somit in der Lage, Ereignisse – wie etwa den Temperaturanstieg im Frühling, extreme Trockenheit im Sommer, Starkregen im Herbst oder Lichtmangel im Winter – in ihren Ablauf zu integrieren. Je nach Situation passe die Pflanze ihren Lebensprozess, zum Beispiel durch das Ausbilden oder Abstoßen von Blättern, entsprechend an. Allein auf der Basis physikalischer und chemischer Kategorien lasse sich ein derartiger Prozess nicht beschreiben – „no such succession of goings-on will add up to a single process"[29] –, da dergleichen eines einheitsstiftenden Moments bedürfe. Entscheidend sei daher neben der Erkenntnis, dass eine Pflanze Subjekt ihrer eigenen Prozesse sei, auch, dass sie zugleich Subjekt der besonderen Prozess*form*, ihres Lebensprozesses, sei.[30] Weil dasjenige, was sich ereigne, wenn sich Lebensprozesse vollziehen, Leben sei, sind nach Thompson eine Theorie dieser Form von Einheit und eine Theorie des Lebens deckungsgleich. Bei dem für das Responsivitätskriterium ebenfalls relevanten Aspekt der Aktivität[31] liege der Fokus allerdings nicht vormerklich darauf, dass Lebewesen Subjekte

26 Vgl. Curtis 1979, 20f.

27 Vgl. Thompson 2008, 38, 51ff. Thompsons ausführliche Prüfung der sieben Merkmale (vgl. Thompson 2008, 33–48) kann hier nicht im Einzelnen dargelegt werden; im Ergebnis kommt es darauf an, dass er allen sieben keine Aussagekraft zubilligt und sie für unbrauchbar erachtet. Vgl. hierzu auch Hurley 2009.

28 Vgl. Thompson 2008, 47f. In diesem Zusammenhang verweist Thompson auf die Aristotelische Definition ‚vivere viventibus est esse' (vgl. Aristoteles, De an II 4 415b).

29 Thompson 2008, 41.

30 Vgl. Thompson 2008, 42. Die Hegelsche Herabstufung pflanzlicher Lebewesen als unwahre Organismen (vgl. Hegel, Enz II 430 sowie Kap. 4) teilt Thompson somit nicht.

31 Thompson ist der Ansicht, dass mit dem Responsivitätskriterium auch auf den Unterschied zwischen der Passivität des Anorganischen und der Aktivität des Organischen gegenüber Reizen

ihres Lebens*prozesses* sowie einer bestimmten Prozess*form* seien, sondern darauf, dass sie Subjekte einer bestimmten Weise von Lebens*vollzug*[32], d.h. einer spezifischen Art von *Tätigkeit*, seien.[33] Denn die Aktivität ergebe sich nicht aus einem speziellen *Nexus zwischen Ereignissen*, sondern aus einem speziellen *Nexus zwischen Gegenstand und Ereignis*. Die spezifische Verknüpfung von Gegenstand und Ereignis nehme darauf Bezug, dass ein Ereignis aus dem Gegenstand (Lebewesen) selbst hervorgehe: „The circumstances necessary to the development of two legs in a human or four in a cat are rather ‚presupposed' or ‚marked off' by something in the thing itself."[34] Vor diesem Hintergrund könne die für die Entwicklung von Lebewesen spezifische Form der Einheit daher auch als *Einheit von Ursache und Wirkung* interpretiert werden.[35]

Im Ergebnis kann keines der genannten Merkmale des Lebendigen Thompsons Prüfung standhalten, weil keines dem Verständnis von ‚Lebensform', ‚Lebensprozess' und ‚Lebensvollzug' etwas Gehaltvolles hinzuzufügen vermöge, sondern vielmehr alle darin aufgehoben seien.[36] In Anbetracht dessen bewertet Thompson Merkmalslisten als nichtssagend bzw. leer.[37] Anstatt hieraus jedoch den naheliegenden Schluss zu ziehen, dass eine Realdefinition von Lebewesen nicht möglich ist – so Thompsons Kritik – werde weiterhin an dieser festgehalten.[38] Nach Thompson kann eine Realdefinition von Leben *nicht* gelingen, weil ‚Leben' eine logische Kategorie und keine *besondere Beschaffenheit von Dingen* darstellt.[39] Anstelle einer Realdefinition beabsichtigt er daher, ‚Lebensform' als eine spezifische Aristotelische Kategorie zu bestimmen.[40] Hierfür orientiert er sich an der methodischen Vorgehensweise von Elisabeth Anscombe, die im Rahmen ihres Werks *Intention* mit dem Stellen und Beantworten von Warum-Fragen ih-

---

von außen abgehoben wird. Anders als unbelebte Naturdinge seien Lebewesen in gewisser Weise auf einige äußere Einflüsse vorbereitet (vgl. Thompson 2008, 40).

32 Synonym zu ‚Lebensvollzug' (‚vital operation') verwendet Thompson auch die Begriffe ‚lebensfunktionales' oder ‚vitales Handeln' (‚life-functioning or vital agency') sowie ‚lebendige Tätigkeit' (‚living agency') (vgl. Thompson 2008, 46).

33 Vgl. Thompson 2008, 43.

34 Thompson 2008, 203.

35 Zur Einheit von Ursache und Wirkung vgl. die Ausführungen Aristoteles', Kants, Schellings und Hegels hinsichtlich der Selbstzweckmäßigkeit von Lebewesen in Kap. 1–4.

36 Vgl. Thompson 2008, 47f. Vgl. hierzu auch Wolf 2010, 301.

37 „My suggestion will be that *every* candidate list-occupant must strike the sub-metaphysical Scylla of ‚DNA' or else sink into the tautological Charybdis of ‚organs', and that every such list may as well be replaced by the empty list" (Thompson 2008, 39).

38 Vgl. Thompson 2008, 35.

39 Vgl. Thompson 2008, 76.

40 Vgl. Thompson 2008, 48.

rerseits eine Analyse der allgemeinen *Repräsentation von Gründen* durchführt.[41] Thompson überträgt gewissermaßen das Anscombesche Verfahren auf seine Belange. Würde man beispielsweise beobachten, dass sich eine Person hinter eine Säule bewegt und würde sie fragen, warum sie dies getan hat, so ziele die Frage darauf ab, was die Person mit ihrer Handlung beabsichtigte. Vielleicht wollte sie Schatten aufsuchen, sich verstecken, jemanden erschrecken oder einfach nur ihre Ruhe haben. Weshalb ein und dieselbe Person heute hinter die Säule tritt, könne einen ganz anderen Grund als denjenigen haben, aus welchem sie gestern und vorgestern die gleiche Handlung vollzogen hat. Würde man hingegen das Sezieren eines lebendigen Frosches beobachten und fragen, weshalb sich sein Herz zusammenzieht und ausdehnt, so lautete die Antwort vermutlich, weil das Herz schlägt, um das Blut des Frosches zu pumpen. Nun sei zu erwarten, dass auf dieselbe Frage, die sich auf einen am lebendigen Leibe sezierten Frosch vom Vortag bezieht, dieselbe Antwort gegeben wird. Ebenso könne dieselbe Antwort mit Blick auf zukünftig noch zu sezierende Frösche antizipiert werden, da die Beantwortung der Frage weniger auf das Individuum als vielmehr auf seine Form verweise. Bezüglich menschlichen Handelns zielen Warum-Fragen auf individuumbasierte Antworten ab, denen eine individuelle Absicht zugrunde liege. Bezüglich des Verhaltens nicht-humaner Tiere bzw. ihrer Reaktionen zielen Warum-Fragen hingegen auf allgemeinheitsbasierte Antworten ab, denen die empirisch gehaltvolle Lebensform zugrunde liege.[42]

Die Herausforderung bestehe nun darin, eine spezifische Form allgemeinen Urteilens zu isolieren, mit denen die empirisch gehaltvolle Lebensform resp. Spezies erfasst werden könne.[43] Thompson nennt die Urteile, anhand derer die gesuchte Urteilsform ausgedrückt werden kann, *naturhistorische Urteile* (‚natural-historical judgments'); das Subjekt eines naturhistorischen Urteils bezeichnet er mit dem *Speziesbegriff* (‚species-concept') oder dem *Lebensformwort* (‚life-form-word').[44] Auf diese Weise ist er bestrebt, sich sowohl von einem mechanistischen Naturverständnis[45] als auch von einer ‚egregious organicist metaphysics' zu dis-

41 Vgl. Anscombe 1963, insbesondere §§ 5 – 9.

42 Vgl. Thompson 2008, 78.

43 Vgl. Thompson 2008, 48. Weil beide Begrifflichkeiten auf die im philosophischen Kontext zu verortende Übersetzung des Aristotelischen *eidos* vom Lateinischen ins Deutsche zurückzuführen seien, gebraucht Thompson ‚Lebensform' und ‚Spezies' grundsätzlich synonym (vgl. Thompson 2008, 28 FN 5). Hierzu merkt Paul Hurley hingegen kritisch an: „This concept of a life-form is different from and less determinate than the concept of a species that is deployed in biology" (Hurley 2009).

44 Vgl. Thompson 2008, 20, 48.

45 Im Rahmen seines Aufsatzes „Apprehending Human Form" richtet sich Thompson ausdrücklich gegen die empiristischen Thesen, dass der Begriff der Lebensform ein rein empirischer

tanzieren und sich anstelle dessen der Idee einer intrinsischen Natur von Handlungen, wie Anscombe sie entwickelt, anzunähern.[46] Er stützt Anscombes These, dass z. B. die Handlung ‚essen' intrinsisch ein ernährender Akt oder der Geschlechtsakt intrinsisch zeugend sei, ohne dass Essen aber tatsächlich immer der Ernährung oder Kopulation realiter immer der Zeugung diene. Dennoch ermögliche etwa die intrinsische Natur der Handlung ‚essen', dass wir denselben Akt verschiedenen Tierspezies zuschreiben können, auch wenn die jeweiligen Tätigkeiten phänomenologisch stark voneinander abweichen (man denke etwa an den Anblick eines blutsaugenden Insekts einerseits und den eines fleischfressenden Raubtiers andererseits). Zudem geht Anscombe davon aus, dass auch Beschreibungen von Lebewesen stets auf eine intrinsische Natur bezogen und durch einen weiteren Kontext vermittelt sind: „When we characterize something as an acorn we are looking to a wider context than can be seen in the acorn itself."[47] Die intrinsische Natur der Eichel *als solche* sei in Bezug auf die Eiche *generativ* und zwar unabhängig davon, ob sie faktisch eine Eiche erzeuge oder nicht. Thompson greift die Auffassung eines durch einen *weiteren Kontext* vermittelten Charakters von Lebensbeschreibungen, welche Anscombe selbst nicht weiter verfolgt, auf. Hierfür schmückt er zunächst das Anscombesche Ernährungsbeispiel im Rahmen eines Gedankenexperiments aus:

> We can readily enough imagine the genesis of a novel kind of shark – one nourished, not by the flesh of smaller fish, but by plankton and the like. Certain elaborate structures have developed on the sides of these sharks: they continuously filter the water and extract the nutritious elements. All the same, we may suppose, these newly developed sharks or quasi-sharks can sometimes be seen to chase after smaller fish and incorporate them. No part of this flesh ever enters the bloodstream; rather, it makes a hideous brew and is spewed out occasionally to frighten predators. The operation looks very much like the hunting, munching and swallowing that actually existing sharks go in for, and no doubt some of the genetic basis of the latter will have carried over to the former. Someone might take the movement for the same sort of thing, and call it eating; but it is clear that it isn't eating.[48]

Etwas als ‚Ernährung' zu klassifizieren erfordere ein Hinausweisen über das konkret wahrnehmbare Szenario und seine Einordung in den relevanten weiteren Kontext, der nichts anderes abbilde als die spezifische, empirisch gehaltvolle

---

Begriff ist und dass substantielles Wissen über das Wesen oder die Eigenschaften einer bestimmten Lebensform ausschließlich durch Beobachtung gewonnen werden kann (vgl. Thompson 2004, 57 ff., 63).

46 Vgl. Thompson 2008, 54.

47 Anscombe 1981b, 85.

48 Thompson 2008, 54. Als weiteres Beispiel führt Thompson die Zellkernteilung an, die für Menschen Wachstum, für Amöben hingegen Reproduktion bedeutet (vgl. Thompson 2008, 55).

Lebensform. Somit sei die Definition von ‚Ernährung' stets lebensformrelativ bzw. speziesabhängig. Wie Thompson betont, besteht ein lebendiges Wesen notwendig aus Teilen als Gliedern (z. B. seinen Organen) und laufen in ihm notwendig Lebensprozesse (z. B. Essen oder Fortpflanzung) ab.[49] Weder seine Teile noch seine Prozesse werden jedoch durch etwas im Lebewesen selbst Gegebenes bestimmt, sondern – in Anscombescher Terminologie – durch den *weiteren Kontext* bzw. – mit Thompson gesprochen – durch seine spezifische *Lebensform*. Letzterer geht sogar so weit zu konstatieren, dass die *Existenz* von Organismen einen weiteren Kontext *voraussetzt*, der ihnen erst ihre spezifischen Merkmale aufprägt. Daher müsse der Verstand, um Lebewesen überhaupt denken zu können, das Vermögen besitzen, über entsprechende Lebensbeschreibungen zu verfügen, d. h. der Verstand müsse Repräsentationen von Teilen als Gliedern und Repräsentationen von Vorgängen als Lebensvollzügen enthalten. Thompson postuliert entsprechend: „if there is to be thinking of organisms or a representation of life at all, then the thinking and speaking subject must have some means of apprehending the various sorts of ‚wider context' – the various ‚life-forms'"[50]. Bereits der simpelsten Lebensbeschreibung, wie beispielsweise ‚Die Katze trinkt Milch', sei ein Urteil über die entsprechende Form, den relevanten Kontext, implizit – und zwar bezüglich des genannten Vorgangs, dass das, was die Entität vollzieht, für ihre spezifische Lebensform bzw. in diesem Kontext ‚Trinken' ist. Für eine weitere Veranschaulichung dieser These bemüht Thompson eine Darstellung aus John Rawls' Aufsatz „Two concepts of rules" (1955):

> Many of the actions one performs in a game of baseball one can do by oneself or with others whether there is the game or not. For example, one can throw a ball, run, or swing a peculiarly shaped piece of wood. But one cannot steal a base, or strike out, or draw a walk, or make an error, or balk; although one can do certain things which appear to resemble these actions just as sliding into a bag, missing a grounder and so on. Striking out, stealing a base, balking, etc., are all actions which can only happen in a game. No matter what a person did, what he did would not be described as stealing a base or striking out or drawing a walk unless he could also be described as playing baseball, and for him to be doing this presupposes the rule-like practice which constitutes the game. The practice is logically prior to particular cases: unless there is the practice the terms referring to actions specified by it lack a sense.[51]

Der zentrale Gedanke des Rawlsschen Beispiels bestehe darin, dass die für das Baseballspiel spezifischen Arten von Handlungsbeschreibungen bzw. -bezeich-

---

49 Vgl. Thompson 2008, 56.

50 Thompson 2008, 57. Vgl. hierzu auch Hegels Konzeption begreifender Naturerkenntnis in Kap. 4.

51 Rawls 1955, 25.

nungen eine das Spiel konstituierende regelartige Praxis voraussetzen. Im Übertrag parallelisiert Thompson die Rawlssche Auffassung des bestimmungsmächtigen weiteren Kontextes als *regelartige Praxis* mit der Anscombeschen Auffassung des bestimmungsmächtigen weiteren Kontextes als *Spezies* und fügt diesen seine entsprechende These hinzu, dass der weitere Kontext einer Lebensbeschreibung die empirisch gehaltvolle Lebensform ist. Die Lebens*beschreibung* eines konkreten Organismus bestimmt Thompson genauer als primitiven Ausdruck des menschlichen Verständnisses eines empirisch gehaltvollen Lebens*formbegriffs*. Der Begriff einer bestimmten Lebensform könne dabei nicht auf der Basis der Eigenschaften der jeweiligen Träger abstrahiert werden, sondern liege der Klassifikation lebendiger Individuen als einer bestimmten Art oder Gattung zugehörig bereits zugrunde.[52] Schließlich sei es *keine* bloß empirische Tatsache, dass die jeweilige Klasse, welcher Lebewesen angehören, und auch sie selbst als deren Träger stets durch den weiteren Kontext, ihre spezifische Lebensform, ihre Spezies oder, Aristotelisch gewendet, ihre *psychḗ*, bestimmt werden.[53] Dennoch laute die entscheidende Frage nicht, was eine Lebensform sei, sondern vielmehr, wie sie beschrieben werden könne.[54] Thompson gibt die Antwort, dass am ehesten naturhistorische Urteile – als nichtfregesche Formen des Denkens – geeignet sind, empirisch gehaltvolle Lebensformen korrekt zu charakterisieren, indem sie auf eine besondere Weise ausdrücken, *wie* Etwas etwas sein könne. Paradigmatisch für naturhistorische Urteile seien Formulierungen, die typischerweise in Begleitkommentaren des dokumentarischen Naturfilms geäußert werden, wie etwa ‚Rotluchse haben im Frühjahr Junge' oder ‚Die Hauskatze hat vier Beine'.[55] Auch wenn sich die genannten Urteile ihrem Inhalt nach eindeutig unterscheiden,

---

52 Vgl. Thompson 2008, 58 f., 67.

53 Vgl. Aristoteles, De an II 1 412a – 413a; Thompson 2008, 60 ff., 67. Vor diesem Hintergrund nimmt Thompson auch auf das prominente Gedankenexperiment des Sumpfmenschen von Donald Davidson Bezug. Inspiriert von Hilary Putnams fiktivem *Twin Earth*-Szenario (vgl. Putnam 1975, 223 – 227) entwickelt Davidson das fiktive Szenario der zufälligen Entstehung einer Kopie seiner selbst. Zwischen dem echten Davidson und seiner Kopie, dem *Swampman*, bestehe der gravierende Unterschied, dass der zufällig entstandene Sumpfmensch jeglichen weiteren Kontextes entbehre, der für alle Handlungen des *echten* Davidson aber konstitutiv sei (vgl. Davidson 1987, 443 f.). Thompson urteilt diesbezüglich, dass der Sumpfmensch keine Lebensform habe und von ihm somit keine Lebensformbeschreibung möglich sei: „In supposing my imagined double to be a product of sheer accident, *we have severed all links with any specific such wider context*; we can associate it with no *determinate* life-form at all; and so the ground of all vital description is removed" (Thompson 2008, 61).

54 Vgl. Thompson 2008, 62.

55 Vgl. Thompson 2008, 20. Für typische Formulierungen vgl. auch die zoologischen Schriften des Aristoteles, wie die *Tierkunde* oder *Über die Teile der Tiere*.

verbinde sie eine entscheidende Gemeinsamkeit, die mit Frege nicht zu fassen sei: „The natural-historical judgment registers a novel and un-Fregean shape that something's being something can take“[56]. Gemeinsam sei beiden Urteilen die *Form des Denkens*, die unter jene Kategorie falle, welche Thompson zu etablieren strebt: die Kategorie der Lebensform. So *können* die in naturhistorischen Urteilen enthaltenen Prädikate zwar leicht mit Individuenvariablen verbunden werden, seien aber *grundlegend nicht* mit einem Individuum, sondern stets mit seiner Form verknüpft. Durch die besondere Verknüpfung von Subjekt und Prädikat könne im Rahmen von naturhistorischen Urteilen etwas unter den Subjektterm fallen, ohne zugleich unter den Prädikatterm fallen zu müssen.[57] Ihr kanonischer Ausdruck bestehe in Aristotelisch-kategorischen Aussagesätzen der Form „‚The S is (or has, or does) F' – ‚The domestic cat has four legs'“[58] oder eben ‚Die Katze trinkt Milch'. Damit ein Aristotelisch-kategorischer Satz vorliege, müsse also zunächst ein Gattungsname (‚S') und ein prädikativer Ausdruck (‚F') gegeben sein. Die hervorstechendsten Charakteristika naturhistorischer gegenüber *Fregeschen allgemeinen Urteilen* seien aber ihre besondere *Zeitlichkeit* wie ihre spezifische *Allgemeinheit*.[59] Die besondere Zeitlichkeit naturhistorischer Urteile sei eigentlich eine Zeitlosigkeit, denn selbst wenn das naturhistorische Urteil nichts auf die Vergangenheit Verweisendes enthalte, könne das exemplifizierende Urteil auf die Vergangenheit bezogen sein. Man könne etwa sagen: ‚Rotluchse haben im Frühling Junge – dieser Rotluchs hatte letzten Frühling Junge'. Dies sei bei Fregeschen allgemeinen Urteilen nicht möglich, da sie entweder konkret oder abstrakt gefasst seien, d. h. entweder vollständig in der geschichtlichen Zeit oder vollständig außerhalb der geschichtlichen Zeit liegen. Allein der Umstand, dass die im Imperfekt formulierte Aussage über das konkrete Rotluchsweibchen als Beispiel für das im scheinbar *reinen* Präsens (‚purely present-tense') geschriebene

56 Thompson 2008, 20.

57 Ursula Wolf resümiert über Thompsons naturhistorische Urteile: „Diese sind [...] weder Aussagen über Individuen noch allquantifizierte Sätze. [...] Vielmehr kommt in diesen Sätzen eine besondere Art der Verbindung zwischen Subjekt und Prädikat zum Ausdruck, die es nur in solchen Sätzen gibt, weshalb diese eine besondere Urteilsform bilden bzw. weshalb die Lebenskategorien logische Kategorien sind“ (Wolf 2010, 302). John McDowell zufolge ist die logische Besonderheit Aristotelisch-kategorischer Aussagen eine logische Schwäche. Dass das Prädikat einer Aristotelisch-kategorischen Aussage über eine Spezies nicht durch deduktives Schließen auf deren einzelne Exemplare übertragen werden kann, stellt für McDowell ein deduktives Unvermögen (*deductive impotence*) derselben dar (vgl. McDowell 1998b, 172).

58 Thompson 2008, 64.

59 Vgl. Thompson 2008, 20 f. Ein Fregesches allgemeines Urteil hat die Form: ‚Für alle x gilt, wenn F(x), dann G(x)'.

Urteil über die Art herangezogen werden könne, verdeutliche die zeitliche Besonderheit naturhistorischer Urteile.[60]

Neben der für naturhistorische Urteile typischen Zeitlosigkeit sei für sie insbesondere eine spezielle Form von Allgemeinheit charakteristisch. Mit Fregeschen allgemeinen Urteilen vergleichbar zeichne sich auch ein naturhistorisches Urteil zunächst dadurch aus, dass es durch zahlreiche Beispiele exemplifiziert werden könne. Allerdings liege die Besonderheit der Allgemeinheit des naturhistorischen Urteils in seinem einheitsstiftenden Moment, welches alle es repräsentierenden singulären Urteile verbinde. Die für das naturhistorische Urteil eigentümliche Allgemeinheit drücke eine „specific *form* of unity of one thing with another“[61] aus. Dabei vereine der bestimmte Lebensformbegriff zugleich die diversen Eigenschaften und Fähigkeiten eines gegebenen Lebewesens und die verschiedenen Phasen, Vollzüge oder Prozesse seines Lebens. Erst durch die ihnen zugehörige Form, die sie exemplifizieren, erhalten lebendige Prozesse die spezifische Einheit, die sie zu Ganzheiten mit zugehörigen Phasen mache.[62]

Lebewesen sind auf eine besondere Weise zeitlich gegliederte Entitäten. Sie durchleben bestimmte Phasen (Paarungszeit, Tragezeit, Aufzuchtzeit etc.) und Lebensabschnitte (Kindheit, Adoleszenz, Erwachsenenalter etc.), für die jeweils spezifische Charakteristika gelten. Anorganische Entitäten sind nicht auf eine vergleichbare Art und Weise zeitlich gegliedert. In seinem Aufsatz „Norm und Natur“ (2003) verfolgt Sebastian Rödl einen eigenen – wenn auch stark an Thompson angelehnten – Ansatz bezüglich der zeitlichen Einheit von Lebewesen. Er setzt bei dem grundlegenden Phänomen der Beobachtung von Bewegung ein: Für die einfache Wahrnehmung der Bewegung einer Substanz sei bereits vorauszusetzen, dass das, woraufhin die Bewegung zuläuft, in dem gerade Wahrnehmbaren schon enthalten sei, da Bewegung sonst gar nicht wahrgenommen werden könne. Insofern müsse für die Wahrnehmung von Bewegung das, was geschehe, im Lichte des Bewegungs*endes* betrachtet und so unter eine Regel gebracht werden. Was das spezifische Ende einer Bewegung sei, werde durch

---

60 Vgl. Thompson 2008, 65. Im Gegensatz zur Zeitlichkeit eines individuenspezifischen Urteils sei die Zeitlosigkeit eines naturhistorischen Urteils „purely formal and intellectual, and cannot be found in experience. The bare description of this sort of order has nothing to do with *natural selection* either; these propositions are in no sense hypotheses about the past. The elements registered in natural-historical judgments and the interconnections registered in a natural history, and specifically in natural teleological judgments, are all alike characterized by that peculiar ‚present'“ (Thompson 2008, 79).

61 Thompson 2008, 21.

62 Thompson gebraucht die Begriffe ‚Ganzes‘ und ‚Totalität‘, die ihren ‚Teilen oder Phasen‘ vorzuordnen seien, in Hegelscher Manier, da für die Ebene des Lebens zu vermuten sei, dass das Besondere durch das Allgemeine erklärt werden könne (vgl. Thompson 2008, 10).

die *Form* der Substanz, die sich in Bewegung befindet, festgelegt. Vor dem Hintergrund der Kantischen Annahme – man könne Bewegung nur auf der Basis der Kenntnis des Gesetzes wahrnehmen, welches sich in der Bewegung manifestiere –, beabsichtigt Rödl darzulegen, dass sich die entsprechenden Gesetze der belebten Natur von jenen der unbelebten Natur formal unterscheiden lassen und für den Bereich des Lebendigen zudem normative Bedeutung haben.[63] Bewegungen von Lebewesen unterscheiden sich, so Rödl, formal von Bewegungen anorganischer Materie, da ihre zeitliche Synthesis durch Gesetze von jeweils unterschiedlicher logischer Form bestimmt wird; die Bewegungsgesetze des Unbelebten seien hypothetisch, die des Lebendigen hingegen kategorisch verfasst.[64] Weil jede von dem kategorischen Gesetz, welchem es unterliegt, abweichende Lebensbewegung ein Verfehlen der eigenen Natur darstelle, seien kategorische Gesetze von normativer Bedeutung, sodass gelte, dass die Bewegungen von Lebewesen (ihre Lebensvollzüge) „*in sich selbst teleologisch gegliedert*“[65] seien und ihrem Abschluss „die gesteigerte Würde eines Ziels“[66] zukomme. Erreiche ein Lebensprozess das seiner Form entsprechende Ende nicht, sei der Prozess nicht nur in einem neutralen Sinne abgebrochen, sondern habe in einem normativ relevanten Sinne sein Ziel verfehlt. Hieraus leitet Rödl schließlich seine These, dass „die Natur oder das Wesen eines Lebewesens sein Maß“[67] ist, ab.

Aus der Rödlschen Perspektive ist sodann auch nachvollziehbar, dass Thompson den Versuch zurückweist, Aristotelisch-kategorischen Sätzen eine durch *Ceteris-paribus*-Klauseln beschränkte Fregesche Allgemeinheit – der Form „‚For all x, if x is a bobcat, and spring is approaching, and ...x..., then x will soon be breeding‘“[68] – zuzusprechen. Denn würden die Auslassungszeichen durch die Formulierung von Standardbedingungen ersetzt, bliebe die Frage offen, worauf diese Standardbedingungen beruhen. Letztlich könne auch diese Frage wiederum nur mit Bezug auf das System naturhistorischer Urteile beantwortet werden, welches die entsprechende Art zu ihrem Subjekt habe. Zur Verdeutlichung führt Thompson die verschiedenen Aggregatzustände von Wasser an. Wenn unter ‚normalen Bedingungen‘ behauptet werde ‚Wasser ist eine Flüssigkeit‘, seien die hierfür erforderlichen Bedingungen jedoch nicht normal für Wasser, welches *immer* entweder gasförmig, flüssig oder fest vorliege und aus ihm selbst heraus keine Möglichkeit des Festschreibens von Standardbedingungen biete. Anders

63 Vgl. Rödl 2003, 109.
64 Vgl. Rödl 2003, 106ff., 112.
65 Rödl 2003, 107.
66 Rödl 2003, 107.
67 Rödl 2003, 114.
68 Thompson 2008, 70.

gelagert sei der Fall bezüglich der Bedingungen, die erfüllt sein müssen, damit Rotluchse im Frühjahr Junge austragen. Während das Benennen der Bedingungen, die erfüllt sein müssen, damit Wasser flüssig ist, zu der Beschreibung von Wasser selbst nichts beitrage, da die Bedingungen vom beobachtenden Subjekt vorausgesetzt werden, treibe hingegen die Artikulation der Bedingungen für Rotluchsträchtigkeit die Beschreibung von Rotluchsen entscheidend voran, weil es die spezifische Lebensform der Rotluchse selbst sei, welche die Bedingungen vorgibt und Rotluchse mit dem ihnen zugehörigen weiteren Kontext eine Einheit bilden.[69] Insofern seien naturhistorische Urteile von eingeschränkt allgemeinen Urteilen verschieden. Wesentlich für die besondere Verknüpfung zwischen den Begriffen eines naturhistorischen Urteils sei, dass das Subjekt eines naturhistorischen Urteils notwendig als „representation of *the thing that must be there*“[70] gelte. Dadurch, dass das Subjekt des naturhistorischen Urteils nicht einzelne Individuen, sondern das, was vorhanden sein muss, repräsentiere, könne ein naturhistorisches Urteil auch dann wahr sein, wenn eine beliebig geringe Anzahl von Individuen existiere, auf welche sowohl der Subjektbegriff als auch das Prädikat zutreffe.[71] So sei beispielsweise der Aristotelisch-kategorische Satz ‚Die Eintagsfliege brütet kurz vor dem Tod‘ wahr, obgleich statistischen Erkenntnissen zufolge die Mehrzahl der Eintagsfliegen vor dem Brüten verendet.[72] Philippa Foot spricht

69 Vgl. Thompson 2008, 71. Sebastian Rödl pflichtet Thompson in diesem Punkt vollumfänglich bei: Dass etwa Eisen rostet, sei *ceteris paribus* wahr, doch ob Eisen gerade da liegt, wo Regen fällt, sei zufällig und sage nichts über die Natur des Eisens aus. Dass der Rotluchs im Frühjahr Junge bekommt, sei ebenfalls *ceteris paribus* wahr, aber die Umstände, die es erfordere, damit der Rotluchs im Frühjahr Junge bekommt, liefern Erkenntnisse über die Natur des Rotluchs, da die hierfür erforderlichen Bedingungen bei ihm nicht zufällig seien, sondern von seiner Lebensform vorgegeben werden (vgl. Rödl 109 ff.).

70 Thompson 2008, 67. Vgl. hierzu auch Hegel, PhG 167 f. Auch Thomas Hoffmann und Michael Reuter betonen die spezifische Subjekt-Prädikat-Struktur naturhistorischer Urteile, die ihnen zufolge weder jener von Allaussagen noch derjenigen von existenzquantifizierten Aussagen entspricht (vgl. Hoffmann/Reuter 2010, 15).

71 Vgl. Thompson 2008, 68. „The peculiarity of the propositions that interest us might be brought out if we labor the point that they are consistent with a really vanishing rate of realization among past, present and future bearers of the life-form in question“ (Thompson 2008, 71 f.). Fregesche allgemeine Urteile enthalten immer einen Allquantor, naturhistorische Urteile hingegen nie. Beim naturhistorischen Urteil ‚Raben sind schwarz‘ bezieht sich die Allgemeinheit auf die Form, d. h. der Rabe als solcher ist schwarz. Beim Fregeschen allgemeinen Urteil ‚Alle Raben sind schwarz‘ bezieht sich die Allgemeinheit auf alle Raben, d. h. auf alle Einzelentitäten. Insofern macht ein einziger nicht-schwarzer Rabe das Fregesche allgemeine Urteil unwahr, während selbiger die Wahrheitsfrage bezüglich des naturhistorischen Urteils nicht tangiert.

72 Vgl. Thompson 2008, 72 sowie das Beispiel von Anscombe, „just as *man* has so many teeth, which is certainly not the average number of teeth men have, but is the number of teeth for the species“ (Anscombe 2006, 40).

diesbezüglich von der logischen Nichtquantifizierbarkeit naturhistorischer Urteile, merkt aber an, dass es durchaus strittig ist, ob nicht wenigstens einige Exemplare existieren *müssen*, welche die Lebensform repräsentieren.[73] Vorstellbar ist jedoch eventuell das Szenario, dass alle gerade jetzt lebenden Exemplare einer spezifischen Lebensform kontingenterweise defekt sind und aufgrund dessen zu einem bestimmten Zeitpunkt ‚t' kein einziges Exemplar seine Lebensform in einer bestimmten Hinsicht exemplifiziert, für künftige Exemplare aber dennoch zu erwarten ist, dass sie es wieder tun.[74] Obwohl es also – Thompson zufolge – naturhistorische Urteile geben kann, die von einer beliebig geringen Individuenzahl exemplifiziert werden, seien diese nicht gänzlich von der Faktenlage abgeschnitten. Warum dies nicht so sei, versucht Thompson anhand der Betrachtung einer konkreten Naturgeschichte, ‚der Naturgeschichte der S-e', zu zeigen. Einzelne naturhistorische Urteile über S seien immer nur Ausschnitte aus dem gesamten System naturhistorischer Urteile über S, was bedeute, dass jedes einzelne Urteil mit allen Urteilen der gesamten Naturgeschichte, d. h. mit dem absoluten Urteilsverbund, intern verbunden sei.[75] Jedes einzelne Urteil trage zur vollständigeren Beschreibung des weiteren Kontextes bei und jede seiner Exemplifikationen – wie etwa ‚Diese Katze trinkt Milch' – fuße auf der Wahrheit der zahlreichen anderen Urteile über S:

> The unity of subject and predicate realized in an Aristotelian categorical, ‚The S is F', and the act of mind expressed in it, are thus not to be compared with those realized and expressed in the English forms ‚Some S is F', ‚All S's are F' and ‚Most S's are F' or indeed ‚Any S is F in normal circumstances, or ceteris paribus'. The latter, we may say, relate directly to features of individuals covered by the subject term; in the proper analysis of such propositions the predicative element will be revealed as attached to an *individual* variable. The attempt to produce a natural history, by contrast, expresses one's *interpretation* or *understanding* of the life-form shared by the members of that class, if you like, and each judgment in it will bring the predicate-concept into direct connection with a representation of that ‚form'.[76]

73 Vgl. Foot 2001, 28.

74 Denkbar ist zudem der Fall, dass kein einziges Exemplar ein *Bündel* von für seine Lebensform typischen Eigenschaften aufweist.

75 Wieder mit Fokus auf die zeitliche Dimension der teleologisch verfassten Lebensvollzüge greift Rödl auch den Aspekt des absoluten Urteilsverbunds auf: „*Der erklärte Term einer teleologischen Erklärung ist der erklärende Term einer anderen teleologischen Erklärung*. Der teleologische Nexus verknüpft nicht nur Bewegungen untereinander, sondern konstituiert den kontinuierlichen Verlauf der so verknüpften Bewegungen. Die teleologische Form ihrer Erklärung ist einer Bewegung also nicht von außen übergestülpt. Sie ist *die Form ihrer zeitlichen Einheit*" (Rödl 2003, 108).

76 Thompson 2008, 73.

Auf den Punkt gebracht bestehe der Gegensatz zwischen naturhistorischen Urteilen und statistischen oder allgemeinen Urteilen darin, dass erstere ein Verständnis der Lebensform und letztere bloß eine statistisch fundierte Bestandsaufnahme der Klasse anstreben bzw. dass bei ersteren das prädikative Element mit einer singulären Repräsentation verknüpft sei, bei letzteren hingegen mit einer individuellen Variable.[77]

Ein weiteres für naturhistorische Urteile bezeichnendes Merkmal, welches Thompson nur kurz anreißt, ist ihre Eignung zur teleologischen Verknüpfung. Thompson hält diesbezüglich fest, dass naturhistorische Urteile leicht in Finalsätzen ausgedrückt werden können, wie beispielsweise mit Blick auf Pflanzen und deren Blüten: „They have blossoms of such and such type in order that such and such insects should be attracted and thereafter spread the pollen about."[78] Wie im Rahmen des ersten Teils der vorliegenden Arbeit bereits deutlich wurde, sind Naturteleologie und psychische oder bewusstseinsgesteuerte Teleologie voneinander zu unterscheiden.[79] Auch Thompson ist der Ansicht, dass Naturteleologie (als innere Kausalität) und Intentionalität (als äußere Kausalität) zwei distinkte Kategorien darstellen. Wie die Anwendung der Anscombeschen Warum-Fragen-Methodik auf nicht-humane Lebewesen bereits gezeigt habe, verweise die Naturteleologie auf eine andere Sphäre als die Intentionalität. Näherhin konstatiert Thompson, dass natur*historische* Urteile als natur*teleologische* Urteile die Elemente der Naturgeschichte eines Lebewesens organisieren, indem sie die Abhängigkeitsbeziehungen zwischen den verschiedenen Elementen, Aspekten und Phasen einer gegebenen Lebensform artikulieren. Vor diesem Hintergrund könne der isolierte Urteilstyp des naturhistorischen Urteils resp. Aristotelisch-kategori-

---

77 Der im naturhistorischen Urteil vorliegende Nexus zwischen den Begriffen bzw. die besondere Verknüpfung von Prädikat und singulärer Repräsentation der Form begreift Thompson als Form des Denkens, welche sich im Lebensformbegriff ausdrücke. So beziehe man bei der Bezeichnung von etwas als Eichel nicht nur diese selbst, sondern auch ihren weiteren Kontext mit ein (vgl. Thompson 2008, 76).

78 Thompson 2008, 77. Thompson versteht Teleologie nicht im Sinne psychischer Teleologie, sondern im Sinne einer Naturteleologie, die in der Form von Lebewesen liegt. Der Lebensformbegriff weise allgemein betrachtet eine innere kausale Struktur auf, die mit der Verknüpfung ‚umzu' ausgedrückt werden könne. So können Lebensprozesse und -phasen sowie Teile von Organismen innerhalb eines naturgeschichtlichen Urteilsverbunds aufgrund der inneren Kausalität der Form teleologisch beschrieben und dadurch sinnvoll organisiert werden. Diese Art der kausalen Verknüpfung innerhalb der Naturgeschichte sei von kausalen Verknüpfungen innerhalb der realen Geschichte zu unterscheiden. Verknüpfungen der ersten Art beziehen sich zeitlos bzw. in einer zeitlich abstrakten Dimension von früher und später auf Lebensprozesse. Verknüpfungen der zweiten Art beziehen sich auf konkrete zeitliche Dimensionen der Vergangenheit, Gegenwart oder Zukunft (vgl. Thompson 2008, 78f.).

79 Vgl. insbesondere Kap. 1 und 2.

schen Aussagesatzes nun noch spezifischer, wenn auch sperriger, als „‚teleologically articulable non-Fregean generality‘“[80] bezeichnet werden.

Eine besonders bedeutsame These stellt Thompson zum Ende seines ersten Teils „The representation of life“ auf, indem er dem System naturhistorischer Urteile zubilligt, mit dem empirisch gehaltvollen Lebensformbegriff einen naturgemäßen Standard für dessen Exemplare bereitzustellen.[81] Schließlich sei mit der folgenden einfachen Regel des Schließens eine abstrakte Kategorie des ‚naturgemäßen Defekts‘ implizit definiert: „*[F]rom:* ‚The S is F‘, *and:* ‚This S is not F‘, *to infer:* ‚This S is defective in that it is not F‘“[82]. Genau dies sei der Sinn, nach welchem naturhistorischen Urteilen Normativität zukomme.[83] Die Wertungen ‚gut‘, ‚schlecht‘, ‚defekt‘ oder ‚pathologisch‘ seien primär auf Individuen und deren spezielle Beziehung zu ihrer Form sowie ihrer zugehörigen Naturgeschichte bezogen:

> It is true that the judgment of natural defect, so explained, must in a sense reach beyond the ‚facts‘ about an individual. It reaches beyond them, though, to what appear equally to be ‚facts‘ – namely, facts about its kind or species or life-form. What merely ‚ought to be‘ in the individual we may say really ‚is‘ in its form.[84]

Ein wahres Urteil naturgemäßen Defekts liefere somit eine ‚immanente Kritik‘ des relevanten Subjekts.[85] Denn jeder Gedanke über ein einzelnes Lebewesen sei schon durch den Gedanken der Lebensform vermittelt, die es exemplifiziert. Im alltäglichen Gebrauch werde die abstrakte Kategorie des naturgemäßen Defekts durch konkrete normative Begriffe wie ‚Krankheit‘ und ‚Missbildung‘ oder noch spezifischere wie ‚Lahmheit‘, ‚Blindheit‘ oder ‚Vergeilung‘ ausgedrückt. Die Anwendbarkeit einer dieser konkreten Begrifflichkeiten auf ein individuelles Lebewesen sei daher ‚lebensformrelativ‘, d. h. sie richte sich nach der Bestimmtheit von dessen Lebensform und dem spezifischen Gehalt der korrespondierenden Naturgeschichte.[86] Einige zeitgenössische Vertreter einer neoaristotelischen Ethik –

---

80 Thompson 2008, 79.
81 Vgl. Thompson 2008, 104. Siehe hierzu auch Kap. 8.
82 Thompson 2008, 80.
83 Hurley hegt diesbezüglich allerdings folgende Zweifel: „The standards provided by natural historical judgments seem often to allow space for non-standard variations that are improvements. The yellow finch mates in the spring, but is a deviant finch that mates in the fall as well worse (defective) or better?“ (Hurley 2009).
84 Thompson 2008, 81. Vgl. hierzu auch Hegels Ausführungen zum erforderlichen ‚festen Typus‘ für normative Urteile über individuelle Lebewesen in Kap. 4.
85 Vgl. hierzu auch Hegel, Enz II 35 f.
86 Vgl. Thompson 2008, 81. Vgl. hierzu auch Aristoteles, Met V 7 204 f.; Wolf 2010, 302 f.

u.a. Elisabeth Anscombe, Rosalind Hursthouse und Philippa Foot – seien der Auffassung, dass spezifische Eigenschaften des Menschen, wie die Fähigkeit zu praktischer Vernunft, ein mit anderen Fähigkeiten wie dem Sehen, Hören oder der Erinnerung, vergleichbares Vermögen darstellen und dass die Beurteilung eines der letzteren Vermögen als defekt oder intakt bzw. gut oder schlecht funktionierend impliziere, diesen Akt „by reference to its bearer's life-form or kind or species"[87] zu beurteilen. Im Dienste der Interpretation der Strukturen des Denkens, insbesondere der fundamentalen Normbegriffe, macht sich Thompson beide Thesen zu eigen und verknüpft sie miteinander. Zuvorderst teilt er die Einschätzung, dass eine normative Beurteilung von Eigenschaften und Fähigkeiten nur unter Bezugnahme auf die spezifische Lebensform der betreffenden Entität vorgenommen werden kann. Denn der Bewertung des Sehvermögens einer konkreten Hauskatze als funktionstüchtig oder defizient liege ein naturgemäßer Standard zugrunde, der für *alle Hauskatzen* zu gelten habe. Dies sei notwendig, da es zum einen keinen Maßstab gebe, der uneingeschränkt für *alle* visuell wahrnehmungsfähigen Entitäten gelte und zum anderen die für andere Lebewesen wie etwa Maulwürfe oder Adler gültigen Standards für die Beurteilung des Sehvermögens einer Hauskatze unangemessen seien.

Bereits in seinem Aufsatz „Apprehending Human Form" (2004) beabsichtigt Thompson die Konzeption einer ‚natural normativity' bzw. einer ‚natural goodness' für die Ethik und die Theorie praktischer Rationalität stark zu machen.[88] Seine entsprechende Argumentation nimmt auch hier den Ausgang von der Schilderung einer fiktiven Entdeckung einer neuen Spezies und dem rationalpraktischen Umgang damit. Zunächst generiere man einen neuen, allgemeinen Namen für die neue Art oder Form des Lebens, in diesem Fall ‚Schirmqualle'. Ausgestattet mit dem neuen Namen bzw. Begriff sei man in der Lage, neue Urteile zu bilden. Bei der einfachsten Art von Urteil ordne man zunächst konkrete Individuen der neuen Lebensform als Träger zu (Urteilstyp A: ‚life form attributions'). Mit der allmählichen Ansammlung weiterer Erfahrungen wachse stetig auch die Fähigkeit, allgemeine Urteile zu bilden, die nicht einzelne Quallen*individuen* oder eine Gruppe derselben betreffen, sondern die empirisch gehaltvolle Lebens*form* der Schirmqualle, d.h. *die* Schirmqualle. Verfasse man eine Dokumentation über die neu entdeckte Lebensform, enthalte diese Urteile naturhistorischen Typs (Urteilstyp B: ‚natural historical judgments'). Entscheidend für die letztgenannte Urteilsform seien, wie zuvor bereits dargelegt, sowohl eine besondere Zeitlichkeit

---

87 Thompson 2008, 29.

88 Vgl. Thompson 2004, 47. Vgl. auch die Ausführungen Foots zur naturgemäßen Normativität sowie zum naturgemäß Guten in Foot 2001 sowie deren Erörterung in Kap. 6.

als auch eine spezifische Allgemeinheit. Mit Referenz auf Schirmquallenindividuen bilde man zeitliche Urteile der Art, dass die Qualle jetzt gerade dieses und jenes tut, damals dieses tat und in der Zukunft jenes tun wird. Über Schirmquallen als allgemeine Art spreche man jedoch atemporal, im zeitlosen Präsens: In ihrer ersten Erscheinungsform ‚ist' *die* Schirmqualle ein Ei, später ‚ist' sie ein Polyp, noch später ‚ist' sie eine Medusa. Die vollständige Klasse der uns bekannten wahren allgemeinen Urteile über *die* Schirmqualle entspreche der *Naturgeschichte* der Schirmqualle. Auch wenn wir niemals alle wahren allgemeinen Urteile über eine spezifische Lebensform kennen können, gehören unsere einzelnen wahren allgemeinen Urteile zu dem System eines verbundenen Ganzen, in dem jeder atemporale Satz andere Sätze erkläre und durch andere Sätze erklärt werde. Diese Relationen der Abhängigkeit unter den Sätzen seien durch teleologische oder funktionale Verknüpfungen gekennzeichnet. Einzelne naturhistorische Urteile, die aus der Naturgeschichte isoliert werden, zeigen jedoch nicht an, was immer oder meistens für Individuen der Spezies ‚Schirmqualle' gelte. Die Allgemeinheit, die den Artikulationen der Naturgeschichte der Schirmqualle beiwohne, unterscheide sich grundsätzlich von einer Fregeschen, statistischen oder *ceteris-paribus*-Allgemeinheit. Je mehr man über die Naturgeschichte von S wisse, desto mehr wisse man, wie S-e leben oder wie Leben dieser Art zusammenhängt. Zugleich erhalte man dadurch aber auch das Wissen und die Fähigkeit, reichere zeitliche Beschreibungen über S-Individuen anzustellen (Urteilstyp C: ‚vital descriptions'). Sehe man etwa eine Schirmqualle vor sich, könne man auf der Basis der Kenntnis der Naturgeschichte ihrer Lebensform sagen, was ihre Geschlechtsorgane sind, auch ohne dass es irgendeinen Hinweis hierfür durch das vorliegende Tier selbst gebe. Selbst wenn man das Tier sezierte, fände man keine Verbindung zur Fortpflanzung vor: „This sort of case brings out what seems on reflection to be a general and thoroughgoing reciprocal mutual interdependence of *vital description of the individual* and *natural historical judgment about the form or kind.*"[89] Auch wenn alle Beobachtungen, die man anstellen könne, zuallererst Beobachtungen von individuellen Organismen seien, gelte: „There is no life without a life form, which is to say, without a framework for interpreting the goings-on in the individual organism."[90] Allen konkreten Beobachtungen müsse bereits die einheitsstiftende Form, die das Beobachten von etwas als individuellem Organismus erst ermöglicht, zugrunde liegen:

89 Thompson 2004, 52.
90 Thompson 2004, 54. Vgl. auch Thompson 2004, 64: „Everything we think of an individual organism involves at least implicit thought of its form."

> The description of something as a wing, or of a process as one of reproduction, is thus not a matter of the material constitution of the thing taken just by itself [...]. Applications of the concepts *wing* and *reproduction* to individuals are everywhere implicitly mediated by an appeal to the underlying life form which the individual exemplifies.[91]

Beobachtung und Beschreibung eines Lebewesens ohne ein wenigstens implizites Verständnis seiner spezifischen Lebensform seien schlichtweg unmöglich. Des Weiteren ermöglichen die Beobachtungen individueller Organismen sodann das Bilden allgemeinerer Urteile, die eine Kritik oder Bewertung der Individuen erlauben. Die Kritik individueller Organismen sei dabei stets durch deren Zuordnung zu einer bestimmten Form vermittelt, sodass Folgendes gelte: „to bring an individual under a life form is, we might say, at the same time to bring it under a certain sort of standard."[92] Je mehr Wissen man sich also im Laufe des Studiums von Schirmquallen aneigne, desto besser könne man Urteile über ihre Wohl- oder Fehlbildung fällen (Urteilstyp D: ‚judgments of natural goodness and badness'). Trete eine Fehlbildung häufiger auf, könne man diese mit speziellen Begriffen ausdrücken, wie beispielsweise mit dem Verweis auf ‚Blindheit'. Doch was an einem Schirmquallenindividuum gut oder schlecht bzw. was bei ihm defekt oder intakt sei, werde zumindest im Detail von dem abweichen, was für andere Quallenarten gelte und mehr noch von dem, was bei Pflanzen oder Einzellern zutreffe. Die Bewertung unterschiedlicher Arten unterliege daher unterschiedlichen Standards. Auf der Basis des adäquaten Standards werde schließlich das Bilden allgemeiner Urteile von evaluativem Gehalt möglich (Urteilstyp E: ‚judgments of natural standard'). Zum Zusammenhang von naturhistorischen Urteilen und naturstandardgemäßen Urteilen äußert Thompson, dass „judgments of natural standard might be said simply to transpose our natural historical judgments into an evaluative key: [...] as indirectly articulating the ideal, standard or perfect operation of a bearer of this kind of life"[93]. Im Ergebnis abstrahiert Thompson aus dem fiktiven Beispiel der Schirmqualle eine Urteilstafel mit fünf Urteilstypen, die von A bis E einen Fortschritt im Denken darstellen:[94]

A. *Life Form Attributions*
   Allgemeine Form: *X is a bearer of life form S*, or *X is a member of species S.*
B. *Natural Historical Judgments*
   Allgemeine Form: *The S is/has/does F*, or *S's are/do/have F.*

91 Thompson 2004, 64.
92 Thompson 2004, 55.
93 Thompson 2004, 55.
94 Vgl. Thompson 2004, 48–56.

C. *Vital Descriptions*
Allgemeine Form: *This S (or X) is/has/does, G* and its past and future versions.
D. *Judgments of Natural Goodness and Badness*
Allgemeine Form: *This S is defective/sound, as an S, in that it is/has/does H.*
E. *Judgments of Natural Standard*
Allgemeine Form: *An S is defective/sound in a certain respect if it is/has/does G.*

Die Urteilstypen A, C und D sind auf individuelle Lebewesen, die Urteilstypen B und E auf die ihnen zugrunde liegende Lebensform bezogen. Ihre Materialisierung oder Sättigung sei zugleich faktisch wie evaluativ, zeitlich wie zeitlos, allgemein wie partikular, doch allein auf der Basis von Beobachtung leistbar, denn erst durch die Anwendung der eigenen Sinne auf bestimmte Objekte werde es dem Menschen möglich, abstrakte Urteilsformen mit mannigfaltigem Inhalt zu füllen. So seien die reinen Urteilsschemata – die abstrakten Urteilsformen a priori – vorgegeben, jede inhaltliche Bestimmung derselben erfolge aber erst auf der Grundlage empirisch fundierten Wissens.[95]

Schließlich prüft Thompson auch mit Blick auf die von ihm postulierte Normativität naturhistorischer Urteile, ob diese sich von normativen Urteilen Frege-schen Typs unterscheiden. Hierfür zieht er den Aufsatz „Über Begriff und Gegenstand“ (1892) heran, in welchem Frege den Satz ‚Das Pferd ist ein vierbeiniges Tier‘ formuliert und konstatiert, dieser sei „wohl am angemessensten als Ausdruck eines allgemeinen Urteils aufzufassen, wie ‚alle Pferde sind vierbeinige Tiere‘, oder: ‚alle wohlausgebildeten Pferde sind vierbeinige Tiere‘“[96]. Da der erstgenannte Allsatz schlichtweg falsch sei, wendet sich Thompson ausschließlich einer Untersuchung der normativ aufgeladenen Alternativformulierung zu. Ihm zufolge sind Sätze der Form „‚A properly constituted S is F‘“[97] naturhistorische Urteile, in deren Rahmen der Terminus ‚wohlgebildet‘ keine Begrenzung des Gattungsnamens ‚S‘ darstellt, sondern die Termini ‚ein Wohlgebildetes‘ und ‚ist‘ zusammenzunehmen sind, da sie die logische Einheit eines ‚Wohlgebildetseins‘ ausdrücken.[98] ‚Wohlgebildet‘ gehöre also weder zum Subjekt noch zum Prädikat, sondern zur Kopula und drücke eben aus, *wie* Etwas etwas sein könne: Als Exemplar einer spezifischen Lebensform ist es wohlgebildet. In Freges Interpretation sei ‚wohlgebildetes Pferd‘ hingegen ein Begriff, dessen Extensionsbereich kleiner sei als derjenige des Begriffs ‚Pferd‘. Als Fachbegriff – etwa aus der Pferdezucht –

95 Thompson meint somit den Grundstein für eine „naturalist interpretation of the content of normative judgment“ (Thompson 2004, 72) gelegt zu haben.
96 Frege 1892, 196.
97 Thompson 2008, 74.
98 Damit gilt auch folgende Gleichung: ‚Ein wohlgebildetes S ist F‘ = ‚*Das* S ist F‘.

umfasse ‚wohlgebildetes Pferd' eben nicht alle Pferde, sondern nur solche mit spezifischen Eigenschaften und Fähigkeiten, die auch *prinzipiell nicht* allen Pferden zuzuordnen seien und somit nicht den Bedingungen eines naturhistorischen Urteils entsprechen.[99] Naturhistorische Urteile differieren somit auch ihren normativen Charakter betreffend von Fregeschen allgemeinen Urteilen.

Inwiefern Thompsons Lebensformverständnis und die mit diesem einhergehenden teleologischen sowie normativen Implikationen für die Begründung der moralischen Berücksichtigungswürdigkeit aller Lebewesen fruchtbar gemacht werden können, wird in Kapitel 8 expliziert. Zunächst bleibt aber festzuhalten, dass es Thompson zum Ende des ersten Teils gelungen ist, mit dem Lebensformbegriff eine bislang nicht definierte, apriorische Kategorie zu isolieren, die durch naturhistorische Urteile von *nichtfregischer Allgemeinheit* ausgedrückt werden kann.[100] In der nachfolgenden Darstellung ist nochmals tabellarisch zusammengefasst, gemäß welchen Aspekten naturhistorische Urteile von Fregeschen allgemeinen Urteilen unterschieden werden können:

	Fregesche allgemeine Urteile (ggf. *Ceteris-paribus*-Gesetze)	**Naturhistorische Urteile (Aristotelisch-kategorische Aussagen)**
Standardbedingungen	Abhängig vom urteilenden Subjekt	Unabhängig vom urteilenden Subjekt, vorgegeben durch spezifische Lebensform
Falsifikation	Durch abweichenden Einzelfall falsifizierbar	Durch individuelle Exempel der Form nicht falsifizierbar
Allgemeinheit	Verknüpft mit individueller Variable (statistische Allgemeinheit, logisch quantifizierbar)	Verknüpft mit singulärer Repräsentation (ideelle Allgemeinheit, logisch nicht quantifizierbar)
Zeitlichkeit	Entweder vollständig innerhalb oder vollständig außerhalb der geschichtlichen Zeit	Trotz Zeitlosigkeit ist exemplifizierendes Urteil auf Vergangenheit beziehbar
Verknüpfung	Nicht intern mit anderen Urteilen desselben Typs verknüpft	Intern mit anderen Urteilen desselben Typs verknüpft (Naturgeschichte)
Normativität	Keine normativen Konsequenzen ableitbar (statistische Regularität)	Defizienzurteile möglich (normative Regel)

Seinem übergeordneten Ziel, zu zeigen, dass die Grundbegriffe ‚Leben', ‚Lebewesen', ‚Lebensform', ‚Lebensprozess', ‚Lebensvollzug', aber auch ‚Handlung' und ‚soziale Praxis' etc., eine entsprechende *Sphäre des Denkens* konstituieren,

99 Gottlob Freges Satz enthält einen Gattungsnamen, ein Prädikat *und* etwas Normatives, beim naturhistorischen Urteil wird das Normative hingegen nicht hinzugefügt, sondern ist in der besonderen Verknüpfung von Gattungsnamen und Prädikat schon enthalten (vgl. Thompson 2008, 75 f.).
100 Vgl. Thompson 2008, 77.

unterschiedliche *Formen des Urteilens* ausdrücken und verschiedene *Kategorien des Seins* erfassen, hat sich Thompson mit der Sondierung naturhistorischer Urteile bereits einen wesentlichen Schritt nähern können. Die von ihm dargelegte Analyse der teleologischen und normativen Verfasstheit naturhistorischer Urteile ist seiner eigenen Einschätzung nach allerdings stark ausbaufähig. Thompson verweist diesbezüglich nachdrücklich auf Foot, die in *Natural Goodness* einen besonders vielversprechenden Bezug auf die grundlegenden Begriffe ‚Lebensform' resp. ‚Spezies' herstelle.[101]

Auf die naturhistorischen Urteilen immanente Bewertung individueller Lebewesen, die Thompson im Rahmen seines Ansatzes selbst für noch nicht ganz ausgereift hält, zielt sodann auch einige Kritik ab, wie etwa jene von Ursula Wolf. Ihr zufolge kann die Beurteilung von Exemplaren einer spezifischen Lebensform als besser oder schlechter nur dann greifen, wenn eine Unveränderlichkeit der Arten unterstellt wird – wie Aristoteles sie angenommen habe. Dass heute jedoch das Phänomen der Artentransmutation sowie andere Veränderungen nicht nur auf der Ebene individueller Lebewesen, sondern auch auf der Ebene der Spezies bekannt seien, erschwere die Formulierung immanent wertender Aussagen im Rahmen einer funktionalen Teleologie. Mit Blick auf eine über eine bestimmte Zeitspanne hinweg stabile Spezies könne mit Thompson zwar sinnvoll über die für eine spezifische Lebensform charakteristischen Eigenschaften und Fähigkeiten bzw. über kranke oder mangelhafte Exemplare geurteilt werden. Wenn sich Exemplare einer Spezies aber an gegebene Umweltbedingungen anpassen und im Zuge dessen vormals typische Eigenschaften und Fähigkeiten verloren gehen oder andere hinzukommen, könne über die ersten derart veränderten Exemplare nicht einfach geurteilt werden, dass sie Mängel aufweisen.[102] Auch Foot merkt im Rahmen ihrer umfänglichen Thompson-Exegese die Schwierigkeit an, dass etwa das Phänomen der Reproduktion nicht unveränderlich ist und Spezies selbst der Veränderung unterliegen. Diesen Umstand dürfe Thompson nicht außer Acht lassen. Selbst wenn er auf naturhistorische Urteile fokussiert sei, müsse seine Theorie auch der Tatsache gerecht werden, dass sich Subspezies an lokale Gegebenheiten anpassen. Andererseits sei es eben nicht die Entwicklung einer Spezies, die naturhistorische Urteile verhandeln; sie seien vielmehr mit einer Spezies zu einem festgelegten Zeitpunkt befasst und legen dar, wie sich eine Pflanzen- oder Tierart zu einer bestimmten Zeit und in ihrem natürlichen Lebensraum entwickle, erhalte, verteidige und fortpflanze. Von daher mache erst die relative Stabilität von zumindest den allgemeinsten Eigenschaften und Fähig-

---

101 Vgl. Thompson 2008, 29, 101.

102 Vgl. Wolf 2010, 303. Vgl. zu einer weiterführenden Kritik an Thompson Kap. 6.

keiten der verschiedenen Spezies Aristotelisch-kategorische Aussagen überhaupt möglich: „It is only in so far as ‚stills' can be made from the moving picture of the evolution of species that we can have a natural history account of the life of a particular kind of living thing."[103] Wolf formuliert jedoch weitere Kritikpunkte an Thompsons normativer Teleologie. Abgesehen von seinem Ausblenden der modernen Evolutionstheorie moniert sie, dass Thompson *alle* Informationen, die allmählich über eine Spezies zusammengetragen werden können, zu deren Naturgeschichte zählt und sich nicht am Beispiel des Aristoteles orientiert, der die Lebensfunktionen auf *wesentliche* Eigenschaften und Fähigkeiten (etwa die spezifischen Bewegungs- und Wahrnehmungsvermögen) beschränkt.[104] Dadurch, dass Thompson den empirisch gehaltvollen Lebensformbegriff durch eine unbestimmte Anzahl von Aussagen erklärt wissen möchte, erschwere er auf unnötige Weise sein Unterfangen einer normativen Verwendung desselben. Zuletzt beanstandet Wolf, dass Thompson seine Verwendung des Begriffs ‚gut' nicht näherhin erläutert oder von anderen Wertbegriffen abgrenzt. Auch dieser von Wolf ausgemachten Theorielücke nimmt sich Foot – wie im nachfolgenden Kapitel dargelegt – intensiv an.

103 Foot 2001, 29.
104 Vgl. Wolf 2010, 303 ff.

6. Lebensform als Norm

In ihrer Schrift *Natural Goodness* (2001) legt Philippa Foot ihr Hauptaugenmerk auf die menschliche Lebensform und ist darauf bedacht, Laster im Sinne moralischen Übels als naturgemäßen Defekt der Lebensform ‚Mensch' auszuweisen.[105] Durchweg, jedoch insbesondere innerhalb der die *nicht*-humanen Lebewesen betreffenden Kapitel, stellt sie Bezüge zu dem zuvor ausführlich besprochenen Kapitel „The Representation of Life" von Michael Thompson her und folgt weitestgehend seinen Thesen.[106] Nicht zuletzt stimmt sie Thompson bezüglich seiner selbstkritischen Einschätzung zu, dass seine Darstellung naturhistorischer Urteile mit Blick auf deren teleologische und normative Implikationen bislang unvollständig geblieben ist und einer differenzierteren Erläuterung bedarf.[107] Bevor jedoch Foots entsprechende Ergänzungen zur Teleologie und Normativität des Lebensformbegriffs konkretisiert werden, soll zunächst kurz in ihre Arbeit zur Natur des Guten eingeführt werden.

Vor dem Hintergrund ihrer Zurückweisung des Nonkognitivismus wie dem Mooreschen Anti-Naturalismus und anderen subjektivistischen Theorien wie dem Emotivismus und dem Präskriptivismus, entwickelt Foot ihre Theorie einer naturalistischen Ethik.[108] Ihre Argumentation nimmt den Ausgang von einer Kritik an der Art und Weise, in der George Edward Moore im Rahmen seiner *Principia Ethica* (1903) das Urteil, etwas – zum Beispiel Lust – sei gut, verstehe. Moore verwende den Ausdruck „‚is good', as if ‚X is good' could be taken as the standard form of predication for it, as for ‚X is red'"[109]. Im Gegensatz zu Moore treffe Peter

---

105 Vgl. Foot 2001, 5, 14ff., 37.

106 Philippa Foot bezieht sich auf den Aufsatz „The Representation of Life", den Michael Thompson 1995 veröffentlicht hat. Dieser ist mit der hier verwendeten Textgrundlage „The Representation of Life", dem ersten Kapitel aus Thompsons Buch *Life and Action* von 2008, identisch. Zu Thompsons Thesen vgl. Kap. 5.

107 Vgl. Foot 2001, 30.

108 Zu Foots Kritik des Non-Kognitivismus vgl. auch Foot 1978b.

109 Foot 2001, 2. Vgl. auch Moore 1996, 55, 60f. Für George Edward Moore ist ‚gut' selbst keine natürliche Eigenschaft (vgl. Moore 1996, 93). Vor dem Hintergrund seiner Theorie habe sich auch in der zeitgenössischen Ethik die Überzeugung einer unbezweifelbaren Abgrenzung zwischen deskriptiver und evaluativer Sprache manifestiert. In jenem Fahrwasser werde zudem eine Differenzierung zwischen Fakt und Wert begünstigt, die zwischen Aussagen und moralischen Urteilen auch dahingehend unterscheide, dass für erstere Wahrheitsbedingungen angeführt werden können, für letztere als Gefühlsausdrücke oder Einstellungen hingegen nicht (vgl. Foot 2001, 7f.). Obwohl Foot die Humesche Ansicht teilt, dass Moralität notwendig praktisch, d.h. handlungsleitend ist (vgl. Hume, Treatise SB 455 – SB 472), lehnt sie besagte Differenzierung ab und hält ihr

Geach eine wichtige Unterscheidung bezüglich der genannten Adjektive, indem er ‚gut' der Klasse der attributiven Adjektive, ‚rot' hingegen der Klasse der prädikativen Adjektive zuordne.[110] Während Farbprädikate wie beispielsweise ‚rot' unabhängig von dem Substantiv, mit dem sie verknüpft werden, funktionieren, hänge das Urteil über die Güte von einem bestimmten F entscheidend davon ab, was an die Stelle von ‚F' eingefügt werde. Foot gibt Geach daher recht, dass ‚gut' und ‚rot' in logischer Hinsicht verschieden sind. Im Lichte dieser Unterscheidung zielt Foot darauf ab, eine spezifische Art der Evaluation zu beschreiben, die von dem logischen Typ ist, der auch der Bewertung menschlichen Handelns zugrunde liegt. Sie bezeichnet die logische Form der Bewertung als „natural goodness and defect in living things"[111]. Unter *naturgemäßer Gutheit*[112] und *naturgemäßer Mangelhaftigkeit* versteht Foot die Gutheit oder Mangelhaftigkeit eines individuellen Lebewesens bzw. seiner Verfasstheit, Charakteristika oder Tätigkeiten in Relation zu seiner spezifischen Lebensform.[113] So sei bei Lebewesen – ob nun Pflanze, Tier oder Mensch – eine logisch spezifische Form der Evaluation möglich, die sich von der Bewertung ihrer als nützlich oder gefährlich, schön oder hässlich, unterscheide, innerhalb der Moralphilosophie jedoch vernachlässigt worden sei. Darüber hinaus ist Foot folgender Ansicht:

> Evaluations of human will and action share a conceptual structure with evaluations of characteristics and operations of other living things, and can only be understood in these terms. I want to show moral evil as ‚a kind of natural defect'. *Life* will be at the centre of my discussion, and the fact that a human action or disposition is good of its kind will be taken to be simply a fact about a given feature of a certain kind of living thing.[114]

Da es – wie Elisabeth Anscombe gezeigt habe – eine faktische Notwendigkeit für das menschliche Miteinander sei, sich gegenseitig ohne physischen Zwang dazu zu bringen, bestimmte Handlungen zu vollziehen, könne Moralität als ‚Aristotelische Notwendigkeit' bezeichnet werden. Moralität sei notwendig, weil und in-

---

die These entgegen, „that acting morally is part of practical rationality" (Foot 2001, 9). Vgl. hierzu auch Foot 2001, 24.

110 Peter Geach konstatiert: „I can now state my first thesis about good and evil: ‚good' and ‚bad' are always attributive, not predicative, adjectives" (Geach 1967, 64). Auch er lehnt nonkognitivistische Positionen ab (vgl. Geach 1967, 67 – 71).

111 Foot 2001, 3.

112 ‚Natural goodness' wird oftmals mit ‚natürlicher Güte' übersetzt. Aufgrund missverständlicher Konnotationen beider Begrifflichkeiten (‚natürlich' als Gegensatz zu ‚künstlich', ‚Güte' als Form der Barmherzigkeit oder der Güteklasse einer Ware) wird ‚natural goodness' hier mit dem philosophischen Begriff ‚naturgemäße Gutheit' übersetzt.

113 Vgl. hierzu auch Ricken 2010, 197.

114 Foot 2001, 5. Vgl. auch Foot 2001, 47.

sofern Gutes an ihr hänge.[115] Man beziehe sich – so Foot – auf denselben Gedanken, wenn man etwa feststelle, dass es für Pflanzen notwendig sei, Wasser aufzunehmen, für Vögel, Nester zu bauen, für Wölfe, im Rudel zu jagen etc. Die Aristotelischen Notwendigkeiten hängen von den Bedürfnissen der jeweiligen Pflanzen- resp. Tierart ab und bestimmen zusammen mit deren natürlichem Lebensraum und Verhaltensrepertoire, was es für Exemplare einer bestimmten Spezies bedeute, so zu sein, wie sie sein sollten und das zu tun, was sie tun sollten.[116] Insofern schließt sich Foot den im vorherigen Kapitel dargelegten Ausführungen Thompsons zu den Standardbedingungen, die von der Lebensform vorgegeben werden, an.[117]

Für den Bereich nicht-humaner Lebewesen macht Foot die Möglichkeit der Unterscheidung zwei verschiedener Arten von Gutheit aus: 1. sekundäre Gutheit (‚secondary goodness') und 2. naturgemäße Gutheit (‚natural goodness'). Mit Blick auf fast alles in der Welt könne man Urteile über dessen *sekundäre* Güte fällen, solange es nur im Kontext mit menschlichen Interessen oder den Bedürfnissen von Pflanzen oder Tieren stehe. So bewerte man beispielsweise die Gutheit des Bodens und des Wetters, die Gutheit von Artefakten, seien sie vom Menschen geschaffen (wie Häuser oder Brücken) oder durch Tiere erzeugt (wie Vogelnester oder Biberdämme), oder auch die Gutheit von Nutzpflanzen oder -tieren hinsichtlich ihres *Dienstes* für den Menschen oder nicht-humane Lebewesen. Demgegenüber könne *naturgemäße* Gutheit ausschließlich Lebewesen selbst – ihrer Verfasstheit, ihren Teilen, Eigenschaften, Fähigkeiten und/oder Tätigkeiten – zugeschrieben werden. Die naturgemäße Gutheit von Lebewesen sei intrinsisch gut, da sie unmittelbar

---

115 Vgl. Anscombe 1981a, 18f.

116 Foot verwendet hier den Begriff ‚species', räumt aber unter Verweis auf Thompson ein, dass es möglicherweise sinnvoller wäre, an dieser Stelle stattdessen von dem Begriff ‚life form' Gebrauch zu machen (vgl. Foot 2001, 15 FN 14). Wie zuvor bereits dargelegt, räumt Thompson seinerseits wiederum ein, dass der Speziesbegriff durchaus als adäquates Synonym für den Lebensformbegriff gebraucht werden kann (vgl. Thompson 2008, 28 FN 5 sowie Kap. 5). Im Allgemeinen wird der Speziesbegriff jedoch als biologischer Begriff im Sinne von ‚Gattung' oder ‚Art' verwendet, wohingegen dem Lebensformbegriff eine genuin philosophische Bedeutung zukommt. Foot tendiert stärker zu einer nicht-synonymen Verwendungsweise der Begrifflichkeiten wie etwa ihr Verweis auf „the relation of an individual to the ‚life form' of its species" (Foot 2001, 27) anzeigt. Vgl. hierzu auch Foot 2001, 46; Wesche 2010, 265.

117 Vgl. Kap V. So wie Thompson mit Blick auf das Sehvermögen der Hauskatze konstatiert, es müsse an einem Standard bemessen werden, der für *alle Hauskatzen* gelte und nicht an niedrigeren oder höheren Standards, wie sie für andere Spezies gelten, äußert Foot bezüglich der Lebensform ‚Mensch', dass deren Exemplare nicht dazu in der Lage zu sein brauchen, wie Tölpel zu tauchen oder wie Eulen in der Nacht zu sehen. Vielmehr müssen beim Menschen etwa Gedächtnis und Konzentrationsvermögen so ausgestaltet sein, dass sie ihm u.a. das Erlernen einer Sprache erlauben (vgl. Foot 2001, 15). Vgl. hierzu auch Hoffmann/Reuter 2010, 14f.

von der Verknüpfung eines individuellen Lebewesens mit der Lebensform seiner Spezies abhänge:

> But features of plants and animals have what one might call an ‚autonomous', ‚intrinsic', or as I shall say ‚natural' goodness and defect that may have nothing to do with the needs or wants of the members of any other species of living thing, and in this they are notably different from what is found elsewhere in other things in the world outside, as for instance rivers or storms.[118]

Urteile über die Gutheit und Mangelhaftigkeit eines Subjekts weisen eine besondere logische Struktur, eine spezielle Grammatik auf, insofern es sich beim betreffenden Subjekt um eine Pflanze, ein Tier oder einen Menschen, d. h. um ein Lebewesen, handele. Foot verweist in diesem Zusammenhang erneut auf Thompson, der sich ebenfalls mit der grundlegenden logischen Struktur der Beschreibung von Lebewesen befasst. Sie bekräftigt dessen Idee, dass ein Verständnis der distinkten Art und Weise, in der man Lebewesen beschreibt, das Anerkennen der logischen Abhängigkeit jener Beschreibungen von der Naturgeschichte der Spezies, welcher die beschriebenen Lebewesen angehören, erfordert. Speziesabhängigkeit (im vorherigen Kapitel von Thompson auch als ‚Lebensformrelativität' bezeichnet) sei Thompsons Leitmotiv, denn die Naturgeschichte einer Lebensform oder Spezies definiere, wie Lebewesen einer bestimmten Art leben (sollen). Ohne den Verweis auf die Lebensform und ihre zugehörige Naturgeschichte gebe es keine Lebensbeschreibungen, da ohne ihn keine Tätigkeit eines Individuums als Essen, Reproduktion o. ä. identifiziert werden könne. Daher seien naturhistorische Urteile resp. Aristotelisch-kategorische Aussagen immer auf den Lebenszyklus eines Individuums *und* seine entsprechenden Art bezogen.[119]

Foot moniert allerdings, dass Thompson nicht deutlich genug herausarbeitet, in welchen Fällen naturhistorische Urteile teleologischer Natur sind bzw. in welchen nicht. Sie selbst ist bestrebt, diesen Missstand auszugleichen, indem sie eine Spezifizierung vornimmt.[120] Zum Einstieg wählt sie den Vergleich zwischen zwei naturhistorischen Urteilen über die äußere Gestalt zweier Vogelarten. Die Beispielsätze lauten: 1. „‚The blue tit has a round blue patch on its head'" und 2.

118 Foot 2001, 26. Ein lebendes Wesen könne als „healthy or unhealthy, and good or bad specimen of its kind" (Foot 1978b, 141) beurteilt werden.
119 Vgl. Foot 2001, 27 ff. Vgl. auch die Ausführungen zu Thompson in Kap. 5.
120 Ursula Wolf interpretiert dies als Kritik an der Thompsonschen Ausarbeitung einer teleologisch bloß schwachen und zugleich unscharfen Definition der Lebensform einer Spezies durch beliebig viele naturgeschichtliche Aussagen (vgl. Wolf 2010, 308).

„‚The male peacock has a brightly coloured tail'"[121]. Insofern die Federfarbe des Kopfes bei der Blaumeise keine Rolle für deren Lebenszyklus spiele, der Pfau mit seinem Rad in der Paarungszeit hingegen Pfauenweibchen anlocke, stelle nur das zweite Urteil eine teleologische Verknüpfung dar. Bei einer Blaumeise ohne blaues Kopfgefieder liege aus dieser Perspektive kein Defekt vor, bei einem Pfau ohne Rad hingegen schon. Man könne das Verhalten des Pfaus als zweckmäßiges Verhalten beschreiben und formulieren, der Pfau zeige sein Rad, *um* damit Pfauenweibchen *anzulocken*. Bei der Verwendung des zweckmäßigen Ausdrucks ‚*um zu*' sei allerdings Vorsicht geboten, da er nicht zu der Auffassung verleiten dürfe, dass der Pfau mit seinem Verhalten selbst den Zweck verfolgt; auch Foot lehnt die Zuschreibung von bewusstseinsgesteuerter Teleologie für das Gros nicht-humaner Lebewesen ab.[122] Die für den genannten Fall relevante teleologische Struktur des naturhistorischen Urteils verweise vielmehr auf etwas, das im Leben eines individuellen Lebewesens eine Rolle spiele. Als natur*teleologisches* Urteil enthalte das natur*historische* Urteil Antworten auf folgende Fragen: „‚What part does it play in the life cycle of things of the species S?' [...], ‚What is its function?' or ‚What good does it do?'"[123] Es zeige somit an, was im Leben von Lebewesen von wesentlicher Bedeutung sei (*matters*). Was aber – schließt Foot als Folgefrage an – macht naturhistorische Urteile wahr? Zunächst sei es die spezifische Lebensform einer Pflanzen- oder Tierart, die festschreibe, wie ein Exemplar einer bestimmten Art zu sein habe:

> The Aristotelian categoricals give the ‚how' of what happens in the life cycle of that species. And all the truths about what this or that characteristic does, what its purpose or point is, and in suitable cases its function, must be related to this life cycle. The way an individual *should be* is determined by what is needed for development, self-maintenance, and reproduction.[124]

---

121 Foot 2001, 30.

122 Vgl. Foot 2001, 31. Siehe hierzu auch Kap. 1.

123 Foot 2001, 32. Vgl. hierzu auch Foot 1978b, 145 f.: „We say, in a straightforward way, that a tree has good roots, meaning by this that they are well suited to the performance of their function, serving the plant by anchoring it and drawing moisture out of the soil. [...] If someone should say that in the expression ‚a good root' ‚good' is not used ‚evaluatively' this would only increase the artificiality of the notion of ‚evaluation' as used in moral philosophy." Bei dem genannten Beispiel drücke man mit ‚gut' keine ‚Pro-Einstellung' aus, sondern nehme – im Modus einer ‚purposive language' – vielmehr auf eine faktisch gegebene teleologisch-normative Verknüpfung Bezug (vgl. Foot 2001, 25, 30 ff.). Nach Ansicht Frido Rickens ist es Foot hiermit gelungen, eine Verwendungsweise von ‚gut' zu isolieren, welche der Nonkognitivismus nicht erklären kann (vgl. Ricken 2010, 197).

124 Foot 2001, 32 f.

Gemeinhin spreche man davon, wie jedes Exemplar einer Spezies sein müsse und was es tun müsse, um zu gedeihen (*flourish*). Man könne daher auch sagen, dass ein Merkmal, welches naturhistorische Urteile von statistischen Urteilen (über einige, die Mehrheit oder alle Exemplare einer Art) abgrenze, darin liege, dass es auf die Teleologie der Lebensform bezogen sei. Es zeige direkt oder indirekt an, wie Leben funktioniere, wie etwa Essen, Wachsen und Verteidigung bei einer bestimmten Spezies in einem konkreten Habitat zustande kommen. Aufgrund dessen könne man mittels naturhistorischer Urteile *Normen* und nicht bloß statistische *Normalitäten* ausdrücken. Im Schnittfeld zweier verschiedener Urteile – eines naturhistorischen Urteils (als auf eine Spezies bezogene Lebensformbeschreibung) und eines Urteils über einzelne Lebewesen (als Gegenstand der Bewertung) – sei die Evaluierung des naturgemäß Guten eines individuellen Lebewesens daher auch ohne Verweis auf menschliche Interessen oder Wünsche möglich.[125]

Zur weiteren Illustration des naturgemäß Guten individueller Lebewesen führt Foot beispielhaft das folgende naturhistorische Urteil an: „‚The deer is an animal whose form of defence is flight'"[126]. Anstelle etwa von Wildheit oder Tarnung sei es seine Schnelligkeit, die es für das Entkommen vor einem Jäger wappne und somit dazu diene, seine Überlebenschancen zu erhöhen. Ein langsames Reh sei als mangelhaft zu bewerten.[127] Denn die Gutheit eines Lebewesens hänge maßgeblich vom *natürlichen Lebensraum* seiner *Art* ab, sodass auch ein im Zoo lebendes, langsames Rehindividuum mangelhaft sei, obwohl seine Unzulänglichkeit als Fluchttier in dieser Umgebung vermutlich weder für seine Verteidigung noch für seine Ernährung, Paarung oder Jungenaufzucht nachteilig sei.[128] Neben der auf das betreffende individuelle Lebewesen selbst bezogenen naturgemäßen Gutheit gebe es auch ‚other-regarding' naturgemäße Gutheit und Mangelhaftigkeit. Mit ihrem Tanz informiere etwa die Honigbiene andere Honigbienen über eine Nah-

---

125 Vgl. Foot 2001, 33.
126 Foot 2001, 34.
127 Aufgrund weiterer Faktoren, welche die Umwelt eines Rehs auszeichnen (beispielsweise von Wilderern aufgestellte Fallen), sei das schnellste aller Rehe realiter jedoch nicht unbedingt dasjenige, welches überlebe.
128 In ihrem Aufsatz „Rationality and Virtue" konstatiert Foot das Sehvermögen eines Lebewesens betreffend Entsprechendes: „it is the way of life of the species that determines what the better or worseness of sight consists in for an individual. And it is, of course, this rather than the circumstances it itself happens to be in. For an individual put into a special environment, like a wild animal in a zoo, may have what is no less a defect because it happens to fit its special life. Expressions such as ‚good sight' have reference to a species in their meaning. If we want to talk about the kind of sight that *happened* to be advantageous to a particular individual in a special environment, or even in its own, we can always do so; but then we are talking not of good sight but of something else" (Foot 1994, 208).

rungsquelle. Auch wenn eine einzelne tanzunfähige Honigbiene selbst nicht unter ihrer Verfehlung zu leiden habe, sei sie aufgrund des Stellenwerts, der dem Tanzen im Lebenszyklus der Lebensform ‚Honigbiene' zukomme, *ipso facto* fehlerhaft. Foot resümiert:

> We have seen that natural goodness and defect in the domain of plants and animals depends essentially on the form of life of the species to which an individual belongs. [...] A strength or a weakness in a living thing cannot be identified in the same way as, say, hardness or softness in a rock. *Goodness* in plants and animals nests in an interlocking set of general concepts such as *species, life, death, reproduction*, and *nourishment*, together with less general – we might say local – ideas such as that of *fruiting, eating*, or *fleeing*.[129]

Der Bewertung von Lebewesen liege zudem stets ein teleologisches Erklärungsmuster zugrunde (hierauf deuten etwa die Begriffe ‚Funktion' oder ‚Zweck' hin), welches anzeige, dass sich die Struktur von Lebewesen von derjenigen anorganischer Materie grundlegend unterscheide. Diesem ontologischen Faktum entspreche nicht zuletzt das Erfordernis, Lebewesen mit Sätzen von einer besonderen logischen Form zu beschreiben. Foot nennt die durch sie spezifizierte Urteilsstruktur naturgemäße Normativität (*natural normativity*) und vertritt gemeinsam mit Thompson die These, dass die umfassende Beschreibung von Pflanzen und Tieren normative Urteile über deren naturgemäße Gutheit und Mangelhaftigkeit enthält, die mit Bezug auf Fakten über Lebensform und -zyklus erklärt werden können.[130]

In großer Nähe zu Foot entwickelt Rosalind Hursthouse im Kapitel „Naturalism" aus ihrer Schrift *On Virtue Ethics* (1999) eine zu höherer Komplexität aufsteigende Stufenfolge des Lebendigen, welche Maßstäbe für die Bewertung von Lebewesen als gute oder schlechte Exemplare ihrer Art enthält.[131]

Auf der ersten Stufe wendet sich Hursthouse der nur wenig entwickelten Lebensform der Pflanze zu. So sei ein Pflanzenindividuum ein gutes oder schlechtes Exemplar seiner Art, je nachdem, ob seine Teile (wie etwa seine Blätter, Blüten oder Wurzeln) und seine Operationen (wie etwa Wachstum, Wasseraufnahme oder Samenverteilung) ideal oder defizitär seien. Im Lichte zweier Zwecke können die Teile und Operationen einer individuellen Pflanze ihr zufolge als gut oder schlecht beurteilt werden: Sie seien gut, wenn sie 1. in der für ein Exemplar einer bestimmten

---

129 Foot 2001, 35 f. An anderer Stelle äußert Foot explizit, dass sich die Bewertung der Gutheit *nicht-humaner* Lebewesen ausschließlich an deren Überleben und Reproduktion orientiert: „What conceptually determines goodness in a feature or operation is the relation, for the species, of that feature or operation to survival and reproduction, because it is in that that good lies in the botanical and zoological worlds" (Foot 2001, 42). Vgl. hierzu auch Wolf 2010, 308 f.

130 Vgl. Foot 2001, 36 ff.

131 Vgl. Hursthouse 1999, 197 ff.

Spezies charakteristischen Art und Weise sowie in der für ein Exemplar einer bestimmten Spezies typischen Lebensspanne zum individuellen Überleben beitragen und wenn sie 2. zum Fortbestand der Spezies selbst verhelfen. So sollte ein einer spezifischen Art x zugehöriger Baum bestimmte Teile wie Wurzeln entwickeln, die für seine Art erforderlich sind, um zu überleben, indem sie ihn fest verankern und ihm die Aufnahme von Nährstoffen aus dem Boden ermöglichen. Ebenso sollte dieser Baum bestimmte Operationen vollziehen, wie zu einer bestimmten Jahreszeit (zu der für die Spezies typischen Zeit) Samen produzieren. Für die Bewertung von Pflanzen seien somit zwei Aspekte – *Teile* und *Operationen* – in Relation zu zwei Zielen – dem *individuellen Überleben* und dem *Fortbestand der Art* – zu berücksichtigen. Steige man die Stufenleiter des Lebendigen weiter empor, gelange man zur Betrachtung der nicht-humanen Tiere. Zu einem unbestimmbaren Zeitpunkt der Entwicklung nicht-humaner Tiere werden für deren Bewertung neben den bereits genannten Aspekten und Zielen weitere relevant: Ab einer gewissen Entwicklungsstufe *re*agieren Tiere nicht mehr ausschließlich, sondern beginnen zu *a*gieren, sodass auf einer bestimmten Ebene der Differenziertheit Tiere als exzellente oder defizitäre Exemplare ihrer Art in Relation zu ihren Teilen, Operationen *und* ihrem Handeln zu bewerten seien. Als drittes Ziel für die Bewertung *empfindungsfähiger* Tiere kommen die Abwesenheit von Schmerzen und Leiden sowie die Anwesenheit von Lust und Vergnügen in Betracht. Allerdings müsse beachtet werden, dass das Schmerzempfinden bei Tieren oftmals einen wichtigen Überlebensmechanismus darstelle. So handele es sich etwa bei einem verletzten Tier, das zugleich schmerzfrei sei, um ein defektes Exemplar, auch wenn es für das konkrete Individuum zum gegebenen Zeitpunkt positiv sein könne, keine Schmerzen erleiden zu müssen. Eng mit der Zuschreibung von Lust und Schmerz sei ein weiterer für höher entwickelte Tiere zu veranschlagender Aspekt verbunden: die Zuschreibung von wenigstens minimal ausgeprägten Affekten und Begierden. Wenn Tiere beispielsweise Nahrung verweigerten oder nicht bestrebt seien, sich fortzupflanzen, sei etwas falsch mit ihnen. Bezüglich der Evaluation höher entwickelter nicht-humaner Tiere resümiert Hursthouse:

> So now we have, for the more sophisticated animals, four aspects – (i) parts, (ii) operations/reactions, (iii) actions, and (iv) emotions/desires – and three ends with respect to which they are evaluated – (i) individual survival, (ii) the continuance of the species, and (iii) characteristic pleasure or enjoyment/characteristic freedom from pain. If we now move onto another rung, and consider, specifically, social animals, we find that a fourth end comes in, namely (iv) the good functioning of the social group.[132]

132 Hursthouse 1999, 200f.

Für das gute Funktionieren einer sozialen Gruppe bemüht Hursthouse das Beispiel von Foot, nämlich, dass Wölfe im Rudel jagen. Ein trittbrettfahrender Wolf (‚free-rider wolf'), der sich nicht an der gemeinsamen Jagd beteiligt, verfehle ein für seine Lebensform adäquates Handeln und sei daher defizitär. Die übergreifende Beurteilung eines Lebewesens x (etwa eines Wolfs) als gutes oder schlechtes Exemplar führe in der Konsequenz zu der Bewertung, dass es ein gutes x-Leben (etwa ein gutes Wolfsleben) lebe oder verfehle.[133] Die Wahrheit der dargelegten Bewertungen nicht-humaner Lebewesen hänge *nicht* von den Bedürfnissen, Interessen oder Werten des Menschen ab, sondern sei schlichtweg objektiv und wissenschaftlich fundiert.[134]

Anton Leist kritisiert die Hursthousesche These, es könne speziesbezogene Ziele – wie insbesondere das Ziel der Reproduktion – geben und bewertet sie als ebenso grundlegenden Irrtum wie die Annahme, dass Speziesziele von moralischer Relevanz seien. Mit ihren falschen Annahmen verfalle Hursthouse einer unzeitgemäßen und längst widerlegten teleologischen Naturinterpretation. Immerhin sinnvoller als die Rede von Spezieszielen sei eine Auseinandersetzung mit dem zielorientierten Verhalten, welches individuelle Lebewesen unbestreitbar zeigen. Insofern könne man in einem ‚individuell-biologischen' Sinn tatsächlich unterstellen, dass entsprechend entwickelte Lebewesen die von Hursthouse benannten Ziele *verfolgen*. Hieraus lasse sich gleichwohl kein Urteil über die Qualität des Zielverfolgens selbst ableiten.[135]

Sowohl Hursthouse als auch Thompson und Foot wählen nach Ansicht Leists keine philosophische, sondern vielmehr eine (teilweise überholte) biologische bzw. empirische Terminologie, die einerseits zu Missverständnissen in ihrer Argumentation führe und darüber hinaus wie ein „prägnanter Galopp über die Sein-

---

133 Vgl. Hursthouse 1999, 204. Für Rosalind Hursthouse hängen die Faktoren, dass ein Lebewesen ein gutes Exemplar seiner Art ist, und dass es ein für es gedeihliches Leben führt, zusammen: „The overall summing-up evaluation – that this *x* is a good specimen of its kind – identifies it as an *x* that is as ordinarily well fitted or endowed as an *x* can be to do or live well, to thrive or flourish (in a characteristically *x* way). What living things *do* is live; quite generally, a good living thing lives well – unless prevented by something outside itself" (Hursthouse 1999, 205).

134 Über besagte Evaluationen äußert Hursthouse konkret: „They are, in the most straightforward sense of the term, ‚objective'; indeed, given that botany, zoology, ethology, etc. are sciences, they are scientific" (Hursthouse 1999, 202).

135 Vgl. Leist 2010, 136 ff. Nach Ansicht Anton Leists ist Reproduktion „kein von außen vorgegebenes Ziel, sondern ein für die evolutionär entstandenen Lebewesen gültiger Tatbestand. Reproduktionseffizienz stellt sich zufällig und ohne Plan ein. Weil sie rein empirischen Charakter hat, kann sie als solche nicht wertvoll sein" (Leist 2010, 139).

Sollen Differenz hinweg"[136] anmute. Zudem lehnt er ihre These, dass der empirisch-induktiven Beobachtung von Lebewesen eine besondere logische Struktur vorausgeht, die bereits teleologische sowie normative Urteile impliziert, mit dem Hinweis ab, dass derartige Vorstellungen von Lebewesen seit Charles Darwin wissenschaftlich widerlegt seien und aus der Perspektive der modernen Evolutionsbiologie obsolet erscheinen müssten.[137] Allen drei Autoren wirft Leist einen wissenschaftsfernen Umgang mit der Thematik vor, der dem aktuellen Forschungsstand der modernen (Evolutions-)Biologie nicht gerecht werde.[138] Ursula Wolf verfolgt mit ihrer Kritik die gleiche Stoßrichtung und moniert, dass die „radikal objektivistisch-naturalistische Auffassung"[139] Thompsons und Foots die Erkenntnisse der modernen Evolutionsbiologie – „etwa die Verankerung von Erhaltung und Fortpflanzung auf der Ebene der Gene statt auf der Ebene der Spezies"[140] – ignoriert.

Soweit Leist seine Kritik an der biologischen Ausdrucksweise Thompsons und Foots auf die Begriffe ‚Spezies' und ‚Funktion' bezieht, ist ihm entgegenzuhalten, dass beide Autoren die genannten Begriffe im Lichte des für sie fundamentalen Lebensformbegriffs gebrauchen und somit nicht empirisch, sondern mit dem philosophisch-praktischen Ziel fundieren, die Begriffsstruktur (*conceptual structure*) der Bewertung von Lebewesen zu verstehen.[141] Insofern seine Kritik auf die von beiden Autoren bemühten Beispielsätze naturhistorischer Urteile bezogen ist – wie etwa ‚Die Katze hat vier Beine' oder ‚Wölfe jagen im Rudel' – ist zu erwidern, dass Leist die Pointe der geäußerten Sätze durch seine Kritik verkennt. Ein derartiges Missverständnis der Thompsonschen wie Footschen Konzeption liegt ebenfalls dem Vorwurf zugrunde, die Genannten würden die Erkenntnisse der modernen Evolutionsbiologie ignorieren. Zur Evolutionstheorie äußern sich die Autoren nicht ausführlich, weil diese ihren Untersuchungsgegenstand unberührt lässt, der nicht darin besteht, wie Lebewesen sich im Laufe der Geschichte ent-

---

136 Leist 2010, 132. Leist zufolge gehört etwa der Speziesbegriff nicht mehr in das semantische Feld der modernen Biologie, sondern wurde durch die Begriffe ‚Gruppe', ‚Individuum' und ‚Gen' verdrängt (vgl. Leist 2010, 139).
137 Vgl. Leist 2010, 133.
138 Vgl. Leist 2010, 145.
139 Wolf 2010, 293. Wolf zufolge entlehnt Foot insbesondere das sogenannte *ergon*-Argument bei Aristoteles, der im Rahmen seiner Definition von Lebewesen auf deren „Zweckursache, das Telos oder *ergon*" (Wolf 2010, 294) rekurriert. Für Lebewesen sei ihr *telos* das Leben, welches durch die Seele als entsprechender Form organisiert und vollzogen werde.
140 Wolf 2010, 308.
141 Bezüglich des Funktionsbegriffs stellt Foot zudem selbst dezidiert klar, dass sie diesen nicht im Sinne seiner Verwendung innerhalb der Evolutionsbiologie gebraucht (vgl. Foot 2001, 32 FN 10).

wickelt haben, sondern vielmehr darin, wie Lebewesen epistemologisch und ontologisch korrekt erfasst werden können bzw. was für ihr Überleben zu einem bestimmten geschichtlichen Zeitpunkt notwendige Eigenschaften, Fähigkeiten und Verhaltensweisen sind. Insofern ist ihre Konzeption zwar nicht auf die Evolutionstheorie bezogen, bleibt mit dieser jedoch kompatibel. Vermutlich würden die Autoren sagen, dass ihre Theorie überhaupt erst die begriffliche Basis für eine tragfähige Evolutionstheorie liefert.[142]

Bezüglich des geäußerten Vorwurfs eines Sein-Sollens- oder naturalistischen Fehlschlusses[143] ist Folgendes anzumerken: Thompson und Foot vertreten die Ansicht, dass es Begriffe gibt, in denen Deskriptives und Normatives untrennbar ineinander fließen.[144] Insofern bedürfe es gerade keines Schlusses mehr, um von dem Satz ‚*Die* Katze hat vier Beine' zu dem Satz ‚Die Katze sollte vier Beine haben' zu gelangen; der Begriff der Lebensform ist gemäß ihrem Verständnis intrinsisch normativ.[145] Sebastian Rödl vertritt sogar die contra-Humesche These, dass jedes *Sollen* – wie auch immer stark vermittelt – in einem *Sein* gründen *muss*. Denn wie etwas sein solle, könne nur aus dem folgen, was es ist und allein das Wesen einer Sache könne ihr Maß sein.[146] Mit Aristoteles könne man sagen, dass das, was etwas *ist*, seine *Form* sei. Insofern ist für Rödl – ebenso wie für Thompson und Foot – „die einfachste Gestalt einer Bestimmung, die Maß und Wesen ist, [...] eine Lebensform

---

142 Vgl. Foot 2001, 40 FN 1. Vgl. hierzu auch Nagel 2012, 123.

143 Während David Hume die Beobachtung eines seiner Ansicht nach ungerechtfertigten Übergangs vom Sein (*is*) zum Sollen (*ought*) (vgl. Hume, Treatise SB 469 – SB 470) darlegt, äußert Moore daran Kritik, ‚gut' mittels natürlicher Eigenschaften zu definieren und bezeichnet dieses Vorgehen als naturalistischen Irrtum (‚naturalistic fallacy') (vgl. Moore 1996, 61 – 72).

144 Vgl. hierzu auch Brandom 2001, 185 – 204. Zur Kritik an der Dichotomie zwischen Deskriptivem und Normativem in der Debatte der analytischen Philosophie vgl. des Weiteren McDowell 1998a, Kap. 2; Putnam 2002; Stroud 2011.

145 Vgl. Thompson 2008, 31; Wolf 2010, 301.

146 Sebastian Rödl bezeichnet den Sein-Sollens-Fehlschluss als ‚Doktrin', die am wirkmächtigsten von Hume dargestellt worden ist und nach welcher Sein und Sollen einander entgegengesetzt sind: „Was etwas ist, legt niemals fest, wie es sein soll. Nichts fällt an sich selbst ein Maß des Sollens. Es muss unter ein solches Maß gebracht werden" (Rödl 2003, 103). Vgl. hierzu auch Wesche 2010, 270; Hoffmann/Reuter 2010, 15 f. Gemäß der Interpretation Rickens sind Thompson und Foot der Ansicht, dass sich normative Aussagen über Lebewesen auf Tatsachen und somit auf wahre deskriptive Aussagen reduzieren lassen. Natur*historische* Urteile artikulieren als natur*teleologische* Urteile stets faktisch gegebene Abhängigkeitsbeziehungen zwischen den verschiedenen Elementen, Aspekten und Phasen einer bestimmten Lebensform (vgl. Foot 2001, 32 f.; Thompson 2008, 78; Ricken 2010, 198). Gegenüber der von Foot angestrebten Übertragung jener Thesen auf die *menschliche* Lebensform und die für diese spezifischen moralischen Urteile formuliert Ricken allerdings zu Recht einige kritische Vorbehalte (vgl. Ricken 2010, 203 ff.). Vgl. hierzu auch die einflussreiche sowie triftige Kritik John McDowells (McDowell 1998b, 169 – 197).

oder Spezies oder Art des Lebendigen“[147]. Diese Erwiderung kann die Kritiker gewiss nur äußerst bedingt überzeugen und die Problematik, die auf einem tiefgehenden Streit innerhalb der Philosophie beruht, wird auch hier nicht aufgelöst werden können.

Abgesehen von der grundlegend anderen Sichtweise Leists, die jedenfalls nicht in der Traditionslinie Aristotelischer Teleologie steht, sondern eher im Rahmen eines Cartesianischen Kausalitätsverständnisses zu verorten ist, kritisiert er – sich auf die interne Theorieperspektive Thompsons und Foots einlassend –, dass diese auf der Basis der An- oder Abwesenheit lebensformrelevanter Eigenschaften, Fähigkeiten und Verhaltensweisen in einem konkreten Exemplar über die Qualität von jenem als gutes oder schlechtes Exemplar Urteile der Art „Bienen mit defektem Stachel sind ‚schlechte‘ Bienen“[148] fällen. Bezüglich der Urteile über die Mangelhaftigkeit von individuellen Lebewesen äußert auch Wolf abermals Kritik. Mit Blick auf nicht-humane Tiere sei zunächst „zwischen der biologischen Funktion der Spezies und dem subjektiven Wohl des einzelnen Tiers“[149] zu differenzieren. So sei beispielsweise vorstellbar, dass ein Tierindividuum seiner naturgemäßen Normativität zufolge einen Defekt aufweise, diesen jedoch durch andere Eigenschaften, Fähigkeiten oder Verhaltensweisen kompensiere und daher seinem Mangel zum Trotz als Exemplar seiner Art gut leben könne. Wolf wirft Thompson und Foot daher vor, die Komplexität bzw. Plastizität eines lebenden Organismus zu unterschätzen, seine Lebensvollzüge nicht im Gesamtzusammenhang zu betrachten und – zumindest mit Blick auf entsprechend entwickelte Tiere – die Ebene seines subjektiven Erlebens außer Acht zu lassen. Hieran schließt Wolf weitere Gedanken ihrer eigenen an der Mitleidsethik orientierten Theorie des Mitgefühls an:

> Die alltägliche Beschreibung und Interpretation von Tieren und Menschen enthält aufgrund unserer Fähigkeiten zum Mitfühlen und zur Interaktion wesentlich die Vorstellung, dass wir es mit Individuen zu tun haben, die nicht nur biologische Funktionen besser oder schlechter

---

147 Rödl 2003, 104.

148 Leist 2010, 132. Für die vorliegende Untersuchung ist die These, dass Exemplare einer Lebensform selbst gute oder schlechte Exemplare sein können oder ihr Lebensziel gut oder schlecht verfolgen können, die weniger bedeutsame Seite naturgemäßer Normativität. Entscheidend ist vielmehr, dass *Zustände* oder *Umstände*, in denen sich *individuelle Exemplare* befinden, als *für sie selbst* gut oder schlecht vor dem Hintergrund ihrer je spezifischen Lebensform bewertet werden können. Die Tatsache, dass nicht-humanen Lebewesen bessere bzw. schlechtere Zustände zugeschrieben werden können, ist für den Menschen als moralisches Subjekt nicht indifferent, sondern verlangt ihm deren Berücksichtigung, auch in moralischer Hinsicht, ab. Für eine ausführliche Explikation dieser These vgl. Kap. 8 sowie 13.

149 Wolf 2010, 317.

> erfüllen, sondern denen es auch subjektiv, aus ihrer eigenen Perspektive, besser oder schlechter gehen kann und mit denen wir als so beschaffenen Wesen konfrontiert sind. Wir können ihnen folglich nicht nur Nutzen oder Schaden verursachen, sondern ihnen Angenehmes oder Leiden zufügen.[150]

Die wichtige Dimension des Mitfühlens mit empfindungsfähigen Tieren liege außerhalb des Horizonts von Thompson und Foot. Dieser Kritik Wolfs ist zuzustimmen, wenngleich die Berücksichtigung besserer und schlechterer Zustände *für* individuelle Exemplare einer Lebensform nicht allein auf das Mitgefühl seitens des Menschen zurückgeführt werden darf, sondern auf der Basis asymmetrisch/nicht-reziproker Anerkennungsverhältnisse zwischen Personen und nicht-humanen Lebewesen objektiv eingefordert werden muss.[151]

Zudem ist anzumerken, dass die Wolfsche Kritik bezüglich der Ausführungen Foots nur eingeschränkt zutrifft, da letztere – wenngleich nur an einigen wenigen Stellen – auch das Gute *für* individuelle Lebewesen in den Blick nimmt: Im Rahmen ihres Aufsatzes „Goodness and Choice“ (1978) spricht sie etwa vom ‚Wohlergehen der Pflanze‘[152] und äußert in „Euthanasia“ (1978) darüber hinaus Folgendes über die pflanzliche Lebensform: „Even plants have things done to them that are harmful or beneficial, and what does them good must be related in some way to their living and dying.“[153] Während alles, was gut oder schlecht *für* Pflanzen sein könne, auf deren Leben und Sterben bezogen sei, könne *für* Tiere etwas gut oder schlecht sein, was auch komplexere Zustände wie Wohlbefinden, Behaglichkeit o. ä. betreffe.[154] Schließlich äußert sie sich auch in *Natural Goodness* – die Schrift, auf die Wolf ihre Kritik bezieht – flüchtig über das *für* individuelle Lebewesen Gute resp. Zuträgliche und differenziert „the idea of an individual's *good* as opposed to its *goodness*“[155], wobei letztere Facette der eigentliche Ge-

150 Wolf 2010, 317.
151 Vgl. insbesondere Kap. 8 sowie 13.
152 Vgl. Foot 1978b, 145.
153 Foot 1978a, 38.
154 Vgl. Foot 1978a, 39.
155 Foot 2001, 51. Vgl. auch Foot 2001, 41 ff. Das Konzept des Gedeihens bei Pflanzen und nicht-humanen Tieren sei analog dem Konzept des guten und gelingenden menschlichen Lebens zu verstehen. Foot fügt erläuternd hinzu: „Whether an individual plant or animal actually succeeds in living the life that it is its good to live depends on chance as well as on its own qualities. But its own goodness or defect is conceptually determined by the interaction of natural habitat and natural (species-general) ‚strategies‘ for survival and reproduction“ (Foot 2001, 42). Bezüglich der Gelingensbedingungen für ein gutes Leben auf der individuellen Ebene würde Wolf sicherlich zu Recht hinzufügen, dass der Mensch hierauf häufig ebenfalls einen nicht zu vernachlässigenden Einfluss ausübt.

genstand ihrer philosophischen Betrachtungen bleibt.[156] Beide Aspekte seien jedoch im Konzept des Gedeihens miteinander verknüpft und Foot hält es wenigstens grundsätzlich für möglich, einem Pflanzen- oder Tierindividuum Gutes zu tun. Als abschließende Bemerkung über das Gute resp. Zuträgliche für nicht-humane Lebewesen im Vergleich zum Guten für den Menschen konstatiert sie:

> Human good must indeed be recognized as different from good in the world of plants or animals, where good consisted in success in the cycle of development, self-maintenance, and reproduction. Human good is *sui generis*. Nevertheless, I maintain that a common conceptual structure remains. For there is a ‚natural-history story' about how human beings achieve this good as there is about how plants and animals achieve theirs.[157]

Kritikwürdig bleibt allerdings erstens, dass Foot dem für Lebewesen Guten resp. Zuträglichen nur randständige Aufmerksamkeit angedeihen lässt und zweitens, dass sie das für pflanzliche Lebewesen Gute resp. Zuträgliche ausschließlich in Relation zu ihrem Überleben oder ihrem Reproduktionserfolg begreift. Sie blendet die Mannigfaltigkeit der potentiell guten und schlechten Zustände für Pflanzen aus und unterschätzt jene für nicht-humane Tiere. So räumt sie etwa ausschließlich für den Menschen ein, er könne auch ohne jede Einschränkung hinsichtlich seiner Überlebens- und Reproduktionsfähigkeit depriviert sein. Ihre Verengung der Perspektive auf bessere und schlechtere Zustände im Rahmen des Erfolgs von Entwicklungszyklus, Selbsterhaltung und Reproduktion nicht-humaner Lebewesen gilt es zu überwinden. In dieser Absicht werden nachfolgend die Ausführungen Christine Korsgaards herangezogen, die das für nicht-humane Lebewesen Gute resp. Zuträgliche ins Zentrum einer ihrer philosophischen Betrachtungen rückt.

---

156 Vgl. Foot 2001, 38. In ihrem Bemühen sich vom Konsequentialismus zu distanzieren, äußert Foot sich auch zur *Gutheit* von *Zuständen*, spricht diesen allerdings jedwede begründungstheoretische Funktion ab (vgl. Foot 2001, 48 ff.).
157 Foot 2001, 51.

7. Lebensform als natürliches Gut

Innerhalb ihres vielbeachteten Aufsatzes „Fellow Creatures: Kantian Ethics and Our Duties to Animals" (2004) ist Christine Korsgaard darum bemüht, eine Lesart der Kantischen Moralphilosophie zu entwickeln, im Rahmen derer sie die Begründung einer direkten moralischen Berücksichtigungswürdigkeit nicht-humaner Lebewesen anstrebt. Das hierfür entscheidende Argument sei das Dasein aller Lebewesen als *Zweck an sich selbst.*

Innerhalb der Kantischen Moralkonzeption rührt der absolute Wert der Menschheit von der Fähigkeit des Menschen zur moralischen Selbstgesetzgebung her. In diesem Sinne der moralischen Selbstgesetzgebungsfähigkeit begreift Korsgaard im Folgenden die Rationalität des Menschen, sodass alle nicht-rationalen Wesen hier bereits herausfallen.[158] Sie wendet sich jedoch der wegen fehlender Rationalität ausgeschiedenen Gruppe nicht-humaner Lebewesen zu. Obwohl sie Kants eigenem Standpunkt damit nicht ent-, sondern widerspricht, vertritt sie die Ansicht, dass die Kantische Argumentation eine Möglichkeit birgt, direkte Pflichten des Menschen gegenüber seinen Mitlebewesen, *den anderen Tieren* zu begründen. Für die Bestimmung dessen, was ein Tier überhaupt ist, knüpft sie bei den Ausführungen Aristoteles' an.[159] Zuvorderst sei ein Tier eine bestimmte Art von lebender Entität. Eine Entität oder Substanz sei nach Aristoteles ein in einer bestimmten Weise angeordneter resp. funktional organisierter Stoff; eine *lebende* Entität habe eine *spezifische* Form und sei so organisiert, dass sie ihre Organisation selbst erhalte und reproduziere.[160] Weil Lebewesen sich selbst erhaltende Entitäten seien, die den für sie eigenen Zweck haben, zu sein und zu bleiben, was sie sind, bestehen die für Lebewesen charakteristischsten Aktivitäten in der Nahrungsaufnahme und Fortpflanzung. Das *ergon* von Lebewesen bestehe im Vollzug ihres eigenen Lebens und ihre Organe und Tätigkeiten seien entsprechend angeordnet, um diesen Zweck zu erfüllen. Ein Tier sei wiederum ein

---

158 Vgl. Korsgaard 2004, 81. Immanuel Kants entsprechende Formulierung lautet: „Denn es hat nichts einen Wert, als den, welchen ihm das Gesetz bestimmt. Die Gesetzgebung selbst aber, die allen Wert bestimmt, muß eben darum eine Würde, d.i. unbedingten, unvergleichbaren Wert haben, für welchen das Wort *Achtung* allein den geziemenden Ausdruck der Schätzung abgibt, die ein vernünftiges Wesen über sie anzustellen hat. *Autonomie* ist also der Grund der Würde der menschlichen und jeder vernünftigen Natur" (Kant, GMS 436). Vgl. zur Kantischen Moralkonzeption auch Kap. 2 sowie 10.

159 „The best account of what an animal is comes from Aristotle" (Korsgaard 1996a, 149). Vgl. hierzu Kap. 1.

160 Vgl. Korsgaard 2004, 82 f. Christine Korsgaard bezieht sich hier insbesondere auf die Aristotelischen Schriften *Metaphysik* und *Über die Seele*.

spezielles Lebewesen mit der besonderen Fähigkeit der Wahrnehmung und willentlichen Bewegung. Tiere erhalten sich selbst, indem sie Repräsentationen ihrer Umwelt bilden und sich in Übereinstimmung mit diesen in ihrem Lebensraum zurechtfinden. Diese beiden Aufgaben – Repräsentationen der eigenen Umwelt zu generieren (‚that is, belief') und sich selbst in ihr zurechtzufinden (‚that is, action') – können auf zwei verschiedene Weisen geleistet werden, auf eine *instinktive* und eine *rationale* Weise. Kant vertrete die Auffassung, dass Handeln stets die Interaktion zweier Faktoren voraussetzt: das Zusammenspiel einer Neigung mit einer allgemeinen Regel.[161] Die Neigung sei eine durch Wahrnehmung oder Denken hervorgebrachte, motivational aufgeladene Repräsentation eines Objekts und veranlasse einen Akteur überhaupt erst dazu, handeln zu wollen. Unter dem Einfluss einer Neigung nehme man ein bestimmtes Objekt in einer gewissen Hinsicht als erstrebenswert oder abstoßend wahr – als essbar, gefährlich, interessant o. ä. Die allgemeine Regel lege sodann fest, was der Akteur tatsächlich tun soll, sobald er mit Neigungen dieser Art konfrontiert wird. Bei einem Menschen, der sich die allgemeine Regel, anderen in Not zu helfen, zu eigen gemacht habe, stelle die wahrgenommene Bedürftigkeit eines anderen eine Neigung zu helfen dar. Bei einer Katze mit der allgemeinen Regel, kleine, vorbeihuschende Wesen zu jagen, stelle etwa die Bewegung einer Maus eine Neigung dar, deren Verfolgung aufzunehmen. Die allgemeine Regel, aufgrund welcher nicht-humane Tiere auf eine Neigung reagieren, sei ihr Instinkt. Ein seinem Instinkt gemäß handelndes Tier agiert laut Korsgaard auf der Basis einer bewährten Verknüpfung zwischen einer bestimmten Art von Repräsentation und einer primitiv-normativen Reaktion.[162] Indem sie nicht-humanen Tieren eine *normative* Reaktion auf deren Neigungen zuschreibt und das tierliche Verhalten nicht als schlichte Wirkung der Neigung als Ursache deklariert, betont Korsgaard, dass das Verhalten von Tieren

---

161 Korsgaard stützt sich hier auf die Ausführungen Kants im Rahmen der *Rechtslehre* (vgl. Kant, RL 211–214). Hier äußert Kant etwa: „Was aber die praktische Lust betrifft, so wird die Bestimmung des Begehrungsvermögens, *vor welcher* diese Lust, als Ursache, notwendig vorhergehen muß, im engen Verstande *Begierde*, die habituelle Begierde aber *Neigung* heißen, und, weil die Verbindung der Lust mit dem Begehrungsvermögen, sofern diese Verknüpfung durch den Verstand nach einer allgemeinen Regel [...] gültig zu sein geurteilt wird, *Interesse* heißt, so wird die praktische Lust in diesem Falle ein Interesse der Neigung" (Kant, RL 212).

162 Zu ihrer Verwendung des Begriffs ‚Instinkt' merkt Korsgaard an, dieser sei nicht auf angeborene Reaktionsmuster beschränkt. Intelligente Tiere können – so Korsgaard – aus ihrer Erfahrung lernen und ihr Repertoire an angemessenen Reaktionen auf Repräsentationen über Angeborenes hinaus erweitern, indem sie neue Reiz-Reaktions-Verknüpfungen generieren. Intelligenz sei aber von Rationalität zu unterscheiden, da erstere zwar Lernfähigkeit ermögliche, aber nur durch letztere die Reflexion von Handlungsgründen möglich werde (vgl. Korsgaard 2004, 84 f.).

seinerseits eine Form von ‚instinctual action' darstellt. Allerdings sei der Unterschied zwischen bloßer Reaktion und genuiner Handlung bei nicht-humanen Tieren weniger deutlich ausgeprägt als beim Menschen:

> An animal who acts from instinct is conscious of the object of its fear or desire, and conscious of it as *fearful* or *desirable*, and so as *to-be-avoided* or *to-be-sought*. That is the ground of its action. But a rational animal is, in addition, conscious *that* she fears or desires the object, and *that* she is inclined to act in a certain way as a result.[163]

Als rationalem Wesen seien dem Menschen die allgemeinen Regeln, an welchen er seine Neigungen ausrichte, bewusst. Daher sei es dem Menschen auch möglich zu hinterfragen, ob eine Reaktion, die durch seine Neigungen nahegelegt werde, adäquat ist. Ebenso könne der Mensch als rationales Wesen seine eigenen Überzeugungen überprüfen, weil er ihnen gewahr sei. Der Umstand, dass rationale Tiere aufgrund ihrer Denkfähigkeit Zugang zu den Prinzipien haben, die ihre Überzeugungen und Handlungen steuern, markiert nach Korsgaard den entscheidenden Aspekt von Selbstbewusstsein. Hierdurch sei der Mensch frei und könne als einziges Wesen seine Neigungen unter das Diktat seiner Vernunft stellen, falls die Handlung, welche durch sie motiviert werde, falsch sei. Mit Hilfe des kategorischen Imperativs in der Formulierung des Prinzips der Universalisierbarkeit (der sogenannten Allgemeinen-Gesetzes-Formel) könne der Mensch prüfen, ob die Maxime seiner Handlung als normatives Prinzip dienlich sei, d. h. ob sie als allgemeines Gesetz tauge oder nicht. Denn gemäß Kant gilt: „*[H]andle nur nach derjenigen Maxime, durch die du zugleich wollen kannst, daß sie ein allgemeines Gesetz werde*"[164]. Zusammengefasst vertrete Kant den Standpunkt, dass Rationalität die Fähigkeit zu moralischer Selbstgesetzgebung sei und zugleich diejenige Fähigkeit, welche die unverkennbare Differenz zwischen Menschen und nicht-humanen Lebewesen ausmache.[165]

Daraus, dass der Mensch das einzige Tier ist, dessen Benehmen moralisch lenk- und bewertbar ist, kann Kant nach Korsgaards Ansinnen jedoch nicht folgern, dass der Mensch keine Verpflichtungen gegenüber nicht-humanen Tieren hat. Und dennoch, Kant kategorisiert nicht-humane Tiere als Sachen von bloß relativem Wert als Mittel:

---

163 Korsgaard 2004, 85.

164 Kant, GMS 421. Vgl. auch Kants Formulierung aus der Rechtslehre: „Der oberste Grundsatz der Sittenlehre ist also: Handle nach einer Maxime, die zugleich als allgemeines Gesetz gelten kann. – Jede Maxime, die sich hierzu nicht qualifiziert, ist der Moral zuwider" (Kant, RL 226).

165 Vgl. Korsgaard 2004, 86 f.

> Die Wesen, deren Dasein zwar nicht auf unserem Willen, sondern der Natur beruht, haben dennoch, wenn sie vernunftlose Wesen sind, nur einen relativen Wert, als Mittel, und heißen daher *Sachen*, dagegen vernünftige Wesen *Personen* genannt werden, weil ihre Natur sie schon als Zwecke an sich selbst, d.i. als etwas, das nicht bloß als Mittel gebraucht werden darf, auszeichnet, mithin sofern alle Willkür einschränkt (und ein Gegenstand der Achtung ist).[166]

Da nicht-humane Lebewesen nach Kant gerade *keine Zwecke an sich selbst* sind, müssten sie konsequenterweise – so sollte man annehmen – Personen als reine Mittel gereichen dürfen.[167] Überraschenderweise nimmt Kant hinsichtlich des Personen erlaubten Umgangs mit nicht-humanen Tieren gleichwohl Einschränkungen vor: Tiere dürfen getötet werden, aber nur geschickt und schmerzfrei. Leiden verursachende Tierversuche dürfen durchgeführt werden, jedoch nicht zu Gunsten reiner Spekulation. Personen dürfen nicht-humane Tiere beanspruchen, damit sie Arbeiten für sie verrichten, aber nicht in einem sie überanstrengenden Maß. Außerdem solle der Mensch für die von Tieren geleistete Arbeit dankbar sein und sich, so sie aufgrund ihres Alters die entsprechenden Tätigkeiten nicht mehr verrichten können, erkenntlich zeigen, anstatt sich nicht länger nützlicher Tiere zu entledigen. Letztendlich sind alle genannten Pflichten aber nicht den Tieren selbst, sondern vielmehr der eigenen sowie anderen Personen geschuldet.[168] Die für ihn fälschliche Annahme, nicht-humane Tiere könnten selbst einen Verpflichtungsgrund für den Menschen darstellen, bezeichnet Kant als ‚Amphibolie der Reflexionsbegriffe', d.h. als die einer Doppelsinnigkeit geschuldeten Verwechslung. Er stellt deutlich heraus, dass die vermeintliche Pflicht gegen nicht-humane Lebewesen darauf basiert, dass der Mensch „seine Pflicht *in Ansehung* anderer Wesen mit einer Pflicht *gegen* diese Wesen verwechselt"[169]. Eine grausame Behandlung von Tieren weist Kant mit dem Argument zurück, dass sich mit der Tierquälerei eine Verrohung des Menschen einstelle. In allen genannten Fällen sei die Pflicht des Menschen gegen sich selbst auf die Pflicht, der Moralität dienliche Eigenschaften zu kultivieren, bezogen. Auch wenn dieses empirisch vermittelte

166 Kant, GMS 428.

167 Im Rahmen der *Anthropologie in pragmatischer Hinsicht* äußert Kant entsprechend: „Daß der Mensch in seiner Vorstellung das Ich haben kann, erhebt ihn unendlich über alle andere auf Erden lebende Wesen. Dadurch ist er eine *Person* [...], d.i. ein von *Sachen*, dergleichen die vernunftlosen Tiere sind, mit denen man nach Belieben schalten und walten kann, durch Rang und Würde ganz unterschiedenes Wesen" (Kant, Anth 127). Vergleichbares formuliert er auch in einer Passage aus „Mutmaßlicher Anfang der Menschheitsgeschichte" (vgl. Kant, MAM 114).

168 Vgl. Kant, TL 443; Kant, VL Ethik 302–304. Vgl. hierzu auch die Ausführungen zu Kant in Kap. 10.

169 Kant, TL 442. Vgl. hierzu auch Kant, KrV B 316–B 324; Gutmann 2010, 11.

Argument moralpsychologisch plausibel erscheint, bleibt seine Begründungskraft für die moralische Berücksichtigungswürdigkeit von Tieren kontingent.[170]

Warum aber, fragt Korsgaard, ist der Mensch *den anderen Tieren* diese Pflichten nicht selbst und direkt schuldig? Kants Antwort lautet, dass Personen nur gegenüber sich selbst und anderen Personen Pflichten haben, weil eine Pflicht in der ‚moralischen Nötigung' durch den Willen eines Subjekts gründen muss. Pflichten könne man somit nur gegenüber jemandem haben, der in der Position sei, andere mit seinem Willen moralisch einzuschränken, d. h. zu *ver*pflichten; hierzu sei ausschließlich der gesetzgebende Wille eines rationalen Wesens in der Lage. Als nicht-rationale Wesen seien nicht-humane Lebewesen schlichtweg unfähig, Menschen wirksam in die Pflicht zu nehmen. In Korsgaards Interpretation liefert Kant hiermit ein Argument, das den bestimmten Wert des Zweck-an-sich-selbst-Seins mit der Fähigkeit verpflichten zu können identifiziert. Insofern argumentiere Kant also nicht, dass der Mensch keine Pflichten gegenüber nicht-humanen Lebewesen habe, weil es ihnen oder ihrem Leben an einer bestimmten Art von Wert mangele, sondern weil sie vielmehr unfähig seien, dem Menschen Pflichten *aufzuerlegen.*[171]

Mit dieser Argumentation gibt Korsgaard sich allerdings nicht zufrieden. Sie ist vielmehr davon überzeugt, dass unter Zuhilfenahme des der sogenannten Menschheitsformel zugrunde liegenden Arguments auch *direkte* Verpflichtungen gegenüber *den anderen Tieren* begründet werden können.[172] Kant fundiert die materiale Vorstellungsart des kategorischen Imperativs sowohl subjektiv als auch objektiv. Zunächst definiert er sie als ein ‚*subjektives* Prinzip menschlicher Handlungen', dessen Grund der folgende sei: „*Die vernünftige Natur existiert als Zweck an sich selbst.* So stellt sich notwendig der Mensch sein eigenes Dasein vor“[173]. Weil sich aber nicht nur der Mensch, sondern jedwedes Vernunftwesen auf der Basis desselben Vernunftgrunds sein Dasein notwendig so vorstelle, handele es sich bei dem genannten Prinzip zugleich um ein ‚*objektives* Prinzip'. Nach Korsgaards Verständnis liegt der von Kant aufgezeigte objektive Grund für die Vorstellung des rationalen Wesens von sich selbst als *Zweck an sich selbst* in seiner Autonomie. Das der spezifischen Vorstellung der vernünftigen Natur zugrunde liegende subjektive Prinzip basiere hingegen auf der Fähigkeit rationaler Wesen, Werte auf Objekte ihrer Wahl übertragen zu können. Korsgaard ist somit der

---

170 Vgl. Skidmore 2001, 541 ff.; Gutmann 2010, 18. Für eine über das sogenannte Verrohungsargument hinausgehende Interpretation der §§ 16 – 18 von Kants Tugendlehre vgl. Baranzke 2005.

171 Vgl. Korsgaard 2004, 91 f.

172 Vgl. Korsgaard 2004, 99.

173 Kant, GMS 429.

Überzeugung, dass Kant mit der Bestimmung des Menschen als *Zweck an sich selbst* im Sinne eines *subjektiven Prinzips menschlichen Handelns* eigentlich meint, dass Menschen sich selbst als mit der Fähigkeit, Objekten ihrer Wahl Wert verleihen zu können, ausgestattet betrachten.[174] Das bedeute, der Mensch halte seine eigenen Entscheidungen für eine Quelle legitimer moralischer Forderungen gegenüber allen rationalen Wesen. Die Ziele des Menschen seien dabei nicht an sich selbst oder per se gut, sondern nur relativ in Bezug auf seine Interessen. Seinem eigenen Interesse an etwas übertrage der Mensch einen Wert und schaffe damit eine für das Verfolgen seiner eigenen Ziele rational begründete Basis. Korsgaard stimmt Kant zu, dass ohne explizite Wertzuschreibung die „Zwecke, die sich ein vernünftiges Wesen als *Wirkungen* seiner Handlung nach Belieben vorsetzt (materiale Zwecke), [...] insgesamt nur relativ“[175] sind. Insofern sei der Wert von Objekten stets mittelbar und von der Bestimmung des Menschen als wertvoll abhängig. Dass aber der Mensch Objekten seiner Begierde überhaupt Wert zuschreiben könne, setze voraus, dass er *sich* zuallererst *selbst* für wertvoll befinde: „‚What matters to me‘, the human being in effect says to himself, ‚really matters, and is worth pursuing, because *I* matter‘.“[176] In diesem Sinne sei das Verständnis des Menschen von sich selbst als *Zweck an sich* ein subjektives Prinzip menschlichen Handelns, weil sich der Mensch den Status *Zweck an sich* faktisch selbst verleihe und somit als *causa sui* seiner eigenen Werthaftigkeit fungiere. Nach Kantischem Verständnis müsse Wert daher als vom Menschen geschaffen verstanden werden, als menschliches Produkt, welches erst durch dessen legislativen Willen möglich sowie notwendig werde.[177] Daher seien rationale Wesen ‚sources of value‘, d. h. Quellen legitimer moralischer Forderungen, die für jedes rationale Wesen selbst wie für alle anderen rationalen Wesen bindend seien.

Als vernünftige Wesen, die sich sowohl ihrer Entscheidungen als auch der Gründe für selbige bewusst seien, können Menschen ihre Zwecke nur dann rational verfolgen, wenn sie von deren Gutheit überzeugt sind. Zur Prüfung sei die oben bereits ausgeführte Allgemeine-Gesetzes-Formel des kategorischen Imperativs heranzuziehen. Nach Korsgaards Interpretation kann eine Handlungsmaxime dann als allgemeines Gesetz gewollt werden, wenn sie ihre Effektivität bezüglich des zu realisierenden Zwecks auch in einer universalisierten Perspektive beibehält, d. h. wenn sie widerspruchsfrei gewollt werden kann. Durch ihren Fokus auf die auch nach der Universalisierung zu gewährleistende Effektivität der

---

174 Korsgaard verweist an dieser Stelle auf ihre Ausführungen innerhalb des Kapitels „Kant's Formula of Humanity“ in *Creating the Kingdom of Ends* (vgl. Korsgaard 1996b, 106–132).

175 Kant, GMS 427.

176 Korsgaard 2004, 93.

177 Vgl. Korsgaard 2004, 94 f. Vgl. auch Kant, GMS 436.

Handlungsmaxime ist für Korsgaard besagter Widerspruch weniger logisch oder teleologisch, als vielmehr praktisch zu verstehen.[178] Nun gelten im Bereich des menschlichen Miteinanders Konventionen, die leicht auf ihre Universalisierbarkeit hin geprüft werden können, da sie nur solange effektiv seien, wie sich alle Akteure an entsprechende Regeln halten. Zur Verdeutlichung bemüht Korsgaard das Kantische Beispiel der Institution des Versprechens: Sobald jede Person das ungeschriebene Gesetz des Versprechens missbrauchen würde, Versprechen also stets gebrochen und niemals eingehalten würden, wäre die Institution des Versprechens in ihrer Wirksamkeit *ad absurdum* geführt und hätte so ihre Geltung verloren.[179] Das Verhältnis zwischen Menschen und *den anderen Tieren* basiere im Allgemeinen allerdings nicht auf geteilten Bräuchen und Gepflogenheiten. Vielmehr seien moralische Fragen evozierende Handlungen, die Menschen an und/oder mit Tieren vollziehen, naturhafte Handlungen, wie beispielsweise sie um des Genusses willen zu verspeisen, um der Erkenntnis willen als Versuchsobjekt zu gebrauchen oder um des Sports willen zu jagen. Im Gegensatz zum genannten Beispiel des missbrauchten Versprechens handele es sich dabei um Verfahren, die das gewünschte Ergebnis auch dann erzielen, wenn sie universal ausgeübt werden. So sei das Prinzip der Universalisierbarkeit eigentlich nur dafür gerüstet, solche Maximen zu entlarven, deren Falschheit in scheiternder Wechselseitigkeit gründe. Bei den moralischen Fragen im Umgang des Menschen mit nicht-humanen Tieren komme der Aspekt der Wechselseitigkeit jedoch nicht zum Tragen. Während für den Bereich des menschlichen Miteinanders der Erlass kategorischer Ge- oder Verbote somit gut nachvollziehbar sei, können hinsichtlich des Umgangs mit nicht-humanen Tieren kategorische Ge- und Verbote zumindest nicht praktisch widerspruchsfrei unter Bezugnahme auf die – für Korsgaard daher auch defizitäre – Allgemeine-Gesetzes-Formel begründet werden.[180]

Vor diesem Hintergrund wendet sich Korsgaard erneut der von ihr favorisierten Interpretation der Menschheitsformel zu. Die Selbstgesetzgebung des Menschen ermögliche ihm zwar – im Gegensatz zu nicht-humanen Lebewesen –, Forderungen zu stellen, sei aber nicht der eigentliche *Grund* für jene Forderungen. Nach Korsgaard liegt der Grund für Pflichten und legitime moralische Forderungen in dem Umstand, dass der Mensch seinen eigenen Interessen, die nicht nur auf seine rationale, sondern zuvorderst auf seine animalische Natur bezogen

178 Vgl. Korsgaard 1996b, 78–80, 92–102. „The Formula of Universal Law is a test of the sufficiency of the reasons for action and choice which are embodied in our maxims" (Korsgaard 1996b, 79).

179 Vgl. Kant, GMS 402 f.

180 Vgl. Korsgaard 2004, 98.

seien, Wert zuschreibt.[181] Daher fragt sie: „If we can owe duties to *ourselves as* animal beings, why can't we owe parallel duties to other animal beings?"[182] Kant selbst verhandelt diesen Aspekt im Rahmen seiner *Metaphysik der Sitten* unter der Überschrift „Die Pflicht des Menschen gegen sich selbst als einem animalischen Individuum" und gesteht letztlich nur zu, dass es Pflichten des Menschen bloß *in Ansehung* seiner animalischen Natur und nicht *gegenüber* derselben geben kann.[183] An dieser Stelle widerspricht Korsgaard der Kantischen Überzeugung erneut und entwickelt ihre eigene These vom natürlichen Gut (*natural good*). In diesem Rahmen greift sie abermals die Aristotelische Bestimmung von Entitäten als funktional organisiertem Stoff auf. Das natürliche Gut einer Entität sei alles, was ihr ermögliche, überhaupt zu funktionieren und darüber hinaus *gut* zu funktionieren.[184] Unzählige Dinge zeichnen sich so durch ihre Funktionalität aus. Korsgaard fügt das Beispiel des Autos an, für welches etwa Rost – in einem gewissen Sinn – schlecht sei, da dieser es in seinem Funktionieren beeinträchtige. Weil das Auto aber nicht um seiner selbst willen existiere, sondern ausschließlich, um den Bedürfnissen des Menschen zu dienen, könne wiederum nichts gut oder schlecht *für* das Auto *selbst* sein. Anders verhalte es sich bei funktional verfassten Lebewesen. Die maßgebliche Differenz zwischen einem beliebigen Auto und einem beliebigen Lebewesen bestehe darin, dass die Funktion des Autos *außerhalb* desselben liege, wohingegen die Funktion des Lebewesens *in diesem selbst* liege bzw. ihm selbst diene. Weil das natürliche Gut etwas sei, was um seiner selbst willen angestrebt werde, unterscheiden sich die Aussagen, dass etwas gut oder schlecht für ein Auto, und dass etwas gut oder schlecht für ein Lebewesen sei. Da etwa die Funktion einer Pflanze darin bestehe, sich selbst zu erhalten, seien es auch die dieser Pflanze eigenen Bedürfnisse und nicht etwa diejenigen des Menschen, die grundlegend tangiert werden, wenn etwas ihr Funktionieren ermögliche oder sie in ihrem Funktionieren hindere. Hieraus folgert Korsgaard:

> A plant therefore ‚has a good' in a slightly deeper sense than a car does, since what is ‚good for it' is more authentically good for *itself.* Even if you don't accept that, you can agree that an animal has a good in a deeper sense still. For an animal has the capacity to experience and pursue what is naturally good or bad for it.[185]

181 Vgl. Korsgaard 2007, 5.
182 Korsgaard 2004, 100 FN 59.
183 Vgl. Kant, TL 421–428.
184 Vgl. hierzu folgende Bestimmung des Guten von Aristoteles: „Jede Kunst und jede Lehre, desgleichen jede Handlung und jeder Entschluß, scheint ein Gut zu erstreben, weshalb man das Gute treffend als dasjenige bezeichnet hat, wonach alles strebt" (Aristoteles, EN I 1 1094a). Vgl. hierzu auch EN I 5 1097a–1097b.
185 Korsgaard 2004, 102.

Selbst wenn man gegenüber einem natürlichen Gut für Pflanzen skeptisch bleibe, müsse man Tieren, die zusätzlich in der Lage seien, das für sie Gute zu erleben und zu verfolgen, selbiges zugestehen. Dies bedeute allerdings nicht, dass Tiere reflektieren könnten, was gut oder schlecht für sie ist; diese Fähigkeit sei allein dem Menschen als rationalem Wesen vorbehalten. Gleichwohl erlebe ein Tier die Befriedigung seiner Bedürfnisse und dasjenige, was seine Bedürfnisse befriedige, als erstrebenswert oder angenehm sowie zugleich Angriffe auf seine Existenz als unerwünscht und unangenehm.[186] Dergleichen Erfahrungen bilden die Basis für seine Neigung, das eigene Gut zum Zweck seiner Handlungen zu erheben:

> In that sense, an animal is an organic system to whom its own good matters, an organic system that welcomes, desires, enjoys, and pursues its good. We could even say that an animal is an organic system that matters to itself, for it pursues its own good for its own sake.[187]

Jedes Tier, das sein eigenes Gut erlebe und als Zweck seiner Handlungen verfolge, sei sich insofern selbst von Interesse. Hierbei handele es sich um einen tieferen Sinn von ‚gut *für*' als demjenigen, der Pflanzen zugeschrieben werden könne, da bewusstseinsfähige Tiere einen eigenen Standpunkt einnehmen: „When we say that something is naturally good for an animal, we mean that it is good from its point of view."[188] Auch der Mensch habe als Tier ein natürliches Gut dieser Art, auf welches seine Neigungen ausgerichtet seien. Wie die zuvor benannten Arten des

186 Bereits in ihrer Schrift *The Sources of Normativity* (1996) entwickelt Korsgaard ein Argument für ihre These, dass nicht-humane Tiere ein eigenes Gut haben und dieses bewusst erleben (vgl. Korsgaard 1996a, 149–154). Im Rahmen dieses Arguments interpretiert sie Schmerz als Wahrnehmung eines Handlungsgrunds.

187 Korsgaard 2004, 103. Auch wenn der prominente Tierrechtler Tom Regan selbst keine neokantianische Position vertritt, lassen sich im Rahmen seines Ansatzes doch einige Parallelen zu Korsgaards Ansatz auffinden. Ähnlich der Korsgaardschen These, dass Menschen und nicht-humane Lebewesen gemein haben, sich selbst etwas zu bedeuten, konstatiert er beispielsweise: „What is done to animals, both what they experience and what they are deprived of, matters to them, as the individuals they are" (Regan 2012, 116). Zudem argumentiert Regan, dass Menschen und nicht-humane Lebewesen die Fähigkeit der Erfahrung, Subjekt eines Lebens zu sein, teilen (vgl. Regan 1988, 243). Auch Korsgaard beschreibt nicht-humane Tierindividuen als „complex centers of subjectivity" (Korsgaard 2007, 3). Wie auch Korsgaard ist Regan bemüht, *direkte* Pflichten gegenüber nicht-humanen Tieren zu begründen. Indem Regan allerdings den Subjekten eines Lebens einen *inhärenten Wert* zuschreibt, nimmt er werttheoretische Einlassungen vor, welche mit Korsgaards konstruktivistischem Ansatz inkompatibel sind. Zudem fordert Regan für humane und nicht-humane Subjekte eines Lebens einen egalitären moralischen Status (vgl. Regan 1988, 245), der mit der Korsgaardschen Vorstellung einer Stufenleiter des Lebendigen ebenfalls unvereinbar bleibt.

188 Korsgaard 2004, 104. Vgl. hierzu auch Korsgaard 1996a, 154.

natürlichen Guts anderer Lebewesen sei auch das natürliche Gut des Menschen nicht an und für sich normativ. Aber es sei eben dieses natürliche Gut, auf welches der Mensch normative Werthaftigkeit *übertrage*, wenn er sich selbst als *Zweck an sich* wertschätze. Insofern sei es zuvorderst seine animalische Natur und nicht seine selbstgesetzgebende Natur, die dem Menschen etwas bedeute, auf die seine Interessen bezogen seien und die er als *Zweck an sich selbst* setze. Zwar unterscheiden sich die zahlreichen Neigungen des Menschen von solchen nicht-humaner Lebewesen; seine Fähigkeit zu physischer Freude führe u. a. aber zu ähnlich basalen Neigungen, wie etwa der Lust an Essen, Trinken, Kopulation und Spiel oder der Ablehnung von Schädigung, Schmerz und Kontrollverlust.[189] In dem Maße, in welchem der Mensch derlei Dinge positiv oder negativ bewerte, wertschätze er seine animalische Natur. Andere, typisch menschliche Handlungsmotivationen, die erst dem komplexen Zusammenspiel animalischer Neigungen und rational-intellektueller Vermögen erwachsen, spiegeln sich etwa in den Wünschen wider, Schönheit zu erleben oder Philosophie zu betreiben. Selbst bei der Übertragung von Wert auf diese spezifisch *menschlichen* Anliegen handelt es sich Korsgaard zufolge um eine Wertschätzung der *animalischen* Natur. Denn auch hier verleihe der Mensch der Art von natürlichem Gut normativen Wert, welche charakteristisch für ihr eigenes Gut erlebende und verfolgende *rationale* Wesen, d. h. seine eigene Lebensform, sei.[190] Somit gelte folgende Analogie:

> In taking ourselves to be ends-in-ourselves we legislate that the natural good of a creature who matters to itself is the source of normative claims. Animal nature is an end-in-itself, because our own legislation makes it so. And that is why we have duties to the other animals.[191]

Die Pointe besteht also darin, dass Korsgaard den Menschen qua seiner Rationalität als einzig möglichen Gesetzgeber ansieht, der Wert verleihen *kann*; zugleich ist er aber *genötigt*, der animalischen Natur Wert zu verleihen; und zwar nicht nur seiner eigenen, sondern jedweder animalischen Natur, auch derjenigen nicht-humaner Lebewesen: „For it is the most familiar fact of human life that the world contains entities that can tell us what to do and make us do it. They are people, and the other animals."[192] Das natürliche Gut von Lebewesen, die sich

189 Vgl. Korsgaard 2004, 105.

190 Vgl. hierzu auch folgende Äußerung Kants: „Der erste Grundsatz der Pflicht gegen sich selbst liegt in dem Spruch: Lebe der Natur gemäß (*naturae convenienter vive*), d.i. *erhalte* dich in der Vollkommenheit deiner Natur, der zweite in dem Satz: *Mache dich vollkommener*, als die bloße Natur dich schuf (*perfice te ut finem; perfice te ut medium*)" (Kant, TL 419).

191 Korsgaard 2004, 106.

192 Korsgaard 1996a, 166.

selbst etwas bedeuten, wird somit zur Quelle normativer Forderungen, allerdings erst im Lichte der Moral, die wiederum einzig der vernünftigen Natur als Gesetzgeber entspringt. Damit also überhaupt normative Forderungen in der Welt existieren, bedarf es der menschlichen Wertsetzung; diese ist aber wiederum nicht beliebig, sondern unterliegt etwa bestimmten Konsistenzbedingungen und erfordert die moralische Berücksichtigung all derjenigen Wesen, die sich selbst etwas bedeuten, d. h. Korsgaard zufolge der gesamten animalischen Natur.[193]

Vor diesem Hintergrund ist Korsgaard der Ansicht, dass Kants Konzeption von *Zwecken an sich selbst* zwei unterschiedliche Dimensionen enthält, die es zu differenzieren gilt. In einer Hinsicht seien *Zwecke an sich selbst* die Quelle legitimer moralischer Forderungen, die von allen rationalen Akteuren anerkannt werden müssen. In einer anderen Hinsicht seien *Zwecke an sich selbst* dazu imstande, ihren moralischen Forderungen durch ihren legislativen Willen und das Mitwirken an der moralischen Gesetzgebung Gesetzeskraft zu verleihen. Da es Wesen ohne rationalen Willen unmöglich sei, als verpflichtende Instanz mit der durchschlagenden Kraft des Gesetzes zu fungieren, komme für Kant als einzig denkbarer Ursprung von Gesetzgebung und Verpflichtung nur der rational bestimmte Wille in Betracht.[194] In *dieser* Hinsicht des aktiven Einforderns legitimer moralischer Pflichten seien auch tatsächlich nur aktual vernunft- und moralfähige Personen *Zwecke an sich selbst.* In Ermangelung eines rationalen Willens seien nicht-humane Lebewesen gleichwohl *nicht* in *jeder* Hinsicht von möglicher Selbstzweckmäßigkeit eliminiert, denn „it does not follow that the other animals cannot be ends-in-themselves in the first sense – the sources of legitimate normative claims – because it does not follow that there is no sense in which they can obligate us“[195]. Denn auch und gerade gemäß dem Kantischen Verständnis gelte, dass Gesetze ihrer Natur nach universal sind und sich ein durch ein universales Gesetz begründeter Schutz ferner nicht nur auf diejenigen bezieht, die an seiner Verabschiedung mitgewirkt haben, sondern potentiell auch auf alle anderen.[196] Daher liefere der Umstand, dass nicht-humane Lebewesen nicht an moralischer Gesetzgebung partizipieren können, nicht automatisch ein Argument für die

---

193 Emer O'Hagan resümiert den Korsgaardschen Zug pointiert: „She bridges the gap between the descriptive claim about the natural good and the normative claim about human obligation by arguing that in legislative acts of rational willing we make an implicit commitment to the value of the natural good“ (O'Hagan 2009, 550 f.).

194 Vgl. Kants entsprechende Formulierung: „Gesetzt aber, es gäbe etwas, *dessen Dasein an sich selbst* einen absoluten Wert hat, was, als *Zweck an sich selbst*, ein Grund bestimmter Gesetze sein könnte, so würde in ihm, und nur in ihm allein, der Grund eines möglichen kategorischen Imperativs, d.i. praktischen Gesetzes, liegen“ (Kant, GMS 428).

195 Korsgaard 2004, 95 f.

196 Vgl. hierzu auch Kant, RL 315.

Annahme, sie könnten uns auch in keiner anderen Hinsicht verpflichten. Korsgaard geht mit der Kantischen These, dass ausschließlich *Zwecke an sich selbst* in einer Welt der Fakten Quelle normativen Werts sein können, völlig d'accord.[197] Denn nur Wesen, die sich selbst etwas *bedeuten* (‚who *matter* to themselves'), d. h. die ihr eigenes Gut erleben und verfolgen, konstituieren den Grund für etwas wie Wert in der Welt; in der Abwesenheit derartiger Wesen wäre nichts von normativem Gewicht. Der Extensionsbereich von *Zwecken an sich selbst* ist für Korsgaard jedoch erheblich weiter gefasst als für Kant. So sind ihr zufolge Menschen nicht die einzige Quelle legitimer moralischer Forderungen. Nicht-humane Lebewesen – wenigstens alle nicht-humanen Tiere – seien ebenso *Zwecke an sich selbst*, denen ein je *eigenes Gut* zukomme. Menschen seien allerdings die einzigen Wesen, welche ein System moralischer Werte schaffen sowie die einzigen, welche das natürliche Interesse *aller* Tiere an sich selbst bestätigen, fördern und ihm Gesetzeskraft verleihen können.[198]

Korsgaard stellt weiterhin fest, dass die moralischen Werte des Menschen von der reflektierten Befürwortung des natürlichen Guts herrühren, welches der Mensch als Tier zu verfolgen geneigt sei. Dieses natürliche Gut richte sich wiederum nach der Art von Gutem, zu welchem hin schon Pflanzen orientiert seien und dieses seinerseits wieder nach der allgemeinen, zweckmäßigen Fähigkeit ein Gut zu haben, d. h. gedeihen zu können. Das Phänomen, dass Menschen sich selbst etwas bedeuten, basiere nicht auf deren rationalen Eigenschaften und Fähigkeiten, sondern sei vielmehr in der Grundbedingung allen Lebens verankert, die sich darin äußere, dass Lebewesen nach ihrem natürlichen Gut streben. Hieraus ergibt sich für Korsgaard die Frage, weshalb der Bestätigung des Menschen bezüglich seiner Sorge um sich selbst und um sein eigenes natürliches Gut nicht auch eine Sorge für alle anderen Wesen, die ein eigenes natürliches Gut haben, inhärent ist. Möglicherweise staffele sich moralische Berücksichtigungswürdigkeit in Graden und sei nicht ganz oder gar nicht zuzuschreiben. Schon mit Blick auf Pflanzen müsse Folgendes festgehalten werden: „We respond normatively to plants; a drooping plant in need of a drink seems to present us with a reason to water it; a sapling growing from what it seems to be almost sheer rock makes us want to cheer it on."[199] Vielleicht sei es die ‚shared condition of *life itself*' oder sogar funktionale Verfasstheit an sich, die der Mensch mit allen Entitäten gemein habe und die ihm derartige bewertende Reaktionen selbst gegenüber

197 Vgl. Korsgaard 2004, 108.
198 Im Sinne der vorliegend entwickelten Position müsste die Formulierung entsprechend lauten: Menschen sind die einzigen Wesen, die das eigene Gut nicht-humaner Lebewesen *anerkennen* können (vgl. hierzu Kap. 8, 12 sowie 13).
199 Korsgaard 2004, 106 FN 69.

Pflanzen und Dingen entlocke. Schließlich plage den Menschen auch dann ein Unbehagen, wenn bloße Sachen, also nicht-belebte Entitäten, sinnlos zerstört werden. Wie weit nach unten auf der Stufenleiter der Natur sollte aber Entitäten moralische Berücksichtigungswürdigkeit zugebilligt werden? In dem Sinne, dass Tiere ihr eigenes natürliches Gut wahrnehmen und verfolgen, bedeuten sie sich selbst etwas und sind nach Korsgaard eindeutig moralisch berücksichtigungswürdig. Auch wenn man über Pflanzen nicht sagen könne, dass sie ihr eigenes Gut wahrnehmen und verfolgen, so seien sie doch wesentlich – wie auch alle Tiere – sich selbst erhaltende Wesen, die in dieser Hinsicht an ihrem eigenen Gut orientiert sind. Nicht zuletzt zeigen sie eine gewisse Reaktionsfähigkeit (‚responsiveness') auf ihre Umwelt. Es sei zu vermuten, dass keine scharfe Trennlinie zwischen dieser Art von Reaktionsfähigkeit, primitiven Mustern der Wahrnehmung und Reaktion sowie vollumfänglich entwickelten Mustern des Selbstbewusstseins und Handelns existiere. Gewiss gebe es keine scharfe Trennlinie zwischen Pflanzen und Tieren. Im Lichte einer Natur, die bezüglich der Unterscheidung der mit ihr gegebenen Lebewesen keine harten Grenzziehungen, sondern vielmehr graduelle Schattierungen aufweise,[200] dränge sich die Frage geradezu auf, warum der Mensch nicht gegenüber *allen* Lebewesen Verpflichtungen habe. In Anlehnung an die Aristotelische *scala naturae* konzipiert auch Korsgaard eine Stufenleiter des Lebendigen und spricht zunächst allen Lebewesen einen ernährenden sowie einen reproduktiven Seelenteil zu. Tiere weisen zusätzlich einen wahrnehmungs- und bewegungsfähigen Seelenteil auf. Beim Menschen komme schließlich der rationale Seelenteil hinzu. Die dem Menschen eigene Zwecksetzungsfähigkeit mache ihn in einem stärkeren Sinne als alle anderen Wesen moralisch berücksichtigungswürdig.[201] Doch auch wenn Pflanzen weder rational und noch nicht einmal empfindungsfähig seien, könne man zumindest darüber nachdenken, ihnen eine basale Form moralischer Berücksichtigungswürdigkeit zuzugestehen. Denn auch sie weisen eine selbsterhaltende Form auf und seien so bereits dahingehend organisiert, ihr eigener Zweck zu sein. Schon der alltägliche Sprachgebrauch des Menschen spiegele diese rudimentäre Form der *Selbstzweckhaftigkeit* von Pflanzen wieder: „We say that a plant *needs* water, that it *turns* towards the light, even that it is not *happy* in that window and must be moved to another."[202] Nichtsdestotrotz spricht sich Korsgaard letztendlich gegen die hier-

---

200 Dass in der Natur keine konturscharfen Demarkationslinien existieren, legt auch Arthur O. Lovejoy im Rahmen seiner Studie *The Great Chain of Being* dar (vgl. Lovejoy 1970, 55 f.). Anstelle von klar abgrenzbaren Linien begegne man in der Natur vielmehr den „principles of plenitude and continuity" (Lovejoy 1970, 332). Vgl. auch Korsgaard 2004, 107.

201 Vgl. hierzu auch Korsgaard 2007, 4 f.

202 Korsgaard 1996a, 156.

durch nahegelegte Annahme aus, der Mensch könne möglicherweise auch *direkte* Pflichten gegenüber Pflanzen haben. Da Pflanzen nicht bewusstseinsfähig seien, fallen sie aus der Analogie, die zwischen Menschen und Tieren aufgestellt werden könne, heraus: Pflanze zu sein bedeute eben nicht, ein jemand mit eigenem Standpunkt zu sein.[203] Darüber hinaus bestehe bei Pflanzen aufgrund unzureichend definierter Identitätskriterien ein Individuationsproblem. Daher weist Korsgaard Kants Konzept einer bloß *indirekten* Pflicht von Personen *in Ansehung* bewusster und empfindungsfähiger Tiere zurück, hält es mit Bezug auf Pflanzen jedoch für zutreffend. Einer Person, die eine Pflanze sinnlos, aber mit voller Absicht töte oder nicht den Drang verspüre, eine vertrocknende Pflanze zu gießen, mangele es gleichwohl an Ehrfurcht vor dem Leben. Eine Person, die Mitleid mit einem leidenden Tier habe, nehme neben der fundamentalen Ehrfurcht vor dem Leben zusätzlich einen Grund hierfür wahr.[204] So können die Schreie eines Tieres Korsgaard zufolge etwa Schmerzen ausdrücken und anzeigen, dass es einen Grund gibt, den Zustand, in dem es sich befindet, zu verändern.[205] Ein Mensch könne die Schreie eines Tieres genauso wenig als Anhäufung von Geräuschen deklarieren wie die Worte einer Person. Schlussendlich gelangt Korsgaard zu der These: „Another animal can obligate you in exactly the same way another person

203 Weil die Bestimmung der funktionalen Verfasstheit von Dingen außerhalb dieser liegt und nicht um ihrer selbst willen besteht – Dinge sind keine Selbst-, sondern Fremdzwecke –, schließt Korsgaard eine direkte moralische Berücksichtigung von nicht-belebten Entitäten aus.

204 Vgl. Korsgaard 1996a, 153. Dieser Gedanke erinnert stark an die seinerzeit revolutionäre Formulierung Jeremy Benthams bezüglich moralisch berücksichtigungswürdiger Wesen (vgl. Bentham, Principles 283).

205 James Skidmores Kritik an dieser Darstellung Korsgaards geht m. E. teilweise fehl. Er beklagt etwa, dass Korsgaard behauptet, die teleologische Ausrichtung von Tieren generiere für selbige Gründe, einige Unternehmungen anzustreben und andere zu unterlassen. Es sei jedoch unplausibel, Gründe unabhängig von der Fähigkeit, aus Gründen handeln zu können, zuzuschreiben. Dadurch dass der Mensch sich selbst Zwecke setzen könne, habe er – im Gegensatz zu nichthumanen Tieren – diesen Zwecken entsprechende Handlungsgründe. Das schmerzmeidende Verhalten von Tieren basiere demgegenüber nicht auf für sie einsehbaren Handlungsgründen, sondern auf bloß instinktiven Reaktionen (vgl. Skidmore 2001, 548). Korsgaard scheint jedoch gar nicht sagen zu wollen, dass Tiere aus Gründen handeln, insofern Gründe als rational einsehbare Handlungsmotivation verstanden werden. Tiere haben auch ihr zufolge *keinen* Zugang zu dieser Art von Gründen. Sie legt aber Wert darauf, tierisches Verhalten bzw. *instinktives Handeln* nicht auf bloß angeborene Reiz-Reaktions-Schemata zu reduzieren und vertritt daher eine komplexere Lesart des Instinktbegriffs (vgl. Korsgaard 2004, 84). Tiere nehmen ihr zufolge Handlungsmotivationen wahr, können diese aber nicht rational erfassen. Die Schreie eines Schmerzen erleidenden Tieres zeigen einen Grund an, den Zustand des Tieres zu ändern. Der vom Tier empfundene Schmerz zeige jedoch keinen Grund – im hier explizierten Sinn – für das Tier, sondern für den Menschen an, der die leidvolle Situation eines Tieres nicht nur wahrnehmen, sondern eben auch rational bewerten könne (vgl. Korsgaard 1996a, 153).

can. It is a way of being *someone* that you share. So of course we have obligations to animals."[206] Dass ein Tier jemanden auf die exakt gleiche Art und Weise verpflichten kann wie eine Person, ist gewiss nicht zutreffend. Personen können ihre Ansprüche gegenüber anderen Personen konkret benennen und aktiv einfordern. Tugendhat spricht in diesem Zusammenhang von Forderungen, die Personen in Form von Billigung und Tadel wechselseitig zum Ausdruck bringen.[207] Tiere haben demgegenüber nicht einmal ein Bewusstsein moralischer Rechte und Pflichten. Dennoch ist Korsgaard beizupflichten, dass der Mensch zumindest sein Bestes geben sollte, alle Tiere wie ‚fellow creatures' zu behandeln, deren Gut um ihrer selbst willen bedeutsam ist. Schließlich kann allein dem Menschen die Pflicht auferlegt werden, moralische Ansprüche von Tieren zu formulieren und anzuerkennen.[208]

Im Gegensatz zu Kant, für den direkte Pflichten ausschließlich gegenüber rationalen Wesen bestehen, die in der Lage sind, andere durch ihren legislativen Willen zu verpflichten, vertritt Korsgaard eine neokantianische Position und fordert, dass der Mensch auch gegenüber nicht-humanen Tieren direkte Pflichten hat. Ihre These basiert auf dem Argument, dass die animalische Natur (sowohl des Menschen als auch nicht-humaner Tiere) einen *Zweck an sich selbst* und somit die Quelle normativer Ansprüche darstellt. Maßgeblich für das Korsgaardsche Argument ist die Differenzierung zwischen *legislativem Willen* und *Zweck an sich selbst* – zwei Aspekte, die Kant selbst für weitestgehend untrennbar erachtet.[209] Während Kant gerade die Vernunftfähigkeit vor der animalischen Natur normativ auszeichnet, betont Korsgaard die normative Dimension des Strebens aller Lebewesen nach ihrem eigenen *natürlichen Gut*. Hiermit verknüpft sie die Idee, dass Lebewesen, die ihr eigenes natürliches Gut wahrnehmen und verfolgen, *sich selbst etwas bedeuten*. Ihrer Ansicht nach ist das Sich-selbst-etwas-Bedeuten nicht-humaner Lebewesen analog zu der Wertübertragung, die vernünftige Wesen mit Blick auf sich selbst und andere Objekte vornehmen, zu verstehen, sodass – vor dem Hintergrund der Kantischen Prinzipien der Gesetzmäßigkeit normativer Ansprüche und ihrer Universalisierbarkeit – neben der vernünftigen Natur konsequenterweise auch die animalische Natur als *Zweck an sich selbst* zu gelten habe. Im Gegensatz zu Kant betont Korsgaard die *Nähe* des Menschen zum Tier sowie die *Gemeinsamkeiten* beider.

Allen Wood, der für die Begründung moralischer Pflichten gegenüber nicht-humanen Tieren selbst einen neokantianischen Ansatz verfolgt, steht den Aus-

206 Korsgaard 1996a, 153. Vgl. hierzu auch Gruen 2012.
207 Vgl. Tugendhat 1993, 88.
208 Vgl. Korsgaard 2004, 108.
209 Bezüglich möglicher Ausnahmen vgl. etwa Kant, RL 315.

führungen Korsgaards kritisch gegenüber.[210] Er interpretiert ihre Darstellung des Tierseins im Sinne einer Art von ‚being someone' als Versuch, den Personstatus auf Tiere zu übertragen. Korsgaard begründe diesen Zug mit dem Argument, dass der Wert des Personseins auf der faktischen Wertzuschreibung, die Personen mit Blick auf sich selbst vornehmen, beruhe, und dass Tiere sich ebenfalls selbst wertschätzen. Lust und Unlust bzw. Freud und Leid seien es, die den Wert, welchen Tiere sich selbst zuschreiben, ausdrücken. Woods Kritik ist entgegenzuhalten, dass Korsgaard mit Blick auf nicht-humane Tiere negiert, sie könnten von sich selbst *denken*, dass sie wertvoll sind. Ihr zufolge können nicht-humane Tiere weder denken noch reflektieren, sondern sind – dem Aristotelischen Verständnis gemäß – ihrer bloßen Natur nach von der Art, *Zwecke an sich selbst* zu sein. Es liege schlichtweg in ihrer Natur, sich selbst etwas zu bedeuten. Wood stört sich insbesondere an Korsgaards folgender Formulierung: „To say that life is a value is almost a tautology. Since a living thing is a thing for which the preservation of identity is imperative, life is a form of morality"[211]. Zunächst hält er es für falsch, dass die Auszeichnung von Leben als Wert fast schon eine Tautologie darstellt; ‚Leben ist ein Wert' sei keinesfalls ein doppelt wiedergegebener Sachverhalt. Außerdem könne Leben auch keinen Imperativ für ein Lebewesen darstellen, welches nicht fähig sei, Imperative zu verstehen und nach ihnen zu handeln. Möglicherweise könne Leben in einem weniger wörtlichen Sinn einen Imperativ für Lebewesen darstellen, insofern ihre Lebensprozesse zweckmäßig auf ihr Überleben im Rahmen einer für sie typischen Zeitspanne hin ausgerichtet seien. Dieser Fakt könne gleichwohl nicht sinnvoll mit dem Kantischen Argument von der vernünftigen Natur als einzig denkbarem *Zweck an sich selbst* verbunden werden, weil dieses auf der Fähigkeit beruhe, sich selbst der Vernunft entsprechende Zwecke setzen zu können und nicht etwa darauf, Naturzweckmäßigkeit im Allgemeinen aufzuweisen.[212] Kant stimme zwar mit Aristoteles überein, dass Lebewesen ihre eigenen Zwecke seien, da Zweckmäßigkeit ihnen innerlich und nicht äußerlich sei. Dennoch habe keiner der beiden die Auffassung vertreten, dass Lebewesen sich selbst wertschätzen.[213] Wood merkt des Weiteren an: „If being its own end or being internally purposive is enough for having a ‚nature' that values itself, then plants clearly have that nature as much as animals do."[214] Weil für Korsgaard dann aber doch Bewusstseinsfähigkeit das entscheidende Kriterium

210 Vgl. Wood 1998.
211 Korsgaard 1996a, 152.
212 Vgl. Wood 1998, 209 FN 11. Eine ähnliche Kritik macht auch O'Hagan geltend (vgl. O'Hagan 2009, 551).
213 Vgl. zu Aristoteles' und Kants Ausführungen Kap. 1 und 2.
214 Wood 1998, 209 FN 11.

hinsichtlich der Auszeichnung eines Wesens als ‚*being someone*' sei, klammere sie pflanzliche Lebewesen aus. Diesbezüglich wendet Wood ein, dass Bewusstsein jedoch nur dann ein relevantes Kriterium sein kann, wenn sich ein Wesen auch seines ‚*being someone*' bewusst *ist*, um dieses entsprechend wertzuschätzen. Eigentlich müsse somit *Selbstbewusstsein* das relevante Kriterium für die Auszeichnung von einem Wesen als ‚*being someone*' sein, das Korsgaard zufolge allerdings weder Pflanzen noch Tieren zukommt. Korsgaard argumentiere demgegenüber, dass ein Tier zu einem *someone* werde und einen *point of view* einnehme, insofern es Zustände der Lust und Unlust erlebe, welche seine Wertschätzung von sich selbst *ausdrücken*. Hierzu bemerkt Wood, dass, falls Lust und Unlust Wertschätzung ausdrücken, eine derartige Wertschätzung – selbst mit Blick auf den Menschen – keine Wertschätzung *seiner selbst* darstellt, sondern nur eine Wert- oder Geringschätzung des jeweiligen Zustands, in welchem er sich befindet.[215] Abschließend fügt er hinzu, dass eine Art der Wertschätzung, wie Korsgaard sie im Sinn habe, für das Kantische Argument ohnehin bedeutungslos sei.

Dass Korsgaard in derartig zahlreichen Punkten eine zu ihrer Kantischen Argumentationsgrundlage konträre Position einnimmt, ist auffällig. So enthält der Korsgaardsche Ansatz nicht nur Aspekte eines Anthropozentrismus nach Kantischem Vorbild, sondern auch eines Patho- und eines Biozentrismus. Ihre von Aristoteles gespeiste Argumentationslinie legt etwa nahe, dass allen Lebewesen – d. h. nicht nur allen Tieren, sondern auch allen Pflanzen – aufgrund ihrer auf Selbsterhaltung hin ausgerichteten Strebensnatur genuine moralische Berücksichtigungswürdigkeit gebührt (biozentrische Perspektive). Ihre These, dass das bewusste Erleben von Lust und Unlust eine moralisch relevante Wertschätzung des sich in besagten Zuständen befindenden Wesens gegenüber sich selbst ausdrückt, schränkt den Kreis moralisch berücksichtigungswürdiger Wesen hingegen auf empfindungsfähige Lebewesen ein (pathozentrische Perspektive). Andere Argumentationsstränge lassen die moralische Berücksichtigungswürdigkeit nicht-humaner Tiere wiederum über die Tatsache *vermittelt* erscheinen, dass der Mensch seine eigene animalische Natur wertschätzen muss, um überhaupt etwas wertschätzen zu können (anthropozentrische Perspektive). Das von Korsgaard vor diesem Hintergrund entwickelte Analogieargument basiert auf dem Vorwurf der Inkonsistenz gegenüber einer Ethik, die zwar die animalische Natur des Menschen für moralisch relevant erachtet, diejenige nicht-humaner Tiere hingegen nicht.

215 Korsgaard würde vermutlich einwenden, dass dies aber nur unter der Voraussetzung gelingt, dass man sich erstens dessen bewusst ist, ein selbst zu sein, welches sich in einem entsprechenden Zustand befindet, und dass man den Zustand, in dem man sich befindet, zweitens überhaupt nur als positiv oder negativ bewerten kann, wenn man sich selbst etwas bedeutet.

Korsgaard bekennt sich selbst zu keiner der drei innerhalb der Naturethik etablierten Differenzierungen. Obwohl ihre Argumentation Aspekte enthält, die jeweils eine Zuordnung zum Anthropo-, Patho- und Biozentrismus nahelegen, scheint sie gleichsam die tief verwurzelte Dichotomie zwischen anthropozentrischen und nicht-anthropozentrischen Ansätzen überwinden zu wollen. Dieses Vorhaben dünkt durchaus reizvoll und mit Blick auf nicht-humane Tiere scheint Korsgaard dessen Umsetzung auch in gewisser Weise zu gelingen. Fraglich bleibt allerdings, ob sie letztlich nicht doch nur eine Form von Bestätigung des *epistemischen* und Zurückweisung des *normativen* Anthropozentrismus generiert.

Wood ist beizupflichten, dass Korsgaards neokantianische Begründung direkter Pflichten gegenüber nicht-humanen Tieren pflanzliche Lebewesen im Ergebnis zu Unrecht ausgrenzt. Eine konsequente Anwendung ihres eigenen Arguments von der moralischen Relevanz der animalischen Natur im Sinne des ‚sich selbst etwas bedeuten' müsste sich auch auf Pflanzen, die ebenso nach ihrem natürlichen Gut streben, erstrecken. Hätte Korsgaard den Mut, ihre eigene These radikal zu bestätigen, müsste sie gegenüber Pflanzen stärkere Zugeständnisse machen und direkte Pflichten auch ihnen gegenüber forcieren.

Grundsätzlich evoziert Korsgaards Inanspruchnahme von der Kantischen Sittenlehre immanenten Prinzipien und Begriffen besondere Schwierigkeiten, die für die Begründung einer moralischen Berücksichtigungswürdigkeit nicht-humaner Lebewesen vermeidbar sind. Anstelle einer Neuinterpretation des Kategorischen Imperativs, welche die originale Vorlage in Teilen entfremdet, erscheint es etwa überzeugender wie zielführender, die in der Ethik allgemein etablierten Prinzipien der Universalisierung und Unparteilichkeit heranzuziehen, welche die relevante Argumentationslast tragen und eine hinreichende Begründungsfunktion übernehmen können.[216] Auch die Zuschreibung des moralischen Status *Zweck an sich* muss nicht notwendig auf das theorieimmanente Argument der Moralphilosophie Kants zurückgeführt werden, das in diesem Rahmen gerade die Person aus der nicht-vernünftigen Natur heraushebt. Die Auszeichnung nicht-humaner Lebewesen als *Zwecke an sich* hat zuvorderst Aristoteles vorgenommen.[217] Aber auch Kant selbst legt im Zuge seiner *Kritik der Urteilskraft* eine Bestimmung von Selbstzweckmäßigkeit vor, die unmittelbar auf nicht-humane Lebewesen bezogen ist.[218] Nicht zuletzt haben historische Klassiker wie Friedrich Wilhelm Joseph von Schelling und Georg Wilhelm Friedrich Hegel sowie zeitgenössische Autoren wie Tom Regan, Paul Taylor, Michael Thompson und Philippa

216 Vgl. Kap. 8.
217 Vgl. Kap. 1.
218 Vgl. Kap. 2.

Foot ähnliche Konzepte entwickelt,[219] die Korsgaard weitestgehend außer Acht lässt. Vereinzelte Bemerkungen Korsgaards zur naturgemäß-selbstzweckmäßigen Verfasstheit von Lebewesen – insbesondere ihre Hervorhebung des für Lebewesen eigenen natürlichen Guts – sind für die nachfolgenden Ausführungen dennoch von wesentlicher Bedeutung. In der anschließenden Betrachtung, welche als Zwischenergebnis die Erkenntnisse des ersten und zweiten Teils synthetisiert, soll nun ohne einen die Perspektive verengenden Rückgriff auf eine *einzige* historische Position gezeigt werden, wie eine moralische Berücksichtigungswürdigkeit *aller* Lebewesen begründbar ist.

219 Vgl. Kap. 3, 4, 5, 6 sowie 8.

8. Lebensform als integratives Konzept

Die in den vorangegangenen Kapiteln diskutierten Theorien haben – in je unterschiedlicher Weise – gezeigt, dass ein reduktiver Zugriff auf die belebte Natur scheitert. Im Zentrum standen dabei epistemologische und zum Teil evaluative Überlegungen. Allein Christine Korsgaards leitende Fragestellung hatte primär ethischen Charakter. Im Folgenden soll nun ein Ansatz entwickelt werden, der wichtige Elemente der verhandelten Theorien aufgreift und zu einer umfassenden ethischen Theorie fortentwickelt, deren semantisches Profil insbesondere durch die Begriffe ‚Leben', ‚Lebewesen' (Einzelheit), ‚Lebensformbegriff' (Allgemeinheit), ‚Lebensform' (integrativ), ‚Lebensformbeschreibung', ‚Lebensprozess', ‚naturgemäße Normativität', ‚naturgemäße Gutheit', ‚naturgemäße Zuträglichkeit', ‚eigenes Gut', ‚bessere und schlechtere Zustände', ‚Gedeihensfähigkeit', ‚*scala naturae*', ‚Universalisierung' sowie ‚Unparteilichkeit' konturiert wird. Die Kernthesen lauten wie folgt: Mit Lebensformen sind moralisch berücksichtigungswürdige Wesen in der Welt entstanden, die ein für sie eigenes Gut im Sinne eines für sie naturgemäß Zuträglichen aufweisen und sich entsprechend in besseren oder schlechteren Zuständen befinden können. Einige Exemplare der *menschlichen* Lebensform – *in concreto* aktual vernunft- und moralfähige Personen – zeichnen sich dadurch aus, moralische Subjekte und damit einhergehend der moralischen Berücksichtigung ihrer selbst und anderer fähig zu sein. Für vernunft- und moralfähige Personen folgt vor dem Hintergrund empirisch gehaltvoller Lebensformbeschreibungen als Richtmaß für die Bestimmung naturgemäßer Zuträglichkeit bzw. des für Lebewesen je eigenen Guts sowie unter Hinzuziehung der ethischen Prinzipien ‚Universalisierung' und ‚Unparteilichkeit' aus dem Erkennen von Lebewesen das Anerkennen ihrer moralischen Berücksichtigungswürdigkeit.[220] Auch wenn dem Lebensformbegriff eine fundamentale Begründungsfunktion zukommt, sind es nicht Lebens*formen*, gegenüber welchen moralische Berücksichtigungswürdigkeit eingefordert werden kann, sondern stets ihre individuellen Exemplare, d. h. konkrete Lebe*wesen*. Auch ist es nicht die bloße

---

220 Vor diesem Hintergrund wird John L. Mackies *error theory* (vgl. Mackie 1990, 48 f.) zurückgewiesen. Mackies moralischem Skeptizismus, der Ablehnung objektiver moralischer Werte, wird unter Rekurs auf die angeführten Autoren (vgl. Kap. 1–7) ein metaethisch realistisches Lebensformkonzept entgegengestellt, gemäß dem bereits in der Natur *und* dem epistemischen Zugriff des Menschen auf sie inhärente Normativität angelegt ist. Insofern verkörpern nicht nur Menschen und die anderen Tiere (vgl. Korsgaard 1996a, 166; Kap. 7), sondern *alle* Lebewesen die von Mackie geleugneten moralischen Entitäten. Normativität wird somit nicht als ‚absonderliche' Eigenschaft (vgl. Mackie 1990, 38–42), sondern als intrinsische sowie begriffslogisch fundierte Qualität von Lebewesen in Relation zu ihrer Lebensform verstanden.

Tatsache des Lebendigseins, die als moralisch berücksichtigungswürdig einzustufen ist, sondern vielmehr die hiermit notwendig verknüpfte Fähigkeit des *Gedeihens*, welche Urteile naturgemäßer Zuträglichkeit und die Zuschreibung eines je eigenen Guts erlaubt.[221] Weil für die *menschliche* Lebensform Vernunft- und Moralfähigkeit eigentümlich sind, können aktual vernunft- und moralfähige Personen als Subjekte der Moral alle Menschen, aber auch alle Exemplare *nichthumaner* Lebensformen als Objekte der Moral anerkennen.[222] Die Lebensform ermöglicht das Bilden von Urteilen naturgemäßer Zuträglichkeit und gibt so die Standards vor, an denen sich moralische Subjekte (aktual vernunft- und moralfähige Personen) für eine adäquate Berücksichtigung moralischer Objekte (alle Lebewesen) orientieren können.

Anknüpfend an Georg Wilhelm Friedrich Hegel hat Michael Thompson gezeigt, dass ‚Leben' eine logische Kategorie repräsentiert und der Lebensformbegriff ausschließlich mit begrifflichen und nicht-empirischen Differenzierungen operiert.[223] Des Weiteren hat Thompson dargelegt, dass es kein rein empiristisches Verständnis von Lebens*formen* geben kann: Wissen über Lebensformen kann nicht allein aus Beobachtungsdaten gewonnen werden – ihm liegt stets notwendig ein kategoriales Lebensformverständnis zugrunde. Im Rahmen der Bestimmung empirisch gehaltvoller Lebensformen distanziert Thompson sich allerdings wieder von Hegel, für den der Begriff gegenüber der Natur stets prioritär ist und die Natur gegenüber dem Begriff prinzipiell defizitär bleibt. Auch wenn Thompson selbst keinen Bezug zur Naturphilosophie Friedrich Wilhelm Joseph Schellings herstellt, scheint er sich mit seiner Darstellung der Genese von empirisch gehaltvollen Lebensformbeschreibungen durchaus einen Schritt auf Schelling zuzubewegen. So legt die von ihm deutlich hervorgehobene wechselseitige Abhängigkeitsbeziehung zwischen deskriptiven und normativen Beschreibungen, die in der empirisch gehaltvollen Lebensform zusammenfallen, zumindest eher einen Wirklichkeitszusammenhang von Lebewesen und Lebensform im Sinne Schellings nahe als eine Vorrangstellung des Lebensformbegriffs im Sinne Hegels. Während die Begriffe ‚Leben', ‚Lebensform' usw. für Thompson analytische Be-

---

221 Vgl. hierzu auch Kraut 2009, 7 FN 8. Zum Begriff des Gedeihens vgl. auch Foot 2001, 44; Siep 2004, 276 – 282 sowie Kraut 2009, 131 – 135. Ludwig Siep teilt die Ansicht, dass Menschen die Zustände einzelner Lebewesen mit Blick auf ihr Gedeihen bewerten und moralisch berücksichtigen können und sollen. Moralische Rücksichtnahme gebührt auch ihm zufolge nicht nur Lebewesen, die in der Lage sind, bewusst nach ihrem je eigenen Gut zu streben, sondern auch der gedeihlichen Entwicklung nicht-bewusstseinsfähiger Lebewesen (vgl. Siep 1996, 247).

222 Vgl. hierzu auch Sturma 2013b, 295 f.; Nagel 2012, 119: „If value is tied to life, its content will depend on particular forms of life, and the most salient reasons it gives us will depend, even in a realist conception, on our own form of life."

223 Vgl. Kap. 4 und 5.

griffe a priori darstellen, die unmittelbar durch die Vernunft gegeben sind und logische Kategorien darstellen, muss die empirisch gehaltvolle Lebensform als integratives Konzept aufgefasst werden, das reinen Lebensform*begriff* und empirisch gegebene Lebe*wesen* miteinander vermittelt. Auch im Sinne des Aristotelischen *eidos* sind Stoff (empirisch) und Form (begrifflich) zwei in der Lebensform vereinte Momente. In der empirisch gehaltvollen Lebensform sind Einzelheit und Allgemeinheit verschränkt, da hier die mannigfaltigen Instanziierungen der Exemplare unter die Einheit des Begriffs gebracht werden.

Allerdings verharrt Thompson auf der epistemologischen Ebene und zieht die in seiner Theorie angelegten Konsequenzen für eine Ethik der belebten Natur nicht oder nicht deutlich genug. Es gilt daher, das systematische Potential, welches das Thompsonsche Konzept der Beschreibung von Lebensformen mittels naturhistorischer Urteile in ethisch-normativer Hinsicht birgt, konsequent hervorzukehren. Philippa Foot hat hiermit bereits begonnen und widmet sich der näheren Untersuchung von normativen Implikationen natur*historischer* in der spezifischen Ausprägung natur*teleologischer* Urteile.[224] Sie weist darauf hin, dass naturhistorischen Urteilen resp. Aristotelisch-kategorischen Aussagen Thompsonscher Provenienz eine teleologische Struktur zu eigen ist, die auf etwas verweist, was im Lebenszyklus individueller Lebewesen eine Rolle spielt.[225] Die logisch distinkten naturhistorischen Urteile enthalten ihr zufolge auch normative Elemente und zeigen an, was im Rahmen seines Lebensprozesses von wesentlicher Bedeutung für ein Lebewesen ist (*matters*). Foots Hauptaugenmerk gilt allerdings nicht der Frage nach dem *für* Lebewesen Guten, sondern der Bestimmung von Lebewesen als gute oder schlechte Exemplare ihrer Lebensform. Gegenstand der vorliegenden Untersuchung ist demgegenüber das für Lebewesen Gute, d. h. ihr je eigenes Gut im Sinne eines ihnen Zuträglichen. Thompson arbeitet zwar heraus, dass Lebensformen einen *natural standard* für ihre Exemplare enthalten, deutet diesen allerdings nur evaluativ-normativ im Sinne einer *naturgemäßen Gutheit* oder Mangelhaftigkeit von individuellen Lebewesen als Exemplare einer spezifischen Lebensform aus. Foot greift die Idee des *natural standard* von Thompson auf und entwickelt sie unter der Bezeichnung *natural normativity* weiter. In diesem Rahmen äußert sie sich vereinzelt zwar auch über ein *für* Lebewesen Gutes, widmet ihre Ausführungen jedoch ebenfalls hauptsächlich der guten oder mangelhaften Qualität von Lebewesen *als* Instanziierungen einer spezifischen Lebensform. Die naturgemäße Gutheit von individuellen Lebewesen, ihr evaluativ-normatives Wohlgebildetsein als Exemplar, ist jedoch nur eine Seite naturgemäßer Norma-

---

224 Vgl. Kap. 6.
225 Vgl. Foot 2001, 32 f. Vgl. hierzu auch Johnson 2005, 291.

tivität. Mit Blick auf naturethische Implikationen ist die andere, von Thompson und Foot vernachlässigte Seite jedoch die entscheidende. Die andere Seite naturgemäßer Normativität kann als *naturgemäße Zuträglichkeit* bezeichnet werden:

Naturgemäße Normativität	
Naturgemäße Gutheit	Naturgemäße Zuträglichkeit
‚gut als' Exemplar Wohlgebildetsein evaluativ-normativ	‚gut für' Exemplar eigenes Gut haben ethisch-normativ

Naturhistorisch-naturteleologische Urteile verweisen demnach auch auf die naturgemäße Zuträglichkeit *für* individuelle Lebewesen als Exemplar einer spezifischen Lebensform und drücken aus, dass etwas gut *für* sie ist. Foots Spezifizierung der naturgemäßen Normativität arbeitet diesen Aspekt nicht klar genug heraus.[226] Urteile, die ausdrücken, was gut *für* ein Lebewesen ist, sind nicht auf die von Foot explizierte naturgemäße Gutheit, sondern auf die naturgemäße Zuträglichkeit von Lebewesen bezogen. Naturgemäße Zuträglichkeit verweist nicht auf das evaluativ-normative Wohlgebildetsein von Lebewesen, sondern auf die ethisch-normative Dimension, dass alle Lebewesen ein je eigenes Gut im Sinne eines für sie Zuträglichen haben. Wie alle anderen Formen naturhistorischer Urteile auch werden sie im Rahmen der integrativen Lebensformbeschreibung generiert, die den für jede Auseinandersetzung mit Lebewesen konstitutiven Lebensformbegriff mit den mannigfaltigen Daten und Fakten empirisch gegebener Einzellebewesen vermittelt. Lebensformbeschreibungen – und so auch die in ihnen enthaltenen Urteile naturgemäßer Gutheit und naturgemäßer Zuträglichkeit – sind zugleich empirisch gehaltvoll wie begrifflich vorstrukturiert.

Christine Korsgaard rückt im Rahmen ihres neokantianischen Ansatzes das weiterführende Phänomen, dass Lebewesen *sich selbst* etwas bedeuten (matter *to themselves*), ins Zentrum ihrer Argumentation und fordert auf dieser Grundlage sodann direkte Pflichten des Menschen gegenüber der *animalischen* Natur ein, die sie als *Zweck an sich selbst* begreift.[227] Problematisch bleibt hier insbesondere der Gebrauch der Wendung ‚Zweck an sich selbst', die in ihrer ursprünglichen Prägung bei Immanuel Kant die von Korsgaard vorgenommene Ausweitung auf nicht-

226 Vgl. Kap VI. Rosalind Hursthouse erwähnt ebenfalls nur beiläufig, dass Lebewesen, die gute Exemplare ihrer je spezifischen Lebensform sind, auch ein für sie gedeihliches Leben führen (vgl. Hursthouse 1999, 205 sowie Kap. 6).
227 Vgl. Korsgaard 2004, 108 sowie Kap. 7.

humane Lebewesen kategorisch ausschließt. Auch Korsgaards inkonsequente Eingrenzung des Bereichs moralisch relevanter Entitäten auf nicht-humane Tiere muss vor dem Hintergrund des explizierten Lebensformverständnisses durch eine *alle* Lebewesen integrierende, biozentrische Position, die eine direkte moralische Beziehung zwischen Menschen und der Gesamtheit nicht-humaner Lebewesen begründen kann, überwunden werden. Einen derartigen Versuch unternimmt etwa Paul Taylor innerhalb seiner Ethik des *Respect for Nature* (1989). Allerdings verknüpft Taylor die direkten menschlichen Pflichten gegenüber allen nicht-humanen Lebewesen mit zusätzlichen werttheoretischen Vorannahmen.[228] Die für Taylor wesentliche Annahme eines inhärenten Werts ist als besonders voraussetzungsreiches Element für die Begründung eines moralischen Status von Lebewesen zurückzuweisen.[229] Somit bieten die Ansätze Korsgaards und Taylors für die Begründung der moralischen Berücksichtigungswürdigkeit aller Lebewesen wichtige Impulse, bleiben aber mit erheblichen methodischen Schwierigkeiten behaftet.

Die konsequente Erweiterung des *moral point of view* und die Ausgestaltung asymmetrischer Anerkennungsverhältnisse gegenüber der nicht-humanen Natur verfolgend, führt Dieter Sturma im Rahmen seiner Auseinandersetzung mit Biodiversität drei systematische Berücksichtigungsbedingungen ein, an denen die Auszeichnung moralisch berücksichtigungswürdiger Entitäten formal orientiert werden kann: 1. die Verwendungsweise der Prädikation ‚gut', 2. die Vergleichbarkeit mit anderen moralisch relevanten Gütern und 3. die Zuschreibbarkeit einer Perspektive oder eines Standpunkts.[230] Auf der Basis der genannten Bestimmungsmomente kann die Begründung einer moralischen Berücksichtigungs-

228 Vgl. Taylor 1989, 61; Taylor 2002, 83 f. Für eine ausführlichere Darstellung von Paul W. Taylors Verständnis des inhärenten Werts von Lebewesen vgl. Taylor 1989, 71–80. Als Proponenten eines inhärenten oder intrinsischen Werts nicht-humaner Tiere oder aller Lebewesen sind neben Taylor etwa auch Regan (1988) oder Balzer/Rippe/Schaber (1998) zu nennen. Eine nützliche Übersicht zu werttheoretischen Bestimmungen liefern Birnbacher 2001, 306; Schicktanz 2002, 219; Siep 2004, 124–185.

229 Mit Recht sieht auch Dieter Sturma den „Begriff des intrinsischen Werts mit der Schwierigkeit belastet, über keine epistemologische Absicherung zu verfügen und auf einen naturalistischen Fehlschluss hinauszulaufen" (Sturma 2013a, 148).

230 Vgl. Sturma 2013a, 151. Vgl. hierzu auch Sturma 2008, 80. Im Rahmen des Biodiversitätsdiskurses werden Positionen vertreten, welche die Möglichkeit der Zuschreibung moralischer Berücksichtigungswürdigkeit nicht auf Individuen beschränken, sondern auf sogenannte supraorganismische Ganzheiten oder „biotic communities" (Leopold 1968) ausweiten. Während auch Sturma moralische Berücksichtigungswürdigkeit für *ganze* Ökosysteme und Biotope einfordert, kann jene nach vorliegendem Verständnis jedoch nur in Bezug auf *individuelle* Lebewesen sinnvoll geltend gemacht werden.

würdigkeit *aller Lebewesen* ansetzen, welche ohne metaphysisch voraussetzungsreiche werttheoretische Vorannahmen (wie bei Taylor) sowie ohne die Verwendung theorieimmanenter Begrifflichkeiten, die systembedingten Einschränkungen unterliegen (wie bei Korsgaard), auskommt. Werden die Berücksichtigungsbedingungen um Zusatzannahmen erweitert, stellen sie ein solides Fundament für eine Theorie der moralischen Berücksichtigungswürdigkeit dar. Denn erst in Kombination mit dem integrativen Konzept der Lebensform als Richtmaß für die Bestimmung naturgemäßer Zuträglichkeit resp. des *für* Lebewesen Guten sowie unter Hinzuziehung der ethischen Prinzipien der Universalisierung und Unparteilichkeit kann u. a. ein naturalistischer bzw. deskriptivistischer Fehlschluss vermieden werden.[231] Nachfolgend sind die drei genannten Bestimmungsmomente mit Blick auf individuelle nicht-humane Lebewesen zu prüfen und um die aufgeführten Aspekte zu erweitern.

Die erste Berücksichtigungsbedingung kann folgendermaßen konkretisiert werden: Einem Adressaten moralischer Rücksichtnahme müssen ein je eigenes Gut sowie hierauf bezogen bessere resp. schlechtere Zustände zugeschrieben werden können. Im Rahmen der Zuschreibung eines je eigenen Guts nicht-humaner Lebewesen kann die Semantik der Prädikation ‚gut' nicht auf eine anthropozentrische Perspektive, die ausschließlich das für den Menschen Gute beinhaltet, reduziert werden.[232] Vielmehr muss die Verwendungsweise von ‚gut' in diesem Kontext gewährleisten können, prinzipiell auf die für nicht-humane Lebewesen typischen Eigenschaften und Fähigkeiten sowie das für sie selbst Gute anwendbar zu sein. Dass der Mensch in der Lage ist, sich bezüglich des für nicht-humane Lebewesen Zuträglichen, Wissen anzueignen, bildet dabei eine notwendige Bedingung für die Bestimmung ihres je eigenen Guts. Denn nur unter dieser Voraussetzung ist es dem Menschen möglich, von seinen eigenen Interessen zu abstrahieren und seine Handlungen an nicht-humanen Tieren und Pflanzen als für diese selbst förderlich oder schädigend zu beurteilen. Um bei der Bestimmung des je eigenen Guts nicht-humaner Lebewesen allerdings nicht einem naturalistischen bzw. deskriptivistischen Fehlschluss anheim zu fallen, ist zu zeigen, auf welcher Grundlage ethisch-normative Urteile über die Zustände nicht-humaner Lebewesen als besser resp. schlechter generiert werden. Mit dieser Herausforderung „verbindet sich aber keine Festschreibung der unüberbrückbaren Kluft

---

231 Vgl. zum deskriptivistischen Fehlschluss David Hume (Hume, Treatise SB 469 – SB 470) sowie zum naturalistischen Irrtum George Edward Moore (Moore 1996, 61 – 72). Vgl. zudem die Ausführungen Michael Thompsons und Philippa Foots zum Vorwurf des naturalistischen Fehlschlusses in Kap. 6.

232 Vgl. Sturma 2013a, 151 f. So u. a. auch Foot 2001, 25 ff.; Korsgaard 2004, 102; Thompson 2008, 63 ff.; Nagel 2012, 118 f.; Siep 2014, 51.

zwischen Seins- und Sollenssätzen oder deskriptiven und präskriptiven Bestimmungen“[233]. Schließlich können Personen deskriptiven Sätzen stets wertend begegnen. Für die Begründung einer moralischen Berücksichtigungswürdigkeit aller Lebewesen kann und soll daher durchaus auf naturwissenschaftlich erworbene Erkenntnisse rekurriert werden; einzig die Reduktion normativer Urteile auf deskriptive Parameter ist nicht statthaft.[234]

Insofern Lebewesen entsprechend ihrer naturgemäßen Zuträglichkeit als Exemplare einer spezifischen Lebensform ein je eigenes Gut zugeschrieben werden muss und ihre Zustände als gut oder schlecht für ihre gedeihliche Entwicklung eingestuft werden können, bedarf die Begründung einer genuinen moralischen Berücksichtigungswürdigkeit aller Lebewesen keiner zusätzlichen werttheoretischen Unterfütterung. Da nur einsichtig wird, was gut oder schlecht für ein konkretes Lebewesen ist, wenn der ihm eigene Lebensprozess, d. h. die Art seiner speziesspezifischen Selbsterhaltung und Selbstentfaltung, bekannt ist, muss als Richtmaß für die Bestimmung des eigenen Guts oder Wohls eines Lebewesens dessen Lebensform herangezogen werden.[235] Vor dem Hintergrund der von Thompson ausgearbeiteten Argumentation zur Lebensform als logischer Kategorie ist davon auszugehen, dass Personen, wenn sie Lebewesen erkennen, diese nicht auf dieselbe Art und Weise wahrnehmen, erfassen oder verstehen wie andere Dinge, sondern mittels einer spezifischen Kategorie – der Kategorie der Lebensform.[236] Wie Thompson dargelegt hat, fällen Personen auf der Basis dieser Kategorie *naturhistorisch-normative* Urteile, die sich durch eine besondere Form der Zeitlichkeit und Allgemeinheit auszeichnen. In Übereinstimmung mit Foot ist hinzuzufügen, dass die Kategorie der Lebensform auch teleologische Elemente enthält, die zu *naturteleologisch-normativen* Urteilen führen. Die Beschreibung der Lebensform mittels naturhistorisch-naturteleologischer Urteile generiert neben den von Thompson und Foot aufgezeigten Urteilen über die naturgemäße Gutheit *von* Lebewesen zugleich Urteile über die naturgemäße Zuträglichkeit *für* selbige. Auf der Basis des integrativen Konzepts der Lebensformbeschreibung sind Personen demnach befähigt, nicht-humane Lebewesen als mit einem je eigenen Gut

---

233 Sturma 2013a, 145.

234 Auch wenn das ‚Wohl‘, ‚Gedeihen‘ oder ‚Interesse‘ nicht-humaner Lebewesen nicht aus experimentellen Messergebnissen abgelesen werden kann, sondern naturphilosophisch interpretiert werden muss, liefern naturwissenschaftliche Erkenntnisse Indikatoren, die für die Bestimmung positiver wie negativer Einflüsse auf tierliches und pflanzliches Gedeihen heranzuziehen sind (vgl. Praetorius/Saladin 1996, 44; Kallhoff 2002, 117, 124 f.; Odparlik 2010, 69 f.).

235 Vgl. diesbezüglich etwa den Kommentar Richard Krauts: „If S is flourishing, there is always some kind to which S belongs, and S is flourishing as a member of that kind“ (Kraut 2009, 131 FN 1). Vgl. hierzu auch Hegel, Enz II 35 f.; Hegel, PhG 167 sowie Kap. 4.

236 Vgl. auch Kap. 4 und 5.

im Sinne eines für sie Zuträglichen zu erkennen und sie in Hinblick darauf als in besseren oder schlechteren Zuständen befindlich zu erfassen. Den normativen Orientierungshorizont für die Zuschreibung eines eigenen Guts und für die damit verbundene Bewertung der Zustände von Individuen als besser oder schlechter bildet insofern die durch den Menschen generierte Lebensformbeschreibung, die Einzelheit und Allgemeinheit – und im spezifischen Fall naturhistorisch-naturteleologischer Urteile Sein und Sollen – integriert und Aussagen über die naturgemäße Zuträglichkeit für individuelle Lebewesen ermöglicht.

In einem naturhistorischen Urteil kann ein individuelles Subjekt (‚dieses Pferd') unter den Lebensformbegriff (‚*das* Pferd') gebracht werden, ohne dass es die Form in Gänze realisiert. Trotz des Urteils ‚*Das* Pferd hat vier Beine' ist das Urteil ‚Dieses Pferd hat drei Beine' logisch möglich und sogar vorgesehen, da kein Exemplar frei von Mängeln ist. Hieraus resultiert eine Spannung zwischen Begriff und Exemplar, die zunächst eine normative Rede von besseren und schlechteren Exemplaren erlaubt. Ein Exemplar, das den Standard der Lebensform erfüllt, ist wohlgebildet und somit ein gutes Exemplar.[237] Kaum ein Exemplar erfüllt den durch die Lebensform vorgegebenen Standard vollumfänglich; doch je mehr es ihn erfüllt, desto besser ist es als Exemplar. Dass aus der evaluativen Prädikation ‚wohlgebildet sein' (naturgemäße Gutheit) jedoch ein ‚gut sein *für*' (naturgemäße Zuträglichkeit) gefolgert werden kann, bedarf einer weiteren Begründung in teleologischer Perspektive. Ein gutes Pferd ist ein gutes Exemplar seiner Form. Seine Form ist jedoch nicht nur morphologisch ausgestaltet, sondern umfasst auch seine zeitliche Entwicklung, seinen *Lebensprozess*. In dieser Hinsicht kann man Wohlgebildetsein nicht nur auf der Basis einer Momentaufnahme zuschreiben, sondern muss es auf den weiteren, auch zeitlich ausgedehnten Kontext beziehen. In diesem Zusammenhang ist der Begriff des Gedeihens im Sinne eines um die Dimension der Zeit erweiterten und auf ein Ziel hin strebendes Wohlgebildetsein aufschlussreich. Das durch seine Lebensform vorgegebene zielgerichtete Streben eines Lebewesens, sein Lebensprozess, ist für das Lebewesen nicht indifferent, sondern auf sein je eigenes Gut hin ausgerichtet. Lebensprozesse sind Gedei-

237 Vgl. Thompson 2008, 80: „If, though, we want to apply ‚normative' categories to sub-rational nature, and apart from any relation to ‚our interests', then the question inevitably arises, and not so unreasonably: Where does the standard come from? What supplies the measure?" Der Inhalt des Standards wird einerseits aus der Beobachtung als materialer Beschreibung der Form gewonnen. Dass ein Individuum aber überhaupt unter einen solchen Standard fällt, liegt an seiner Form. Wenn wir uns dazu entschieden haben, dass dieses Einzelne unter den Begriff einer Lebensform zu subsumieren ist, haben wir uns zugleich dazu entschieden, dass es unter den Standard der Form fällt und somit auf eine bestimmte Art – dem Standard entsprechend – sein soll. Die inhaltliche Ausgestaltung des Standards bleibt dabei stets einer rationalen Kontroverse vorbehalten.

hensprozesse.[238] So kann ein Pferd nicht nur ein gutes Exemplar seiner Lebensform sein, sondern auch Zustände haben, die gut *für es selbst*, d. h. seinem Wohlergehen zuträglich bzw. seinem Gedeihen förderlich sind. Als natur*teleologische* stellen natur*historische* Urteile die Abhängigkeitsbeziehungen zwischen den verschiedenen Teilen als Glieder und den verschiedenen Prozessen als Phasen und Vollzüge der Lebensform dar.[239] Mit Nachdruck hat Thompson darauf hingewiesen, dass in Lebensformbeschreibungen die deskriptive und die normative Ebene durch und durch wechselseitig miteinander verschränkt sind und einander gegenseitig bedingen.[240] Der jeder Lebensform inhärente naturgemäße Standard, welcher der Beurteilung der naturgemäßen Gutheit *von* und der naturgemäßen Zuträglichkeit *für* Lebewesen zugrunde liegt, wird somit weder rein deskriptiv noch rein präskriptiv, sondern integrativ generiert. Die der Lebensformbeschreibung implizite naturgemäße Normativität resultiert also zugleich aus der besonderen logischen Form der Prädikation, die in einen umfassenden und in sich widerspruchsfreien Urteilsverbund eingebettet ist, dessen wahre allgemeine Urteile zusammengenommen die Naturgeschichte einer gegebenen Lebensform abbilden, sowie aus den empirisch gewonnenen Fakten, die vermittelt über die Interpretation des Menschen in den naturgeschichtlichen Urteilsverbund einfließen. Die empirisch wie normativ gehaltvolle Lebensformbeschreibung integriert somit Mannigfaltigkeit und Allgemeinheit und bringt einzelne Lebewesen unter einen allgemeinen Standard, der in vielen Fällen auch evaluativ-normative Urteile im Sinne eines ‚gut als ein Exemplar' sowie ethisch-normative Urteile im Sinne eines ‚gut für ein Exemplar' erlaubt. Auf der Basis naturgemäßer Zuträglichkeit kann somit ein je eigenes Gut für alle Lebewesen zugeschrieben und der Vorwurf eines naturalistischen resp. deskriptivistischen Fehlschlusses vermieden werden.

Im Zuge der ersten Berücksichtigungsbedingung ist darüber hinaus zu konstatieren, dass nicht unbedingt eine Form von Bewusstsein oder Empfindungsfähigkeit vorliegen muss, damit dem entsprechenden Lebewesen bessere bzw. schlechtere Zustände zugeschrieben werden können.[241] Diese These entspricht der

---

238 Im Rahmen des Lebenszyklus umfassen sie allerdings auch Alterungs- und Verfallsprozesse.

239 Gemäß dem Thompsonschen Holismus impliziert Erkennen bereits Verstehen. Damit also ein naturhistorisches Urteil mit dem richtigen Gehalt angereichert werden kann, muss das gesamte Wissen über die betreffende Lebensform – ihre Naturgeschichte – parallel herangezogen werden. Ein naturhistorisches Urteil kann nur dann wahr sein, wenn es im Rahmen des umfassenden und in sich widerspruchsfreien Urteilsverbunds, dessen Sätze sich gegenseitig bekräftigen, wahr sein kann.

240 Vgl. Thompson 2004, 52 sowie Kap. 5.

241 Vgl. etwa Taylor 1989, 63 f.; Siep 2004, 271 f.; McLaughlin 2009, 98; Nagel 2012, 118; Sturma 2013a, 151.

gegenwärtigen Tendenz in der Naturethik, den ethischen Horizont unter Einbeziehung *aller* Lebewesen zu erweitern und biozentrisch auszurichten.[242] Zugleich widerspricht sie der momentan noch dominanteren pathozentrischen Position.[243] Innerhalb des Pathozentrismus wird ein Ausweitungsargument bemüht, welches das Kriterium eines genuinen *Interesses an Leidensvermeidung* bei Menschen auf empfindungsfähige nicht-humane Lebewesen extrapoliert und zugleich niedere Tiere und Pflanzen gänzlich von moralischer Berücksichtigungswürdigkeit ausschließt. Gemäß pathozentrisch argumentierenden Autoren können einem nicht-empfindungsfähigen Lebewesen keine Interessen zugeschrieben und somit auch kein Wohl oder Wehe zugefügt werden. So ist etwa Joel Feinberg zufolge „a being without interests [...] a being that is incapable of being harmed or benefitted, having no good or ‚sake' of its own"[244]. Zwar gebe es – etwa aus der Botanik – zahlreiche Beispiele, die auf der Basis der Annahme, dass Pflanzen Gutes erleben können, Bedingungen aufzeigen, welche gut oder schlecht *für* Pflanzen sind. Bei der zugrunde gelegten Annahme handele es sich jedoch um eine unzulässige Unterstellung, da Pflanzen in Ermangelung eines Bewusstseins nicht als Träger von Interessen identifiziert werden können. Günther Patzig stimmt dieser Ansicht zu und begründet das grundlegende Gebot der Leidensvermeidung damit, dass Menschen das Interesse anderer Menschen an Leidensvermeidung moralisch berücksichtigen und es demgegenüber inkonsistent wäre, ein vergleichbares Interesse leidensfähiger Tiere zu missachten.[245] Weil man Tieren in moralischer Hinsicht nichts abverlangen kann, sie aber eine dem Menschen vergleichbare Empfindungsfähigkeit besitzen, sind Patzig und Feinberg davon überzeugt, dass Tiere zwar keine Rechte gegenüber dem Menschen haben, der Mensch aber

---

242 Eine Erweiterung des *moral point of view* und die hiermit verbundene Ausweitung des Adressatenkreises moralischer Berücksichtigungswürdigkeit auf Individuen der gesamten belebten Natur muss als richtungsweisende Entwicklung für einen Fortschritt der Moral erachtet werden. Vor diesem Hintergrund und losgelöst von seiner allgemeinen Position einer Ethik der Ehrfurcht vor dem Leben, die philosophisch nicht fundiert ist, erscheint die nachfolgende Formulierung Albert Schweitzers besonders pointiert: „Je mehr sich seine Ethik unter dem Einfluß des Denkens entwickelt, desto weiter zieht der Mensch den Kreis des Lebens, mit dem er sich verbunden fühlt. Zuletzt kommt er dahin, daß er nicht nur Pflichten und Verantwortungen jedem Menschen gegenüber, sondern auch jedem Geschöpf gegenüber, das in seinen Bereich tritt, anerkennt" (Schweitzer 1999, 304).

243 Vgl. u. a. Frankena 1979; Wolf 1990; Patzig 1993; Ach 1999; Singer 1999; Birnbacher 2009.

244 Feinberg 2002, 55. William Frankena formuliert mit Blick auf Pflanzen daher folgende Fragen: „Why, if leaves and trees have no capacity to feel pleasure or to suffer, should I tear no leaf from a tree? Why should I respect its location any more than that of a stone in my driveway, if no benefit or harm comes to any person or sentient being by my moving it?" (Frankena 1979, 11).

245 Vgl. Patzig 1993, 174.

durchaus ihnen gegenüber verpflichtet ist.[246] Gegenüber pflanzlichen Lebewesen kann es – so Feinberg – hingegen keine Pflichten geben. Schließlich unterscheide sich das für Pflanzen Gute nicht von einem Guten für bloße Dinge.[247] Korsgaard weist diese letzte Auffassung Feinbergs zurück. Sie differenziert zwischen einem für Dinge und einem für Pflanzen Guten und gesteht letzteren durchaus einen tieferen Sinn eines eigenen, vom Menschen unabhängigen Guts zu.[248] Schlussendlich zeichnet sie dann aber doch nur bewusstseinsfähige Lebewesen als Entitäten aus, denen ihr Leben etwas bedeutet und die deswegen im Gegensatz zu Pflanzen direkt moralisch zu berücksichtigen sind.[249] Ein schlüssiges Argument dafür, dass sie Pflanzen letztlich doch nicht für moralisch berücksichtigungswürdig hält, bleibt Korsgaard indes schuldig.

Auch wenn Feinberg, Patzig und Korsgaard diese Ansicht nicht teilen, zeichnen sich *alle* Exemplare von Lebensformen durch etwas aus, was ihre moralische Berücksichtigungswürdigkeit begründet. Als die einzige uns gegenwärtig bekannte selbstbewusste Lebensform hat der Mensch einen impliziten sowie expliziten Zugang zu seinem Wohlergehen bzw. seinem je eigenen Gut. Es ist der Lebensform des Menschen inhärent, dass er sein Leben aktiv und bewusst gestalten und somit bis zu einem gewissen Grad selbst mitbestimmen kann, worin sein je eigenes Gut besteht. Auch dem Menschen ist seine Lebensform das Maß seines Gedeihens und er kann nicht gänzlich losgelöst von dieser darüber verfügen, was für ihn gedeihlich ist. Das für Exemplare seiner Lebensform charakteristischste Merkmal ist jedoch ihre Freiheit. Menschen können ihre Lebensprozesse im Rahmen der Festlegungen durch ihre Lebensform frei gestalten.[250] Weil jeder Mensch sehr individuelle und nicht selten widersprüchliche Vorstellungen bezüglich seines eigenen Guts entwickelt, ist die Beurteilung von Zuständen eines menschlichen Individuums als besser oder schlechter sehr viel komplexer als bei nicht-humanen Lebewesen. Andererseits sind Menschen in der Lage, über ihre eigenen Zustände zu reflektieren und Auskunft zu geben, was die Beurteilung ihrer Zustände vereinfacht. Menschen können zu ihrem Wohlbefinden befragt werden und dieses selbst bewerten. Nicht-humane Lebewesen sind hierzu

---

246 Vgl. Patzig 1993, 175. Vgl. auch Gosepath 2004, 136 f.

247 Vgl. Feinberg 2002, 55: „We also say that certain kinds of paint are good or bad for the internal walls of a house, and this does not commit us to a conception of walls as beings possessed of a good or welfare of their own."

248 Vgl. Korsgaard 2004, 102 sowie Kap. 7. Vgl. hierzu auch folgende Darstellung Krauts: „What is good for a living being, as opposed to an artifact, is what promotes or is part of the flourishing of that same living thing. The good of an artifact looks to the good of something beyond it. Not so for living things: in their case, what is good for S is the flourishing of S" (Kraut 2009, 132).

249 Vgl. Korsgaard 2007, 2.

250 Vgl. hierzu auch McDowell 1998b, 170 ff., 193.

entweder in einem nur äußerst beschränkten Maße – wie einige hochentwickelte Tierspezies – oder gar nicht fähig – wie alle niederen Tiere und Pflanzen. Nichthumane Lebewesen haben nicht die Fähigkeit, ihre Lebensprozesse frei zu gestalten, sodass ihre jeweils spezifische Lebensform und die hieraus ableitbare naturgemäße Zuträglichkeit das einzig mögliche Maß für die Beurteilung ihrer Lebensprozesse als gedeihlich bzw. ihrer Zustände als besser oder schlechter darstellt.[251] Es ist nicht erforderlich, dass ein Lebewesen überhaupt oder prinzipiell dazu in der Lage sein muss, Interessen – im Sinne bewusster Präferenzen – ausbilden zu können, damit Urteile über seine naturgemäße Zuträglichkeit gebildet und Handlungen an ihm als für sein eigenes Gut zu- oder abträglich bewertet werden können. Denn der Zugehörigkeit des Lebewesens zu einer bestimmten Lebensform kann auch ohne sein eigenes Wissen darum entnommen werden, was für seinen teleologisch verfassten Lebensprozess, der u. a. auf Selbsterhaltung und Wohlergehen hin ausgerichtet ist, zu- oder abträglich ist.[252] Das bewusste Empfinden des eigenen Wohls stellt somit keine notwendige Voraussetzung für die Bestimmung naturgemäßer Zuträglichkeit dar. Vielmehr ist selbst niederen Tieren und pflanzlichen Lebewesen ein eigenes, vom Menschen unabhängiges Gut nach Maßgabe ihrer spezifischen Lebensform zuzuschreiben.[253] Die Differenzierung zwischen Wohl*befinden* und Wohl*ergehen* scheint in

---

251 Allerdings ist hier der Kritik von Ursula Wolf an Thompson und Foot Rechnung zu tragen (vgl. Wolf 2010 sowie Kap. 6): Aufgrund ihrer enormen Plastizität sind Lebewesen in der Lage, Defizite zu kompensieren, sodass sie u. U. trotz naturgemäßer Mangelhaftigkeit ein gedeihliches und für sie zuträgliches Leben führen können. Auszugleichende naturgemäße Mängel müssen bei der Bestimmung des für individuelle Lebewesen Zuträglichen berücksichtigt werden. Für die Bestimmung akuter Zustände bewusstseinsfähiger Wesen als besser oder schlechter ist zweifellos ihr Verhalten maßgeblich – eine schnurrende Katze befindet sich in einem besseren Zustand als eine beißwütige. Doch auch die Interpretation des Verhaltens bewusstseinsfähiger Lebewesen ist wieder ausschließlich im Rahmen von Lebensformbeschreibungen möglich.

252 Vgl. hierzu auch Johnson 1991, 6, 116 f., 132 f.; von der Pfordten 1996, 238; Taylor 2002, 84, 89; Pinsdorf 2013, 496. Lawrence E. Johnson differenziert zwischen zwei Arten von Interesse: 1. ‚Interesse-als-Bedürfnis' und 2. ‚Interesse-als-Wunsch'. Bedürfnisinteressen sind auf das für ein betreffendes Wesen Gute resp. sein Wohlergehen hin ausgerichtet; Wunschinteressen auf das, was von dem relevanten Wesen begehrt wird (vgl. Johnson 1991, 77). Während Johnson Wunschinteressen als höher entwickelten, bewusstseinsfähigen Lebewesen vorbehalten begreift, schreibt er Bedürfnisinteressen der gesamten lebendigen Natur zu, weil alle Lebewesen im Rahmen ihres Lebensprozesses danach streben, für sie optimale Zustände zu verwirklichen: „Animals, trees, and all other living beings have optimal states that the life process of that thing functions to achieve or maintain [...]. By having optimal states, living things inherently define what is in their interests" (Johnson 1991, 80).

253 Angela Kallhoff verteidigt in ihrer Arbeit *Prinzipien der Pflanzenethik* ebenfalls die Überzeugung, dass nicht nur der animalischen, sondern auch der vegetativen Natur ein eigenes Wohl

diesem Kontext geeignet, das aktive Erleben resp. *Empfinden* eines Wohls durch (selbst)bewusste Lebewesen von einem passiven Wohlsein resp. *Ergehen* nicht bewusster Lebewesen terminologisch abzusetzen. Während mit Blick auf höher entwickelte Tiere also von ihrem Wohl*befinden* gesprochen werden kann, erscheint bezüglich niederer Tiere und pflanzlicher Lebewesen die Rede von ihrem Wohl*ergehen* plausibler.[254]

Der vorherrschenden pathozentrischen Sichtweise, der zufolge niederen Tieren und pflanzlichen Lebewesen in Ermangelung einer Empfindungs- bzw. Leidensfähigkeit moralische Berücksichtigungswürdigkeit abgesprochen werden muss, ist somit entgegenzuhalten, dass Empfindungs- bzw. Leidensfähigkeit gerade nicht die Minimalanforderung für moralische Berücksichtigungswürdigkeit ausmachen.[255] Das grundlegende Kriterium ist vielmehr die Gedeihensfähigkeit. Auf der Basis ihrer Gedeihensfähigkeit können allen Lebewesen ein *je eigenes Gut* sowie daraus folgend *bessere* resp. *schlechtere Zustände* zugeschrieben werden. Da auch Handlungen an Pflanzen als für diese schädlich beurteilt werden können, ist allein aufgrund von Konsistenzbedingungen schon nicht einsichtig, weshalb Schädigungen von Mensch und Tier einer moralischen Bewertbarkeit unterstehen sollten, jene von Pflanzen hingegen nicht.[256] Im Gegensatz zu Lebewesen sind anorganische Entitäten nicht moralisch berücksichtigungswürdig, da ihnen weder

---

zuzuschreiben ist. Pflanzen stehen in permanenten Wechselwirkungsverhältnissen und Austauschprozessen mit ihrer Umwelt. Da sie nicht in der Lage sind sich fortzubewegen, haben sie eine besonders ausgeprägte Anpassungsfähigkeit entwickelt, die es ihnen ermöglicht, sich auf Veränderungen ihres Standortes einzustellen. Insofern Pflanzen ihre Lebensform also erst als Reaktion auf äußere Umstände instanziieren, kann pflanzliches Gedeihen nicht auf genetisch determinierte Eigenschaften reduziert werden. Für die nähere Charakterisierung des pflanzlichen Wohls bemüht auch Kallhoff den Gedeihensbegriff und definiert pflanzliches Gedeihen als „Vollzug des Lebenszyklus eines Pflanzenindividuums gemäß seinen Arteigenschaften in einer stressarmen Umgebung" (Kallhoff 2002, 148).

254 Vgl. hierzu etwa Praetorius/Saladin 1996, 36; Korsgaard 1996a, 156; Kallhoff/Siep 2003; Korsgaard 2004, 106 FN 69; Kunzmann 2008, 150 ff. Problematisch für eine objektive Bestimmung des Wohlergehens wird für den Bereich pflanzlicher Lebewesen mithin die Möglichkeit der Individuation erachtet. Im Rahmen seines einflussreichen Werks *An Essay Concerning Human Understanding* äußert sich bereits John Locke zur pflanzlichen Organisation und dem hiermit einhergehenden Individuationsproblem (vgl. Locke, EHU II 27 § 4). Wie schon für Aristoteles zeichnen sich auch für Locke Lebewesen dadurch aus, dass sie als funktionale Einheit in der Lage sind, die für sie je spezifischen Tätigkeiten auszuführen, sodass die Möglichkeit, pflanzlichen Lebewesen ein Wohlergehen zuzusprechen, bestehen bleibt (vgl. hierzu auch Siep 2004, 281; Schark 2010, 241).

255 Im Tierschutzgesetz (welches Pflanzen gleichwohl außer Acht lässt) werden nicht ausschließlich Handlungen reguliert, die Tieren *Schmerzen* und *Leiden* zufügen, sondern auch solche, die *Schäden* verursachen (vgl. TierSchG 2006).

256 Vgl. Kallhoff 2002, 127; Siep 2004; 299 f. Vgl. hierzu auch Kap. 7.

ein eigenes Gut noch bessere resp. schlechtere Zustände zugeschrieben werden können.[257] Ob ein Stein pulverisiert und damit in seiner ursprünglichen Existenzform vernichtet wird, ist *für* den Stein *selbst*, dem weder naturgemäße Gutheit noch naturgemäße Zuträglichkeit zugeordnet werden können, indifferent und kann in der Person höchstens mittelbar ein Werturteil hervorrufen, etwa wenn er für Lebewesen von vitaler oder auch bloß ästhetischer Bedeutung ist. Anorganische Entitäten gehören somit nicht der Klasse direkt moralisch berücksichtigungswürdiger Entitäten an, sondern können nur indirekt, durch die Interessen Dritter und deren ethisch-normative oder ästhetische Urteile, moralisch relevant werden. Dass die Zustände aller Organismen demgegenüber unabhängig von der Interessenlage einer Person normativ bewertbar sind, ist ein im Rahmen einer umfassenden Ethik moralisch anzuerkennendes Faktum.

Vor dem Hintergrund bestehender epistemischer Unsicherheit, naturwissenschaftlicher Unklarheiten und evolutionsbiologischer Unbeständigkeit ist allerdings anzumerken, dass die konkrete inhaltliche Bestimmung dessen, was für ein Lebewesen gut oder schlecht bzw. zu- oder abträglich sein kann, nicht als gesichert gelten kann, sondern vielmehr Gegenstand von rationalen Auseinandersetzungen und prinzipiell revisionsanfällig bleibt. Fraglich muss somit teilweise bleiben, *was* als das für ein konkretes Lebewesen Gute gelten kann, nicht jedoch, *dass* alle Lebewesen ein für sie eigenes Gut haben.

Mit der zweiten Berücksichtigungsbedingung tritt eine weitere Anforderung an die Zuschreibbarkeit moralischer Berücksichtigungswürdigkeit hinzu, denn damit das je eigene Gut von Lebewesen als moralisch berücksichtigungswürdig gelten kann, muss es mit anderen normativ relevanten Gütern, die im Rahmen einer etablierten moralischen Praxis bereits für berücksichtigungswürdig befunden werden, vergleichbar sein.[258] Bereits heute existiert eine kriteriengesättigte Zuschreibungspraxis bezüglich zahlreicher Eigenschaften und Fähigkeiten, die mit Blick auf den Menschen als moralisch berücksichtigungswürdig gelten und im Übertrag auf nicht-humane Tiere auch für diese geltend gemacht werden. Korsgaard expliziert einen entsprechenden Vergleich moralisch relevanter Eigenschaften und Fähigkeiten bei Menschen und nicht-humanen Tieren. So sind ihr zufolge nicht nur Menschen, sondern auch zahlreiche Tiere komplexe Zentren von

257 Vgl. hierzu auch Taylor 1989, 60 ff.; Wittgenstein, PU § 284; Nagel 2012, 117: „First, with the appearance of life even in its earliest forms, there come into existence entities that have a good, and for which things can go well or badly. Even a bacterium has a good in this sense, in virtue of its proper functioning, whereas a rock does not." Für physiozentrische oder holistische Positionen sind hingegen alle Entitäten oder sogar der gesamte Kosmos von direkter moralischer Relevanz (vgl. etwa Leopold 1968; Meyer-Abich 1997).

258 Vgl. Sturma 2013a, 151. Vgl. hierzu auch Korsgaard 2004, 103; Korsgaard 2007, 3 ff.

Subjektivität bzw. bewusstseinsfähige Wesen, die auf eine dem Menschen vergleichbare Art und Weise etwa Lust und Unlust, Angst, Hunger, Trauer, Bindungen zu anderen Lebewesen, Neugierde, Zufriedenheit, Frustration und Freude erleben können. Die genannten Erlebnisse werden als Grundlage für moralische Forderungen hinsichtlich der Rücksichtnahme gegenüber anderen Menschen anerkannt und begründen Korsgaard zufolge entsprechend auch eine moralische Berücksichtigungswürdigkeit nicht-humaner Tiere, die ähnliche Erlebnisse haben. Wie Korsgaard räumen auch zahlreiche andere Autoren die Vergleichbarkeit menschlicher mit tierlichen Gütern ein. Wie Sturma beschränken aber auch einige andere Autoren die prinzipielle Gleichartigkeit moralisch relevanter Güter nicht auf den Bereich von Menschen und nicht-humanen Tieren. Mit einer Sensibilität für die Vergleichbarkeit von allgemein für moralisch berücksichtigungswürdig zu befindenden Gütern ist jedenfalls festzustellen, dass auch pflanzliche Lebewesen Eigenschaften und Fähigkeiten aufweisen, die ähnlich wie Eigenschaften und Fähigkeiten bewusstseinsfähiger Lebewesen zu bewerten sind, insofern sie auf ihr je eigenes Gut hin ausgerichtet sind.[259] Wie zuvor bereits erläutert wurde, ist eine direkte moralische Berücksichtigung pflanzlicher Lebewesen *möglich* und *geboten*, da die Folgen menschlichen Handelns für Pflanzen gemäß dem für sie Zuträglichen evaluiert werden können. Vor diesem Hintergrund kann nicht widerspruchsfrei vertreten werden, dass das tierliche Streben nach Schmerzvermeidung und die damit einhergehenden Abwehrreaktionen moralisch zu berücksichtigen sind, Abwehrreaktionen pflanzlicher Lebewesen demgegenüber jedoch als moralisch irrelevant abzutun sind. Indem die Prämisse der Vergleichbarkeit moralisch relevanter Güter den Vergleich von Eigenschaften und Fähigkeiten des Menschen mit jenen *aller* nicht-humanen Lebewesen erforderlich macht, führt sie zu einer stärkeren Plausibilisierung der Argumentation sowie zur Einhaltung bereits angeführter Konsistenzbedingungen.

Die dritte und letzte Berücksichtigungsbedingung besagt, dass für den Adressaten moralischer Berücksichtigungswürdigkeit schließlich eine Perspektive

---

259 Taylor konzediert: „Each animal and plant is like us in having a good of its own" (Taylor 2002, 87). Robin Attfield ist ebenfalls überzeugt, dass *alle* Lebewesen ein eigenes Gut haben, denn „what can thrive, reach maturity, be endangered and be protected, has [...] a good itself" (Attfield 2002, 60). Auch Monte Johnson teilt diese Ansicht: „Other living things are not morally negligible entities; and their goods (survival, pleasure, flourishing) are every bit as real as the goods of human pleasure, survival, and so forth" (Johnson 2005, 291). Vgl. hierzu auch Von Wright 1972, 50; Rolston 1988, 120; McLaughlin 2001, 203f.; Goodpaster 2005, 59. Kallhoff beruft sich darüber hinaus auch auf naturwissenschaftliche Erkenntnisse, die bessere resp. schlechtere Zustände von Pflanzen längst bestätigt haben: „Das Gedeihen der Pflanze ist durch kausale Einflüsse nicht nur irritabel, vielmehr können auch fördernde von schädlichen Einflüssen unterschieden werden" (Kallhoff 2002, 125). Vgl. auch Kallhoff 2002, 86 sowie Siep 2004, 299f.

bzw. ein Standpunkt bestimmbar sein muss.[260] Während Korsgaard die Zuschreibbarkeit eines Standpunkts noch auf bewusstseinsfähige Tiere eingrenzt, vergrößert Taylor den relevanten Adressatenkreis und macht für *alle* Lebewesen, die er als Zentren von Leben begreift, einen Standpunkt aus. Der Mensch sei in der Lage, die Perspektive eines nicht-humanen Lebewesens und somit seine Sicht auf die Welt einzunehmen.[261] Die faktische Zuschreibungsmöglichkeit besserer resp. schlechterer Zustände impliziert, dass jedes Lebewesen als einen Standpunkt habend zu denken ist, der perspektivisch auf sein je eigenes Gut verweist. Wie zuvor bereits ausgeführt, muss das Gegenüber dabei nicht notwendig (selbst) bewusst sein, damit der Mensch dessen Perspektive erkennen und dessen Standpunkt gegebenenfalls geltend machen kann. In epistemischer Hinsicht steigt das Problem des Fremdpsychischen mit Blick auf nicht (selbst)bewusste Lebewesen allerdings exponentiell an, da keine Auskünfte aus Erster-Person- bzw. Erlebnisperspektive vorliegen, sondern ausschließlich auf der Basis der Dritten-Person-Perspektive, wenn auch unter Hinzuziehung kriteriengesättigter Zuschreibungspraktiken sowie naturwissenschaftlich bestätigter Indikatoren bessere resp. schlechtere Zustände von Lebewesen zu konkretisieren sind.

Die bisherige Darstellung war bestrebt zu begründen, dass *allen* Lebewesen ein je eigenes Gut zugeschrieben werden kann und muss. Weshalb dieser Umstand allerdings notwendig moralische Anerkennungsverhältnisse zwischen Personen und nicht-humanen Lebewesen nach sich zieht, soll nun in den Fokus rücken. Die menschliche Lebensform ist wesentlich *moralische* Lebensform. Unter den uns bislang bekannten Lebensformen ist es ausschließlich die menschliche, welche auf differenzierte Weise ein System ethischer Werte und moralischer Regeln ausgestaltet. Da dem Menschen sein Leben nicht nur gegeben, sondern zugleich *auf*gegeben ist, wird seine biologisch fundierte Lebensform von einer durch ihn selbst ausgestalteten kulturellen Lebensform komplettiert. Aus diesem Grund ist der Mensch das einzige uns bekannte Wesen, das nicht nur von seinen Neigungen, sondern darüber hinaus durch Regeln, die es sich selbst auferlegt, bestimmt wird. Es liegt in der spezifischen Natur des Menschen, sich selbst ethischen Standards zu unterwerfen und sich damit einhergehend moralische Regeln aufzuerlegen.[262] In diesem Rahmen entwickeln Menschen als Subjekte der Moral einen Zugang zu rationalen und moralischen Gründen. Aufgrund ihrer Empfänglichkeit für mo-

---

260 Vgl. Sturma 2013a, 151.
261 Vgl. Taylor 1989, 63, 67; Taylor 2002, 89; Korsgaard 2004, 104. Vgl. auch Kap. 7.
262 Vgl. Sturma 2001b, 347, 354; Korsgaard 2007, 6; Nagel 2012, 125. Vgl. hierzu auch Aristoteles, EN 1103 a.

ralische Gründe,[263] der sich vernunft- und moralfähige Personen nicht entziehen können, ist zunächst davon auszugehen, dass moralische Subjekte prinzipiell in der Lage sind, Urteile naturgemäßer Zuträglichkeit zu bilden und den individuellen Standpunkt eines nicht-humanen Lebewesens sowie dessen je eigenes Gut zu bestimmen und auf adäquate Weise moralisch zu berücksichtigen.[264]

Eine adäquate moralische Berücksichtigung impliziert dabei keineswegs eine gleichartige Rücksichtnahme gegenüber allen Lebewesen; ein moralischer Egalitarismus, wie er u. a. durch Taylor oder Tom Regan vertreten wird, gründet auf besonders starken Zusatzannahmen.[265] Auf der Basis der *scala naturae* eröffnet sich vielmehr ein hierarchischer Biozentrismus, in dessen Rahmen graduelle Abstufungen hinsichtlich des moralischen Status eines Lebewesens vorgenommen und den Exemplaren verschiedener Lebensformen verschiedene Grade moralischer Berücksichtigungswürdigkeit zugeschrieben werden können.[266] Die Abstufungen des normativen Status reichen von absoluter moralischer Berücksichtigungswürdigkeit (Menschenwürde), die vernunft- und moralfähigen Wesen zukommt, bis hin zu wägbarer moralischer Berücksichtigungswürdigkeit, die allen nicht-humanen Lebewesen zugeschrieben werden muss. Mit Blick auf empfindungsfähige Lebewesen fällt die wägbare moralische Berücksichtigungswürdigkeit allerdings deutlich stärker ins Gewicht als bei bloß gedeihensfähigen. Personen kommt sowohl aus epistemischen als auch aus moralischen Gründen eine hervorgehobene Stellung zu – sie allein verfügen über ein moralisches Bewusstsein und genießen den absoluten moralischen Status der Menschenwür-

---

263 Im Zuge des Pittsburgher Neohegelianismus wird die Empfänglichkeit für Gründe als distinktive Eigenschaft des Menschen aufgefasst (vgl. z. B. Brandom 1998; Brandom 2009). Für den Transfer des *logical space of reasons* (vgl. Sellars 1963, 169) sowie des *game of giving and asking for reasons* (vgl. Brandom 1998, 163 ff., 192 ff.) auf den *moralischen* Raum der Gründe vgl. Sturma 2007, 146 f.; Sturma 2012.

264 Eine notwendige Voraussetzung hierfür stellt die phänomenale Erfahrbarkeit individueller Lebewesen dar, die etwa bei hinreichend kleinen Lebensformen, wie Einzellern oder hinreichend fremdartigen Lebensformen, wie jenen der Tiefsee, nicht unbedingt gegeben ist, durch technische Hilfsmittel (Mikroskope, Modelle etc.) jedoch indirekt ermöglicht werden kann.

265 Vgl. Regan 1988, 239 ff.; Taylor 1989, 260 ff. Für die vorstehenden Autoren gilt: „One either *is* a subject of a life [...], or one *is not*. All those who are, are so equally" (Regan 1988, 245).

266 Für die ursprüngliche Konzeption von Aristoteles, auf die mit dem Begriff ‚*scala naturae*' Bezug genommen wird, vgl. etwa Part. an. IV 5, 681a; Part. an. II 10, 656a. Vgl. auch Kap. 1. Bezüglich einer hierarchischen Struktur der Stufenleiter des Seienden vgl. auch Lovejoy 1970, 247 ff.; zur dynamischen Stufenfolge der Natur vgl. Kap. 3 und 4. Vgl. für eine Gegenüberstellung von der *scala naturae* und dem Schema des *konzentrischen Organismus* Siep 2004, 227 ff.; zur Position eines hierarchischen Biozentrismus vgl. auch Johnson 1991, 7; Attfield 1997, 130 ff.; Goodpaster 2005, 54 ff.; Johnson 2005, 293.

de.[267] Aufgrund ihrer Fähigkeit, Schmerzen und Leiden zu empfinden, bilden höher entwickelte nicht-humane Tiere auf der Stufenleiter des Lebendigen die darunterliegende Kategorie, an die sich wiederum die Kategorie der niederen Tiere angliedert. Lebensformen wie die pflanzlichen, die nach unserem derzeitigen Kenntnisstand keine Bewusstseinsfähigkeit ausgebildet haben, schließen auf der untersten Stufe moralischer Berücksichtigungswürdigkeit die *scala naturae* ab. Auch wenn es den menschlichen Intuitionen nicht immer entspricht, spielen Faktoren wie das Aussehen eines Lebewesens oder seine Nützlichkeit für den Menschen keine Rolle für seine Verortung innerhalb dieser hierarchischen Ordnung.[268] Gegenüber der absoluten Schutzwürdigkeit des Menschen und der hohen Schutzwürdigkeit hoch entwickelter Tiere fällt die Schutzwürdigkeit von niederen Tieren und Pflanzen in konkreten Abwägungen weit ab. Insofern zieht die Forderung einer moralischen Rücksichtnahme gegenüber niederen Tieren und Pflanzen keine Konsequenzen für das alltägliche Leben des Menschen nach sich, die in eine Situation moralischer Überforderung münden.[269] Trotz der Zuschreibung eines eigenen Guts für nicht-humane Tiere und Pflanzen und der damit einhergehenden Anerkennung ihrer moralischen Berücksichtigungswürdigkeit kann ein vital erforderlicher Verzehr tierischer sowie pflanzlicher Produkte als ethisch vertretbar gelten. Die moderne Massentierhaltung westlicher Industrienationen sowie bestimmte gentechnische Veränderungen pflanzlicher Organismen, die den ihrer Lebensform naturgemäßen Lebensprozess und damit das für sie naturgemäß Zuträgliche unterminieren,[270] sind vor diesem Hintergrund jedoch als kaum moralisch rechtfertigungsfähig einzustufen. Da die vorliegende Untersuchung nicht auf der Anwendungsebene, sondern vielmehr auf einer übergeordneten Theorieebene angesiedelt ist, steht allerdings nicht die Beurteilung

---

267 Vgl. hierzu auch Sturma 2004, 174 ff.; Sturma 2013a, 142 f.

268 Dass einige Tiere von den meisten Menschen für niedlich oder eklig befunden werden, wie beispielsweise Kaninchen oder Spinnen, oder dem Menschen nützlich oder schädlich sind, wie etwa Bienen oder Zecken, ist für deren Einpassung innerhalb der *scala naturae* also zunächst irrelevant. Für die Abwägung erlaubter Handlungen bei Interessenkonflikten können mindestens letztere Arten von Bewertungen wiederum relevant werden.

269 Vgl. hierzu auch von der Pfordten 1996, 18 – 23; Kallhoff 2002, 126 ff.; Sitter-Liver 2008, 174.

270 Man denke etwa an gentechnisch erzeugte Hybridpflanzen, bei denen die naturgemäße Anlage, Samen zu ihrer Fortpflanzung auszubilden, entfernt wird. Vgl. hierzu auch Attfield, für den pflanzliches Gedeihen in der Verwirklichung wesentlicher Eigenschaften und Fähigkeiten, die wiederum durch die Spezieseigenschaften vorgegeben sind, besteht (vgl. Attfield 2002, 61 ff.). Vgl. auch Rolston 1988, 120; Scanlon 1998, 68; Siep 2004, 299 – 304; Johnson 2005, 293. Für eine ausführlichere Auseinandersetzung mit Anwendungsfragen bezüglich eines ethisch vertretbaren Umgangs mit pflanzlichen Lebewesen vgl. Kallhoff 2002, 133 – 146.

konkreter Anwendungsfragen, sondern vielmehr die Beantwortung der begründungstheoretischen Frage im Vordergrund, welchen Wesen überhaupt ein moralischer Status zuzuschreiben ist und wie infolgedessen die Reichweite einer umfassenden Ethik angelegt werden muss.[271] Grundsätzlich kann dennoch festgehalten werden, dass eine vorsätzliche Schädigung von Lebewesen – gleich welcher Art – ohne jeden Grund als moralisches Vergehen zu werten ist.

Für die Fundierung einer umfassenden Ethik, die nicht nur den Menschen, sondern alle Lebewesen in den Blick nimmt, sind weiterhin zwei etablierte ethische Prinzipien konstitutiv: 1. das Prinzip der Universalisierung und 2. das Prinzip der Unparteilichkeit. Von dem lateinischen Terminus ‚universalisatio' abstammend bedeutet der Begriff ‚Universalisierung' *Verallgemeinerung*. ‚Universalisierbarkeit' verweist entsprechend auf die Möglichkeit einer bestimmten Praxis, Norm oder Theorie, verallgemeinert werden zu können, ohne dass etwa Widersprüche oder Inkonsistenzen entstehen. Ethische Urteilsbildung und moralische Normsetzung bewegen sich auf der Ebene eines obersten Abstraktions- und Bewertungsniveaus, sodass ihnen ein kategorischer Verbindlichkeitsanspruch inhärent ist.[272] Die Rechtfertigung ethischer Positionen und moralischer Regeln erfordert stets eine Bezugnahme auf allgemeine, universalisierungsfähige Gründe, die sich im gegebenen Rahmen aus dem moralisch relevanten Minimalkriterium der Gedeihensfähigkeit gewinnen lassen. Die generelle Logik der Universalisierung ethischer Normen beruht auf traditionell gewachsenen allgemeinen Gerechtigkeitsvorstellungen und Gleichheitsgeboten. Sie ist darüber hinaus eng mit der philosophischen Unparteilichkeitsprämisse verknüpft, welche die Grundlage für eine rein rationale, d. h. mit dem Anspruch einer nicht interessengeleiteten oder sonst emotional beeinflussten Beurteilung bildet.[273] Moralische Gemeinschaften zeichnen sich eben nicht nur durch auf Gegenseitigkeitsverhältnissen beruhende rationale Interessensicherungen aus, sondern gerade dadurch, dass sie darüber hinaus auch Verpflichtungsverhältnisse des Schutzes und der Fürsorge, etwa gegenüber Kranken und Schwachen, eingehen.[274] Gerade dort bewährt sich Moralität, wo die Vernunft gebietet, eigene Interessen zurückzustellen und nicht dort, wo bereits zweckrationale oder egoistische Begründungsmuster genügen. Mit dem Stichwort der Unparteilichkeit wird ebenfalls auf Gerechtig-

---

271 Vgl. hierzu auch Kallhoff 2002, 129; Goodpaster 2005, 55 f.

272 Vgl. hierzu etwa Steigleder 2005, 57.

273 Hierzu merkt Günther Patzig prägnant an: „Moralische Normen sind nicht Anweisungen zur Verwirklichung eines wie immer postulierten wahren Eigeninteresses. [...] Vielmehr müssen wir bei den Adressaten von moralischen Normen ein Interesse, sich objektiv richtig zu verhalten, *voraussetzen*" (Patzig 1993, 164 f.).

274 Vgl. Patzig 1993, 163, 168 ff.; MacIntyre 1999.

keitserwägungen Bezug genommen, die im Kontext der moralischen Berücksichtigungswürdigkeit aller Lebewesen etwa auf einen Anti-Speziesismus abzielen.[275] Ebenso wie es der Sinn von Moral verlangt, den eigenen partikularen Standpunkt zu überschreiten und von der eigenen Gruppe, Nation, Rasse, Religion sowie dem eigenen Geschlecht oder der eigenen politischen Überzeugung zu abstrahieren, gebietet er auch eine Abstraktion von der eigenen Spezies, damit willkürliche Bevorzugungen der eigenen Lebensform vermieden werden können.[276] Eine umfassende Ethik erfordert das Einbeziehen aller existierenden Interessen bzw. die moralische Berücksichtigung von jeder Art eigenen Guts. Es gibt keinen überzeugenden Grund anzunehmen, dass nur die Interessen von einigen Wesen moralisch bedeutsam sind, die von anderen hingegen nicht. Auf der Seite der Person ist es zudem nicht nur die Fähigkeit, Interessen ausbilden und formulieren zu können, welche diese auszeichnet, sondern insbesondere die Fähigkeit, von eigenen Interessen absehen zu können. Daher gilt: Auch wenn ein *epistemischer* Anthropozentrismus prinzipiell unumgänglich bleibt, folgt hieraus keineswegs ein Anthropozentrismus in *normativer* Hinsicht. Vor dem Hintergrund, dass alle Lebewesen ein für sie eigenes Gut im Sinne eines für sie Zuträglichen aufweisen und somit als in besseren resp. schlechteren Zuständen befindlich beurteilt werden können, dieses Gut zudem mit anderen für moralisch berücksichtigungswürdig befundenen Gütern – im Rahmen einer kriteriengesättigten Zuschreibungspraxis – vergleichbar ist und Personen darüber hinaus dazu in der Lage sind, die Perspektive bzw. den Standpunkt von Lebewesen einzunehmen, muss trotz unüberwindbarer epistemischer Unsicherheiten jede Form eines *normativen* Anthropozentrismus als partikularistisch sowie parteiisch zurückgewiesen werden.

---

275 Ernst Tugendhats Argument dafür, dass die moralische Gemeinschaft nicht nur vereinzelte Individuen, sondern die gesamte Menschheit umfasst, gründet auf dem Diskriminierungsverbot, das normativen Systemen obliegt. Tugendhat hält die konsequente Abstraktion von der Spezies allerdings für moralisch falsch. Tiere seien nicht in die moralische Gemeinschaft zu integrieren, die zwar das individuelle ‚ich' überschreiten müsse, das rechtverstandene ‚wir' im Sinne der Menschheit jedoch unbedingt aufrechterhalten müsse. Mit Blick auf den Vergleich des Speziesismusvorwurfs kritisiert er, dass hier die ‚scharfen und tiefen Grenzen' gegenüber anderen Spezies mit den ‚künstlichen Grenzen zwischen Rassen' verwechselt werden, was von einer ‚moralischen Unsensibilität' zeuge. Aufgrund des Arguments der biologischen Nähe sei der Mensch seiner eigenen Art gegenüber moralisch eher verpflichtet als Vertretern anderer Spezies; vor diesem Hintergrund seien wenn überhaupt andere Säugetiere von moralischer Relevanz, selbst wenn wissenschaftlich gezeigt werden könnte, dass etwa Insekten ein gleiches oder sogar stärkeres Schmerzempfinden aufweisen (vgl. Tugendhat 1997, 105 – 109). In den nachfolgenden Passagen wird expliziert, weshalb diese Darstellung Tugendhats zurückzuweisen ist.

276 Vgl. hierzu auch Johnson 1991, 7 ff.; Skidmore 2001, 550; Siep 2004, 304; Siep 2014, 52 f.

Unter der Voraussetzung, dass moralische Subjekte ihre ethische Urteilsbildung an den Maßgaben gerechtigkeitstheoretischer Erwägungen orientieren und ihr Handeln entsprechend überpersonal und unparteilich ausrichten, ist die *Erkenntnis*, dass Lebewesen ein je eigenes Gut zugeschrieben werden kann, hinreichend für die *Anerkenntnis* ihres moralischen Status. Das Anerkennen als Modus normativer Verpflichtungsverhältnisse muss dabei stets von Personen ausgehen, die im Interesse nicht-humaner Lebewesen ethisch-normative Einschränkungen menschlicher Handlungsspielräume vornehmen.[277] Auch bei Foot kommt dem Anerkennungsbegriff eine bedeutende Rolle zu, insofern ihrer Ansicht nach das moralisch Gute auf der Anerkennung und dem Befolgen von Handlungsgründen (‚reason-recognition and reason-following') basiert. Unter Zuhilfenahme des Anerkennungsbegriffs verweist sie auf die praktische Rationalität des Menschen, d. h. die notwendige Verbindung zwischen moralischen Urteilen und den ihnen gemäßen Handlungen. Ihre praktische Rationalität könne moralische Handlungen einer Person erklären, die um ihre Gründe moralisch zu handeln wisse, weil das Handeln aus Gründen die elementare Wirkungsweise der menschlichen Lebensform sei. Moralität sei unbedingt praktisch und Personen seien Wesen, die faktisch die Fähigkeit besitzen, Handlungsgründe anzuerkennen und diesen gemäß zu handeln. Die auf Fakten und Begriffen beruhende Anerkennung von Gründen gebe der rationalen Person ein Ziel vor, das es handelnd zu erreichen gelte.[278] Weil sich die Exemplare der menschlichen Lebensform vormerklich dadurch auszeichnen, moralische Subjekte zu sein, sind Personen nicht nur *befähigt*, sondern zugleich *genötigt*[279], das eigene Gut von Lebewesen als grundsätzlich moralisch relevant anzuerkennen. Für alle Instanziierungen der menschlichen Lebensform, die aktual vernunft- und moralfähigen Personen sind, impliziert das Erkennen von Lebewesen auch deren Anerkennen. Weshalb der Anerkennungsbegriff zentral für eine umfassende, mehrdimensionale Ethik ist

---

277 Vgl. Sturma 2013a, 142. Auch Bernd Ladwig konstatiert, dass speziesübergreifende Anerkennungsverhältnisse letztlich auf der Basis einer Unparteilichkeitsmoral eingefordert werden können, die auf der Überzeugung beruht, „dass moralische Normen allgemein und positionsunabhängig akzeptabel sein müssen" (Ladwig 2010, 63 FN 10).

278 Vgl. Foot 2001, 13, 18, 22 ff. Auf ähnliche Weise legt auch Axel Honneth gemeinsam mit Avischai Margalit dar, dass Anerkennung eine motivationale Bereitschaft der Person beinhaltet, gegenüber dem, den sie anerkennt, auch wohlwollend zu handeln bzw. die eigenen Interessen unter Berücksichtigung der Interessen des anderen abzuwägen. Honneth und Margalit beschränken den Adressatenkreis moralischer Anerkennung gleichwohl auf Personen (vgl. Honneth/Margalit 2001, 121 ff.).

279 Immanuel Kant hat den Begriff der Nötigung nachhaltig geprägt: „Für Menschen und alle erschaffenen vernünftigen Wesen ist die moralische Notwendigkeit Nötigung, d. i. Verbindlichkeit, und jede darauf gegründete Handlung als Pflicht [...] vorzustellen" (Kant, KpV 145).

und in welcher Weise moralische Anerkennungsverhältnisse zwischen Personen und anderen Lebewesen ausgestaltet werden können, wird in den nachfolgenden Teilen expliziert.

Dritter Teil – Anerkennung: Historische und zeitgenössische Zugänge

9. Etymologische Aspekte

Nicht zuletzt aufgrund seiner umfangreichen etymologischen Analyse der *reconnaissance* ist Paul Ricœurs unlängst vorgelegte Arbeit *Parcours de la Reconnaissance* von großer Bedeutung für eine systematische Auseinandersetzung mit dem Anerkennungsbegriff. Zu Recht moniert Ricœur die vorherrschend einseitige Verhandlung des Anerkennungsbegriffs sowie das Fehlen einer umfassenden Anerkennungstheorie:

> L'investigation a été suscitée par un sentiment de perplexité concernant le statut sémantique du terme même ‚reconnaissance' au plan du discours philosophique. C'est un fait qu'il n'existe pas de théorie de la reconnaissance digne de ce nom à la façon dont il existe une ou plusieurs théories de la connaissance.[1]

Dass bis heute keine Theorie der Anerkennung entwickelt wurde, die sich darauf versteht, der Komplexität des Anerkennungsbegriffs gerecht zu werden und seiner heterogenen Verwendung einen Rahmen zu geben, irritiert Ricœur zutiefst. Motiviert durch seine Verwunderung über diesen Missstand verfolgt er das Ziel, eine tragfähige Grundlage für eine adäquate Theorie der Anerkennung zu schaffen. Da bislang niemand eine ‚parrainage philosophique' für den Anerkennungsbegriff übernommen habe, beabsichtigt er nun selbst, diesen einer Systematisierung zuzuführen.[2] Unter Rückgriff auf das *Dictionnaire de la Langue Française* von Émile Littré sowie die zweite Auflage des *Grand Robert de la Langue Française* von Alain Rey beginnt er seine lexikalischen Studien zum Anerkennungsbegriff.

Im *Littré* findet Ricœur eine relativ unvermittelte Abhandlung von dreiundzwanzig Bedeutungen des Wortes *reconnaître* vor.[3] Als erste werde die naheliegendste oder ‚natürlichste' Bedeutung von Anerkennung angeführt, die um das Präfix *re-* erweiterte Ableitung von *connaître* (erkennen), *re-connaître:* 1. „Se remettre dans l'esprit l'idée de quelqu'un ou de quelque chose que l'on connaît. Je reconnais le cachet. Reconnaître des gens à leur voix, à leurs allures."[4] Im *re-* werde eine zeitliche Komponente unmittelbar, die als Wiederholung zu verstehen sei. In der sich anschließenden Definition werde sodann auf die Zeichen, auf deren Grundlage man etwas wieder-erkennen könne, eingegangen. Hier gelange man zudem zu der Aktion des Erkennens von etwas, das man nie zuvor gesichtet habe: 2. „Connaître à quelque signe, à quelque marque, à quelque indication, une

---

1 Ricœur 2004, 11.
2 Vgl. Ricœur 2004, 16.
3 Vgl. Ricœur 2004, 21 – 27.
4 Dictionnaire de la Langue Française 1885, 1519.

personne ou une chose qu'on n'a jamais vue. [...] Reconnaître une plante d'après la description donnée par les auteurs.“[5] Unausgesprochen bleibt Ricœur zufolge hier, wie zuverlässig das Erkennungszeichen, das Merkmal bzw. der Hinweis sein muss, durch den man etwas oder jemanden erkennen kann. Über diese vermittelte Vorstellung gelange man sodann zu einer aktiven *connaissance*, d.h. zur Erkenntnis einer Sache im Zeichen der Wahrheit: 3. „Parvenir à connaître, à apercevoir, à découvrir la vérité de quelque chose. On a reconnu son innocence. On reconnaît à ces indices la salubrité de l'éau. On reconnaît leur mauvaise foi.“[6] Ricœurs Ansicht nach schleicht sich mit dem faktisch oder normativ ausgerichteten Wahrheitsbegriff ein wertender Aspekt ein. Von dem ‚Erreichen, dahin gelangen‘ komme man alsdann über das ‚Erforschen‘ (Sinn Nr. 5, 6, 7) zu einem bedeutsamen Wendepunkt: 8. „Admettre, accepter comme vrai, comme incontestable. Ce philosophe reconnaissait l'existence des atomes.“[7] In ‚einräumen, zugeben‘ rücke die Nuance des Bekennens in den Vordergrund und ermögliche, „de reprendre le sens n° 2 sur les signes à quoi on reconnaît et le sens n° 3 sur la dimension de vérité dont les marques sont portées au jour, dans le sens fort de ‚reconnaître pour‘,‚en telle qualité‘“[8]. Auf diese Weise sei die Aufnahme von Merkmal, Wahrheit, Bekennen u. a. in das Bedeutungsspektrum von Anerkennung rekonstruierbar.

Vor dem Hintergrund des von ihm angestrebten etymologischen Vergleichs untersucht Ricœur darauffolgend die Wortbedeutungen, die der *Robert* zur Anerkennung listet.[9] Die erste im *Robert* angeführte Nennung bestimme Anerkennung als einen geistigen Akt, „irréductible à la simple réitération d'une expérience antérieure, du simple déjà vu, du déjà vécu“[10]. Die zweite Grundidee „d'accepter, d'admettre“[11] enthalte die Dimension der Affirmation. Hier werde eine unterstellte Wahrheit akzeptiert bzw. bestätigt und somit als Wert gesetzt, der nach einer Zustimmung verlange. Zusammen mit der dritten Grundidee, die für *reconnaissance* den Sinn von Dankbarkeit ausmache, sei dem *Robert* schließlich die Bedeutungskette von Anerkennung als „accepter, tenir pour vrai, admettre, avouer, être redevable, remercier“[12] entnehmbar.

5 Dictionnaire de la Langue Française 1885, 1519.
6 Dictionnaire de la Langue Française 1885, 1519.
7 Dictionnaire de la Langue Française 1885, 1519.
8 Ricœur 2004, 24.
9 Vgl. Ricœur 2004, 27–35.
10 Ricœur 2004, 31. Vgl. Le Grand Robert de la Langue Française 2001, 1723.
11 Le Grand Robert de la Langue Française 2001, 1724.
12 Ricœur 2004, 32.

Im Ergebnis eröffnet Ricœurs Befassung mit Anerkennung insbesondere drei Bedeutungshorizonte des Anerkennungsbegriffs: das *Erkennen*, das *Wiedererkennen* und das *Anerkanntsein*. Innerhalb der chronologischen Bearbeitung dieser drei Dimensionen vollziehe sich eine begriffliche Verschiebung, welche die enge Verknüpfung der *reconnaissance* mit der *connaissance* kontinuierlich in den Hintergrund treten lasse und das passive ‚Anerkanntwerden' gegenüber dem aktiven ‚Anerkennen' in den Vordergrund rücke. Schließlich ordnet Ricœur die drei von ihm ausgemachten Bedeutungsschwerpunkte des Anerkennungsbegriffs – Erkennen, Wiedererkennen, Anerkanntsein – den drei seiner Ansicht nach maßgeblichen philosophischen Anerkennungskonzeptionen zu:

> Voici le foyer de sens kantien, sous le vocable *Rekognition*, dans la première édition de la *Critique de la Raison pure*. Puis voici le foyer bergsonien, au titre de ‚la reconnaissance des souvenirs'. Enfin voici le foyer hégélien, aujourd'hui en pleine expansion, sous le vocable *Anerkennung*, datant de l'époque de la *Realphilosophie* de Hegel à Iéna.[13]

Entsprechend dieser Zuteilung widmet sich Ricœur in seinen folgenden Ausarbeitungen zunächst der Untersuchung eines Kantisch geprägten Anerkennungsverständnisses, das in seiner transzendentalphilosophischen Ausrichtung der Suche nach apriorischen Bedingungen der Möglichkeit objektiver Erkenntnis gewidmet sei. Anschließend setzt er sich mit dem Bergsonschen Zugang zu Anerkennung auseinander, der von dem Wunsch motiviert sei, eine Neuformulierung des alten Leib-Seele-Problems in reflexionspsychologischer Gestalt zu generieren. Schließlich betrachtet Ricœur den Hegelschen Anerkennungsbegriff, der im Rahmen der *Phänomenologie des Geistes* als Kampf um Anerkennung und der Verwirklichung von Freiheit erörtert werde.[14] Insofern ist die ausführliche Anerkennungsstudie Ricœurs, die hier nur holzschnittartig nachgezeichnet werden konnte, für das konkrete Interesse an einer systematischen Erörterung *moralischer Anerkennungsverhältnisse* im Rahmen der Ethik nur wenig aufschlussreich.

Da für den deutschen Sprachraum keine der umfassenden Ricœurschen Begriffsanalyse vergleichbare Untersuchung des Anerkennungsbegriffs vorliegt, ist jedoch zumindest eine etymologische Annäherung an das deutschsprachige Begriffsverständnis von Anerkennung durchaus als Ausgangspunkt der Analyse moralischer Anerkennungsverhältnisse empfehlenswert. Nach Ricœurschem Vorbild soll hierfür das Studium der Wortbedeutung von ‚Anerkennung', wie sie in

---

13 Ricœur 2004, 37.
14 Vgl. Ricœur 2004, 38 f.

einschlägigen deutschsprachigen Lexika und Wörterbüchern definiert wird, genügen.[15]

Das *Historische Wörterbuch der Philosophie* weist zwar das Stichwort ‚Anerkennungstheorie' auf, verhandelt Anerkennung im entsprechenden Eintrag jedoch ausschließlich als Element einer Urteilstheorie der traditionellen Logik. Anerkennung gilt hier als das entscheidende Merkmal eines Urteils, als seine Bestätigung, Bejahung bzw. Affirmation in Abgrenzung zu seiner Verwerfung bzw. Negation.[16] Auch wenn der hier vorgebrachte Verweis auf Anerkennung im Sinne der Affirmation eine gewisse Übereinstimmung zu den Wortbedeutungen ‚akzeptieren' oder ‚für wahr halten', die Ricœur u. a. für Anerkennung ausmacht, aufweist und somit interessante Parallelisierungen zwischen dem französischen, deutschen und auch englischen Anerkennungsverständnis im Rahmen der Urteilstheorie aufgedeckt werden können, ermöglicht dieser eindimensionale Eintrag kein besseres Verständnis moralischer Anerkennung. Auch das *Herkunftswörterbuch Duden*, das ‚anerkennen' ausschließlich unter dem Stichwort ‚erkennen' anführt, welches u. a. als ‚geistiges Erfassen' bestimmt wird,[17] oder die Nennung der *Brockhaus Enzyklopädie*, die Anerkennung u. a. als „Billigung, Zustimmung zu prakt. Gegebenheiten oder normativen Forderungen; auch Würdigung, Lob"[18] bestimmt, erweisen sich im Kontext der Untersuchung als nicht sonderlich erhellend.

Aufschlussreicher für das Verständnis moralischer Anerkennung ist hingegen der Verweis auf die Begriffe ‚Achtung' und ‚Respekt', der sowohl im *Deutschen Universalwörterbuch Duden* als auch in einigen philosophischen Lexika bzw. Handbüchern wie dem *Brockhaus Philosophie*, der *Enzyklopädie Philosophie*, dem *Neuen Handbuch philosophischer Grundbegriffe*, dem *Handbuch der Politischen Philosophie und Sozialphilosophie* oder auch dem *Handbuch Ethik* zu finden ist.[19]

---

15 Paul Ricœur selbst weist allerdings auf die Schwierigkeit hin, dass philosophische Begriffsverwendungen oftmals sehr weit von gebräuchlichen Bedeutungen derselben Vokabel in einer natürlichen Sprache entfernt sind, ohne dass ein erhellender Bezug auszumachen wäre (vgl. Ricœur 2004, 37).

16 Vgl. Menne 1971, 300 f.

17 Vgl. Duden. Das Herkunftswörterbuch 2007, 185.

18 Brockhaus Enzyklopädie 1986, 566.

19 Vgl. Duden. Deutsches Universalwörterbuch 1989, 107; Handbuch Ethik (Halbig 2006, 303–307); Handbuch der Politischen Philosophie und Sozialphilosophie (Pollmann 2008, 28 ff.); Der Brockhaus Philosophie 2009, 23 f.; Enzyklopädie Philosophie (Amengual 2010, 91 f.); Neues Handbuch philosophischer Grundbegriffe (Düwell 2011, 124). In seinem Beitrag in der *Enzyklopädie Philosophie* fasst Gabriel Amengual das Verhältnis von ‚Anerkennung' und ‚Achtung' wie folgt zusammen: „Allgemein gesagt bezieht sich Anerkennung auf Personen, die man achtet, und

Die Charakterisierung von ‚Respekt' und ‚Achtung' als dem moralischen Anerkennungsbegriff unmittelbar verwandte Begriffe findet sich ebenso innerhalb neuerer Arbeiten zur Anerkennung.[20] Ein weiterführender Vergleich, insbesondere der Begriffe ‚Achtung' und ‚Anerkennung', offenbart zugleich eine starke bedeutungsbezogene Nähe wie fein nuancierte Unterschiede. Trotz ihrer voneinander unabhängigen historischen Prägung, die im Falle der ‚Anerkennung' auf Fichte und Hegel, im Falle der ‚Achtung' auf Kant zurückgeht, stehen beide Begriffe in einem engen Verweisungszusammenhang. Diese bedeutsame Fährte wird in Kapitel 12 wieder aufgenommen und leistet einen wesentlichen Beitrag für die Entwicklung einer Systematik moralischer Anerkennungsverhältnisse innerhalb der Ethik. Um dorthin zu gelangen, sind jedoch zunächst Kants Verständnis des Achtungsbegriffs sowie daran anschließend Fichtes und Hegels Auffassungen des Anerkennungsbegriffs nachzuvollziehen.

auf Prinzipien, Normen, und Sätze, die man beachtet, billigt und für wahr hält" (Amengual 2010, 91).

20 Vgl. etwa Margalit 1998; Darwall 2009; Laitinen 2009a; Laitinen 2009b; Schaber 2009; Schaber 2010; Schmetkamp 2012.

10. Aspekte moralischer Achtung

Allgemein gilt Kant als derjenige, der den Begriff der Achtung in die Philosophie eingeführt hat. Er hat zwei verschiedene Verwendungsweisen von Achtung geprägt, die gleichwohl auf das Engste miteinander verwoben sind: die *Achtung vor dem Gesetz* sowie die *Achtung vor der Person*. Ordnet man beide Verwendungsweisen seinen Hauptwerken zur Moralphilosophie zu, so wird in der *Grundlegung zur Metaphysik der Sitten* (1785) wie auch in der *Kritik der praktischen Vernunft* (1788) hauptsächlich die Achtung vor dem Gesetz dargelegt, während innerhalb der *Metaphysik der Sitten* (1797) insbesondere die Achtung vor der Person thematisch wird.[21]

Da sie konstitutiv für die Achtung vor der Person ist, kommt der Achtung vor dem moralischen Gesetz eine Vorrangstellung zu. Erst aus der Achtung vor dem moralischen Gesetz ergibt sich für Kant die moralische Pflicht der Achtung vor der Person, d. h. die Pflicht zur Anerkennung ihrer Würde.[22] In der Literatur wird auf Kants Differenzierung zwischen Achtung vor dem Gesetz und Achtung vor der Person als *nomologische* und *personale* Bedeutungsebene des *moralischen Gefühls* Bezug genommen. Zwischen der nomologischen Bedeutung der Achtung vor dem moralischen Gesetz und der personalen Bedeutung der Achtung vor der Person ist eine Ableitungsbeziehung anzunehmen, bei der letztere aus der ersten folgt.[23] Wie die prominente Formulierung Kants im Beschluss der *Kritik der praktischen Vernunft* verdeutlicht, findet der Mensch das moralische Gesetz, dessen Geltung er sich unterstellt, in sich selbst vor: „Zwei Dinge erfüllen das Gemüt mit immer neuer und zunehmenden Bewunderung und Ehrfurcht, je öfter und anhaltender sich das Nachdenken damit beschäftigt: *Der bestirnte Himmel über mir, und das*

---

21 In seinen vorkritischen Schriften taucht der Begriff der Achtung innerhalb der *Beobachtungen über das Gefühl des Schönen und Erhabenen* (1764) zwar auch mehrfach auf, jedoch in einer sehr uneinheitlichen Verwendungsweise. In einem Abschnitt, in dem Immanuel Kant von der *allgemeinen* Achtung spricht, klingt das Gefühl der Achtung vor der Person, das sowohl *intra*personal auf das vernünftige Subjekt selbst als auch *inter*personal auf jedes andere vernünftige Wesen gerichtet ist, allerdings bereits an: „Ich glaube, ich fasse alles zusammen, wenn ich sage: es sei das *Gefühl von der Schönheit und der Würde der menschlichen Natur.* Das erstere ist ein Grund der allgemeinen Wohlgewogenheit, das zweite der allgemeinen Achtung, und wenn dieses Gefühl die größeste Vollkommenheit in irgend einem menschlichen Herzen hätte, so würde dieser Mensch sich zwar auch selbst lieben und schätzen, aber nur in so ferne er einer von allen ist, auf die sein ausgebreitetes und edles Gefühl sich ausdehnet" (Kant, GSE 217).

22 Vgl. Kant, GMS 401 FN 2; Kant, TL 462: „*Achtung*, die ich für Andere trage, oder die ein Anderer von mir fordern kann [...], ist also Anerkennung einer Würde (dignitas) an anderen Menschen."

23 Vgl. Kant, KpV 133, 142. Vgl. hierzu auch Goy 2007, 346 f.; Düwell 2011, 129.

moralische Gesetz in mir."[24] Diese Hochachtung gegenüber dem moralischen Gesetz und der Vernunftfähigkeit, die dem Menschen überhaupt erst den Zugang zum Raum des Moralischen eröffnet, ist nach Kant ein ‚selbstgewirktes Gefühl', das zum Motivationsgrund sowohl für die Beachtung des Gesetzes als auch für die Anerkennung von vernunft- und moralfähigen Personen wird. Für Kant ist das Gefühl moralischer Achtung keine affektive Emotion oder Neigung, sondern vielmehr ein ‚Gefühl eigener Art', welches *a priori* von der Vernunft *selbstgewirkt* ist und dennoch subjektiv motivationale Kraft entfaltet:[25]

> Allerdings muß der Wille *Motive* haben; aber diese sind nicht gewisse vorgesetzte, aufs *physische Gefühl* bezogene Objekte als Zwecke, sondern nichts als das unbedingte *Gesetz* selbst, für welches die Empfänglichkeit des Willens, sich unter ihm als unbedingter Nötigung zu befinden, das *moralische Gefühl* heißt; welches also nicht Ursache, sondern Wirkung der Willensbestimmung ist.[26]

Das moralische Gefühl diene zwar der moralischen Handlungsmotivation, sei aber zugleich apriorisch und rein vernunftbasiert. Kants Theorie moralischer Motivation zeichnet sich dadurch aus, dass der Wille bei einer Handlung aus Pflicht objektiv durch das Gesetz und subjektiv durch die Achtung für das Gesetz bestimmt wird. Das moralische Gefühl der Achtung wirke als Triebfeder für das handelnde Subjekt und motiviere es, sich einem objektiv gültigen sittlichen Handlungsgrund, dem kategorischen Imperativ, zu unterwerfen. Im Gegensatz zu den mannigfaltigen Ausprägungen empirischer neigungsbasierter Handlungsmotivationen könne es für moralisches Handeln aus Pflicht gegenüber dem Sittengesetz ausschließlich *eine* Motivationsquelle geben: „Achtung fürs moralische Gesetz ist also die einzige und zugleich unbezweifelte moralische Triebfeder"[27]. Dabei sei die apriorische Selbstgewirktheit des Gefühls der Achtung das maßgebliche Kriterium zur Abgrenzung gegenüber allen anderen Gefühlen und Neigungen.[28] Weil die moralische Handlungsmotivation notwendig mit der Erkenntnis des Sittengesetzes einhergehe, ziele das moralische Handeln nicht auf die Erfüllung eigener Bestrebungen oder Neigungen ab, sondern weise alle sinnlichen Bestrebungen nach Befriedigung durch das Auferlegen gesetzmäßig universalisierbarer Maximen zurück. Insofern versteht Kant Achtung als „die Vorstellung von einem Werte, der meiner Selbstliebe Abbruch tut"[29]. An diesem

---

24 Kant, KpV 161.
25 Vgl. Kant, GMS 400 f.; Kant, TL 402. Vgl. hierzu auch Schmetkamp 2012, 49.
26 Kant, TP 283.
27 Kant, KpV 78. Vgl. auch Kant, TP 282.
28 Vgl. Kant, KpV 130.
29 Kant, GMS 401 FN 2.

Punkt erfülle der Mensch sodann seine Bestimmung als vernunft- und moralfähiges Wesen und realisiere sein Vermögen zur Selbstgesetzgebung.

Die Wendung ‚Achtung für das Gesetz' taucht erstmalig im ersten Abschnitt der *Grundlegung zur Metaphysik der Sitten* auf, in dem Kant Pflicht als ‚Notwendigkeit einer Handlung aus Achtung fürs Gesetz' definiert. Insofern unterscheide sich bloß pflichtmäßiges Handeln von einem Handeln aus Pflicht und nur letzteres gilt Kant als moralisch wertvolles Handeln. Nur Handeln aus Pflicht basiere auf dem Prinzip des guten Willens, der allein von möglichen Handlungsabsichten, -zwecken und -wirkungen unabhängig sei. Kants Überzeugung, dass moralisches Handeln kein pflichtmäßiges, sondern ein Handeln aus Pflicht darstellt und weder die tatsächliche Folge noch die intendierte Wirkung einer Handlung ihren moralischen Wert bestimmt, sondern ausnahmslos das Prinzip, aufgrund dessen die Handlung ausgeführt wird, erklärt Rüdiger Bittner zufolge die Bedeutung der Achtung vor dem Gesetz. Das Tun einer Person sei nicht dadurch schon moralisch wertvoll, dass sie das Rechte tue, sondern erst dann, wenn der *Grund*, warum sie es tut, darin bestehe, dass es das Rechte ist – wenn der Handlungsgrund also in der Achtung vor dem Gesetz liege und nicht etwa in bestimmten Vorteilserwägungen oder sonstigen Motiven.[30] *Pflichtmäßiges* Handeln könne zwar durchaus richtig und legal sein, allein ein Handeln *aus Pflicht* aber sei von moralischem Wert. Während die Legalität einer Handlung als Übereinstimmung mit dem Gesetz die objektive Komponente des Pflichtbegriffs ausmache, fuße die Moralität einer Handlung als Achtung vor dem Gesetz auf der subjektiven Bestimmungsart des Willens. Insofern schreibt Kant von einem Handeln „aus Pflicht, d.i. aus Achtung für das Gesetz"[31].

Bittner kritisiert Kants Konzeption der Achtung vor dem Gesetz als subjektive Bestimmungsart des Willens. Denn charakterisiert als selbstgewirktes Gefühl werde sie zum „Zentrum einer Moralpsychologie, also einer Theorie der für Moralität erforderlichen geistigen Leistungen"[32], derer es nicht bedürfe. Ihm zufolge ist eine derartige Theorie zurückzuweisen, da Moralität keine besonderen geistigen Leistungen erfordere. Vielmehr impliziere das Vermögen zu handeln bereits das Vermögen moralisch zu handeln. Ob Bittners Kritik zuzustimmen ist, hängt sicherlich davon ab, welches Verständnis des Handlungsbegriffs zugrunde gelegt wird. Während ein voraussetzungsreicher Handlungsbegriff, der hohe Anforderungen stellt, Moralfähigkeit bereits enthalten kann, kommt ein basales Verständnis des Handlungsbegriffs auch ohne die Fähigkeit moralisch zu handeln

30 Vgl. Bittner 2009, 341 f.

31 Kant, KpV 81.

32 Bittner 2009, 342 FN 5. Rüdiger Bittner sieht diese Interpretation gestützt durch Kant, GMS 400, 440 sowie Kant, KpV 71 – 89.

aus. Man könnte etwa vertreten, dass Kinder schon früh zu Handlungen imstande sind, aber erst im Laufe der Zeit lernen, ihr Handeln an moralischen Maximen auszurichten. Möglicherweise würde man auch bei pathologischen Fällen einer Person die Fähigkeit moralisch zu handeln absprechen, ohne sie aber zugleich als grundsätzlich handlungsunfähig zu klassifizieren. Bittners Ansicht nach missversteht Kant ‚Achtung' als Seelenregung, obwohl sie eigentlich nur anzeige, worauf es dem Handelnden bei seiner Handlung ankomme.[33] In der Tat sorgen Kants vielgestaltige – teils sogar widersprüchlich anmutende – Bestimmungen der Achtung für das moralische Gesetz für Verwirrung. U.a. wird Achtung als *Gefühl* oder *Empfindung*, als *moralisches Interesse*, *subjektiver Bestimmungsgrund des Willens* oder direkt als *moralische Triebfeder* charakterisiert.[34] Dennoch liegt allen genannten Charakterisierungen von ‚Achtung' das entscheidende Moment moralischer Motivation zugrunde, das Ina Goy pointiert zusammenfasst:

> Da Kant einerseits auf der Idee einer reinen Moralphilosophie besteht, andererseits aber daran festhält, dass das oberste Moralprinzip, das moralische Gesetz, als Motiv nur dann handlungswirksam wird, wenn es affektiv besetzt, d. h. mit einem Gefühl als Motivationsquelle verbunden ist, sucht er nach einem apriorischen, moralischen Gefühl, das nicht wie empirische Gefühle einen materialen, sondern einen rein moralischen Gehalt hat und dennoch typisch affektive Züge wie alle anderen Gefühle besitzt.[35]

Auch wenn man das moralische Gefühl der Achtung vor dem Gesetz als eigentümlich und eher einer Moralpsychologie als einer Kritik der praktischen Vernunft zugehörig kritisieren mag, liegt ein Missverständnis seitens Kant gewiss nicht vor.[36] Vielmehr entwickelt Kant dieses besondere apriorische Gefühl der Achtung vor dem Hintergrund des Einflusses der Humeschen Handlungstheorie mit gutem Grund: Bei aller Kritik an Hume räumt er ein, dass Handlungen – und so auch moralische Handlungen – irgendwie motiviert sein müssen und der ausschließlich objektive Bestimmungsgrund des Sittengesetzes allein dies nicht zu leisten vermag. Mit dem Motivationsproblem ist die Frage verbunden, wie reine Vernunft praktisch werden kann. Der Rückgriff auf die durchaus merkwürdig anmutende Idee eines durch die Vernunft selbstgewirkten, reinen und apriorischen Gefühls ist daher als eine Folge von Kants Erwachen aus dem ‚dogmatischen Schlummer' zu werten.[37]

---

33 Vgl. Bittner 2009, 343.
34 Vgl. Kant, GMS 401, 440; Kant, KpV 73, 75 f., 78–85.
35 Goy 2007, 342.
36 Kant konzediert selbst bezüglich des moralischen Gefühls der Achtung, es sei von ‚so eigentümlicher Art' (vgl. Kant, KpV 135).
37 Vgl. Kant, Prol 260.

Nach Stephen Darwall handelt es sich bei der Achtung vor dem moralischen Gesetz um eines der zentralsten Momente Kantischer Ethik, weil sie das Fundament für die Menschheitszweckformel des kategorischen Imperativs bildet.[38] Aus der Achtung vor dem Gesetz gehe der Auftrag hervor: „*Handle so, daß du die Menschheit, sowohl in deiner Person als in der Person eines jeden anderen, jederzeit zugleich als Zweck, niemals bloß als Mittel brauchest.*“[39] Für Darwall ist damit nichts anderes gesagt, als dass eine Person dazu angehalten ist, sich selbst wie auch alle anderen Personen immer als solche anzuerkennen. Insofern ausschließlich Personen als vernunftbegabte Wesen dazu in der Lage sind, „*nach der Vorstellung* der Gesetze, d.i. nach Prinzipien zu handeln“[40], leitet sich aus der Achtung vor dem moralischen Gesetz unmittelbar die Achtung vor der Person ab. Für Kant sind Personen zuvorderst vernünftige Wesen, die sich aufgrund ihrer Vernunftfähigkeit von allen anderen Wesen unterscheiden. Denn allein die vernünftige Natur (*Menschheit*) besitzt die Fähigkeit, sich selbst Zwecke setzen zu können.[41] Christine Korsgaard zufolge besteht die Fähigkeit sich selbst Zwecke setzen zu können darin, unter dem Einfluss der Vernunft zu entscheiden, dass etwas als Zweck erstrebenswert ist. Die Eigenschaft von Personen, sich selbst Zwecke zu setzen und damit Wert in der Welt zu erzeugen, sei darüber hinaus mit den spezifischen Fähigkeiten zur Selbstgesetzgebung, rationalem Denken und moralischem Handeln verknüpft und verleihe Personen selbst wiederum Wert. Schließlich sei der Mensch die einzige Kreatur, die dazu in der Lage ist, natürliche Kausalität zu transzendieren. Allein ihre vernünftige Natur mache Menschen zu Wesen, die dazu in der Lage sind, unabhängig von Naturkräften des animalischen Instinkts zu handeln und sich darüber hinaus selbst als Wesen von objektivem Wert zu schätzen.[42]

Robin Dillon differenziert zudem zwischen den Kantischen Begriffen ‚vernünftige Natur‘ resp. ‚Menschheit‘ und ‚Persönlichkeit‘ resp. ‚Sittlichkeit‘. Während ‚Menschheit‘ auf die allgemeine Fähigkeit zur Bewertung und Wertschätzung abhebe, verweise ‚Persönlichkeit‘ auf eine Fähigkeit höherer Ordnung, die spezifisch *moralische* Bewertungen ermögliche und zugleich als Motivation fungiere, ausschließlich auf der Basis der Anerkennung moralischer Werte zu handeln.[43] So

38 Vgl. Darwall 1977, 36.
39 Kant, GMS 429.
40 Kant, GMS 412.
41 Vgl. Kant, GMS 428, 437; Kant, TL 392.
42 Vgl. Korsgaard 1996b, 114; Margalit 1998, 63, 71. Avischai Margalit weist allerdings auch darauf hin, dass die für Kant relevanten Fähigkeiten von verschiedenen Personen zu verschiedenen Graden besessen werden.
43 Vgl. Kant, GMS 429ff., 435; Kant, TL 387; Kant, KpV 155, 237.

sei die vernünftige Natur der Grund für die *allgemeine* und die Persönlichkeit der Grund für die *moralische* Handlungsfähigkeit des Menschen.[44] Kant weist den beiden genannten Merkmalen paradigmatische Bedeutung für die menschliche Lebensform zu und folgert: „Also ist die Sittlichkeit und die Menschheit, sofern sie derselben fähig ist, dasjenige, was allein Würde hat."[45] Mit anderen Worten ist es das spezifische Vermögen der vernünftigen Natur, d.h. von Personen, sich das Sittengesetz selbstgesetzgebend aufzuerlegen und es zugleich durch moralisches Handeln zu verwirklichen. Hieraus ergeben sich nun unmittelbar die *intra*personal ausgerichtete Achtung vor der Person, denn mit der Achtung für das moralische Gesetz geht die Achtung vor der eigenen Person als moralischem Gesetzgeber einher, sowie die *inter*personal ausgerichtete Achtung vor der Person, denn Entsprechendes achte man auch an allen anderen Personen, die sich in ihrer Würde und Autonomie gleichen.[46]

In der *Metaphysik der Sitten* diskutiert Kant sodann die ‚Achtung vor der Person' und die Achtungspflichten, die sowohl gegen die eigene Person (*intra*personale Anerkennung) als auch gegen andere Personen (*inter*personale Anerkennung) bestehen.[47] Interpersonale Anerkennung ist bei Kant notwendig reziprok: „Ein jeder Mensch hat rechtmäßigen Anspruch auf Achtung von seinen Nebenmenschen, und *wechselseitig* ist er dazu auch gegen jeden Anderen verbunden."[48] Achtung vor der Person heißt nichts anderes als Anerkennung ihrer Würde, denn die Achtungspflichten fordern vom Menschen, dass er „die Würde der Menschheit an jedem anderen Menschen anzuerkennen"[49] hat. *In concreto* bedeutet die Anerkennung der Würde des Menschen, dass Personen niemals als bloßes Mittel behandelt werden dürfen, sondern immer auch entsprechend ihrer Selbstzwecklichkeit zu berücksichtigen sind. Hieraus ergibt sich das strikte Instrumentalisierungsverbot sowie die universale Berücksichtigungspflicht der

---

44 Vgl. Dillon 2007, 112.

45 Kant, GMS 435.

46 Vgl. Köhl 1990, 133 ff.

47 Vgl. Kant, TL 434–437, 462–468. Vgl. hierzu auch Darwall 2009, 131. Auch im deutschen Recht findet sich der Kantische Einfluss wieder. So lautet Art. 1 Abs. 1 GG: „Die Würde des Menschen ist unantastbar. Sie zu achten und zu schützen ist Verpflichtung aller staatlichen Gewalt." Die Menschenwürdegarantie fordert vom Staat sowohl eine Achtungspflicht als auch ein Schutzgebot bezüglich seiner Bürger.

48 Kant, TL 462. Vgl. hierzu auch Korsgaard 1996b, 212; Darwall 2009, 138; Gutmann 2010, 15. Zahlreiche Moralkonzeptionen, u.a. kontraktualistische Ansätze wie jene von John Rawls oder Thomas M. Scanlon oder diskursethische Positionen wie die von Jürgen Habermas, haben das Element der notwendigen Reziprozität von Kant übernommen (vgl. Habermas 1997; Scanlon 1998; Rawls 1999).

49 Kant, TL 462. Vgl. hierzu auch Cranor 1975, 310.

Menschheitszweckformel.[50] Axel Honneths Interpretation zufolge übernimmt Anerkennung bei Kant unter dem Begriff der Achtung und mit der hierin enthaltenen Forderung, jede Person immer auch als Zweck an sich selbst zu behandeln, sogar die Funktion des höchsten moralischen Prinzips.[51] Für Kant sind Personen Gegenstand der Achtung, weil sie – im Gegensatz zu bloßen Sachen – Zwecke an sich selbst sind. Personen müssen in ihrer Würde anerkannt werden, weil sie an sich zweckhaft sind.[52]

Würde ist für Kant ein absoluter Wert, der unbedingt gilt und dessen Träger ‚kein Äquivalent verstattet'.[53] Allerdings kommt ihm zufolge nicht allen menschlichen, sondern nur den vernünftigen Wesen Würde zu. Insofern hat nach Kant auch nur derjenige, der sich als Vernunftwesen gemäß dem Sittengesetz selbst zu bestimmen vermag, einen direkten moralischen Status.[54] Gemäß dieser Interpretation sind Vernunft- und Moralfähigkeit als die notwendigen und zugleich hinreichenden Kriterien für die Zuschreibung von Menschenwürde zu verstehen. Hieraus folgt jedoch, dass allen nicht vernunft- und moralfähigen Wesen, wie allen nicht-humanen Tieren und durchaus auch vielen Menschen, keine Würde zukommt. Diese Engführung direkter moralischer Berücksichtigungswürdigkeit stellt ein massives Problem der Kantischen Moralphilosophie dar. Aktual vernunft- und moralfähige Personen fallen nicht vom Himmel; vielmehr erwirbt eine Person ihre Vernunft- und Moralfähigkeit in frühen Phasen ihres Lebens und verliert sie in sehr späten Phasen oftmals sogar wieder. Die Achtung vor der Person sollte daher nicht nur aktual vernunft- und moralfähigen Personen, sondern allen Menschen als vollwertigen Mitgliedern der moralischen Gemeinschaft gebühren.[55] Einige Autoren haben Kants Theorie der Achtung dahingehend weiterentwickelt. So konzipiert Ernst Tugendhat etwa eine ‚Moral der universellen Achtung', Ursula Wolf eine ‚Moral der Achtung aller' oder Stefan Gosepath eine ‚Moral der gleichen Achtung'.[56] Während für Tugendhat die moralische Achtung aller Menschen im Instrumentalisierungsverbot völlig aufzugehen scheint, zeigt

---

50 Vgl. Kant, GMS 429. Vgl. auch Kant, TL 450.

51 Vgl. Honneth 2000, 174.

52 Vgl. Kant, GMS 428. Vgl. hierzu auch Bernd Ladwig 2010, 54. Anstelle des normativ ausgezeichneten Personbegriffs verwendet Ladwig hier jedoch fälschlicherweise den biologisch geprägten Begriff ‚Mensch'.

53 Vgl. Kant, GMS 434.

54 Vgl. hierzu auch Ladwig 2010, 53 f., 60.

55 Vgl. etwa Gutmann 2010, 18 f.

56 Vgl. Wolf 1984, 90, 111; Tugendhat 1993, 80, 87; Gosepath 2004, 154, 158, 160 f., 164 ff. Vgl. hierzu auch Bittner 2009, 345. In den Retraktationen von 1987 spricht Ernst Tugendhat noch von einer ‚Moral des wechselseitigen Respekts': „Die Moral des wechselseitigen Respekts [...] gebietet, sich wechselseitig als ‚Zweck an sich' praktisch anzuerkennen" (Tugendhat 1987, 162).

Gosepath einen weiterführenden Geltungsbereich moralischer Achtung auf. Über das negativ formulierte Verbot der Instrumentalisierung hinaus muss Achtung nach Gosepath auch positiv bestimmt werden und die Autonomie von Personen durch individuelle Rechte zugleich schützen und verwirklichen helfen. Darüber hinaus seien zum Schutz der Autonomie u. a. auch die körperliche Unversehrtheit von Personen oder eine gerechte Güterverteilung zu gewährleisten. Wolf setzt den Schwerpunkt wiederum anders und hebt die Leidensfähigkeit des Menschen als moralisch besonders berücksichtigungs- und somit achtungswürdig hervor. Ihr zufolge ist daher nicht nur der Aspekt der Autonomie, sondern auch die Vermeidung von Schmerz und Leiden eine Priorität in der Achtung anderer Personen.

Kant zufolge besteht für vernünftige Wesen die Möglichkeit der Pflichtverletzung nicht nur gegenüber anderen Personen, sondern auch gegenüber der eigenen Person. So bezieht er sich in der Einleitung zur *Tugendlehre* auf die Pflicht zur intrapersonalen Anerkennung, wenn er über den Menschen aussagt, „das Gesetz in ihm zwingt ihm unvermeidlich Achtung für sein eigenes Wesen ab, und dieses Gefühl (welches von eigener Art ist) ist ein Grund gewisser Pflichten, d.i. gewisser Handlungen, die mit der Pflicht gegen sich selbst zusammen bestehen können“[57]. So widersprechen nach Kants Ansicht manche Handlungen des Menschen seinen Pflichten gegen sich selbst und sind seiner als Menschen unwürdig.[58] Kant versteht die Selbstachtung vernünftiger Wesen als Pflicht der moralischen Person gegen sich selbst, die insbesondere das Achten der eigenen Autonomie erfordert. Sich selbst achtende vernünftige Wesen treten allen anderen vernünftigen Wesen gegenüber mit dem Anspruch auf Achtung ihrer Person auf, d. h. mit der grundlegenden Forderung, immer auch als Zweck an sich selbst behandelt zu werden. Ebenso müsse eine Person aber auch gleiche Ansprüche von anderen Personen gelten lassen und sich in der Konsequenz einer Rechtsordnung unterstellen, die sowohl die eigene Freiheit und Autonomie als auch die Freiheit und Autonomie der anderen Vernunftwesen zu integrieren vermag.[59] Denn nach Kantischer Überzeugung stellt sich der Mensch sein eigenes Dasein notwendig als *Zweck an sich selbst* existierend vor.[60] Vernünftige Subjekte beanspruchen mit ihrer Fähigkeit Zwecke zu setzen und Zwecke zu verfolgen normative Geltung und erwarten in ihrer Sorge um ein selbstbestimmtes Gelingen ihres Lebens von allen anderen vernünftigen Subjekten zu Recht unbedingte moralische Achtung. In diesem Sinne formuliert Kant den Gedanken, der später zum Leitmotiv der Fichteschen Anerkennungskonzeption avanciert: „Freiheit (Unabhängigkeit von

---

57 Kant, TL 402 f.

58 Vgl. Kant, TL 437. Vgl. hierzu auch Margalit 1998, 45, 47, 52; Honneth 2000, 182 f.

59 Vgl. Ladwig 2010, 54. Vgl. hierzu auch die Ausführungen zu Fichte in Kap. 11.

60 Vgl. Kant, GMS 429.

eines Anderen nötigender Willkür), sofern sie mit jedes Anderen Freiheit nach einem allgemeinen Gesetz zusammen bestehen kann, ist dieses einzige, ursprüngliche, jedem Menschen, kraft seiner Menschheit, zustehende Recht“[61].

Dillon wirft Kant eine undifferenzierte Verwendungsweise der Begriffe ‚Selbstschätzung‘, ‚Achtung für sich selbst‘ und ‚reverentia‘ vor und kritisiert seine Unaufmerksamkeit gegenüber dem Unterschied zwischen anerkennender und wertschätzender Selbstachtung.[62] Er selbst unterscheidet zwei verschiedene Formen intrapersonaler Anerkennung: einerseits anerkennende Selbstachtung (*recognition self-respect*), andererseits wertschätzende Selbstachtung (*evaluative self-respect*).[63] Nach seinem Kantisch geprägten Verständnis anerkennender Selbstachtung ist diese auf den absoluten moralischen Status der Menschenwürde bezogen, der für die verschiedenen Facetten des Personseins essentiell ist:

> Recognition respect for oneself as a person involves recognizing that one is a person, valuing oneself as a person ought to be valued, and living in light of this understanding and appreciation of oneself as having dignity just in virtue of being a person and of the moral constraints that arise from that dignity.[64]

Auch wenn Dillon in diesem Zusammenhang von einem in der Personnatur gründendem intrinsischen Wert spricht und es sicher treffender wäre, von der personalen Lebensform des Menschen und den damit einhergehenden Eigenschaften und Fähigkeiten zu sprechen, ist seinen Ausführungen bis hierhin weitestgehend zuzustimmen. Seinen weiterführenden Bemerkungen, die anerkennende Selbstachtung auch – auf der Basis einer Zugehörigkeit zu einer bestimmten

---

61 Kant, RL 237. Vgl. hierzu auch Ladwig 2010, 55 sowie Kap. 11.

62 Vgl. Dillon 2007, 117.

63 Robin Dillon nimmt hier direkt Bezug auf Stephen Darwall, dessen Arbeit er auch den Terminus ‚recognition respect‘ entlehnt. Darwall differenziert in seiner Kantisch geprägten Anerkennungstheorie zwischen zwei Arten von Anerkennung, dem ‚recognition respect‘ und dem ‚appraisal respect‘ (vgl. Darwall 1977, 38 ff.). Bei beiden handele es sich um Haltungen, die eine Person auch gegenüber sich selbst einnehmen könne. Die von Kant geforderte Selbstachtung könne dem Anerkennungsrespekt (*recognition self-respect*) zugeordnet werden, den eine Person sich selbst als Person entgegenzubringen habe. Was intrapersonale Anerkennung dem moralischen Subjekt gegenüber sich selbst abverlange, hänge von den grundsätzlichen Anforderungen ab, welchen die Person als Person ohnehin gerecht werden müsse. Das eigene Verhalten könne auf verschiedene Weise einen Mangel an intrapersonalem Anerkennungsrespekt aufweisen: „If not actually self-destructive, behaviour may be degrading in expressing a conception of oneself as something less than a person, a being with a certain moral status or dignity“ (Darwall 1977, 47). Unter ‚evaluative self-respect‘ versteht Dillon wiederum das, was Darwall mit ‚appraisal self-respect‘ bezeichnet.

64 Dillon 2007, 110.

Klasse, Gruppe oder einem Volk – der sozialen Rolle oder der Stellung innerhalb einer sozialen Hierarchie zuschreiben, ist jedoch zu widersprechen. Denn hierbei handelt es sich gerade nicht um universal gegebene Eigenschaften und Fähigkeiten, sondern um erworbene Qualitäten. Insofern müssten sie vielmehr in die Kategorie des *evaluative self-respect* fallen, der nach Dillon auf akquiriertem Wert basiert und eher einem ‚comparative social worth' als einem ‚incomparable moral worth' gleicht.[65]

Im Ergebnis kann Kants Begriff der Achtung für das hier entwickelte Verständnis moralischer Anerkennung fruchtbar gemacht werden. So enthält der Kantische Achtungsbegriff ebenso wie der Begriff moralischer Anerkennung zugleich ein epistemologisches und ein praktisches resp. normatives Moment. Die Achtung vor dem *Gesetz* nimmt das Sittengesetz als oberste Autorität an und motiviert das moralische Subjekt zugleich zu einem ihm entsprechenden Handeln; die Achtung vor der *Person* affirmiert Würde und Autonomie der Person und erfordert zugleich ein der Person würdiges Handeln. Die hier vertretene Definition moralischer Anerkennung als das mit dem Anspruch einer adäquaten moralischen Reaktion verbundene affirmative Erkennen weist insofern grundlegende Gemeinsamkeiten mit dem Kantischen Verständnis von Achtung auf. So könnte etwa der zweite Teil von Kants Aussage „Was ich unmittelbar als Gesetz für mich erkenne, erkenne ich mit Achtung"[66] auch durch ‚das anerkenne ich' ersetzt werden. Der eigentliche Gegenstand moralischer Anerkennung resp. Achtung ist jedoch nicht deckungsgleich. Während moralische Anerkennung stets auf den moralischen Status des Gegenübers bezogen ist, hat Achtung in erster Linie das moralische Gesetz zu ihrem Gegenstand und erst hieraus abgeleitet den moralischen Status der Person, d. h. ihre Würde. Kants Interpretation der Achtung als eines die Selbstliebe bzw. die egoistischen Bestrebungen von Personen zugunsten eines objektiv gültigen sittlichen Handlungsgrunds einschränkenden Gefühls geht wiederum mit den für moralische Anerkennung fundamentalen Prinzipien der Universalisierung und Unparteilichkeit konform. Allerdings erstreckt sich diese bei Kant nicht auf die Gesamtheit der belebten, sondern ausschließlich auf die vernünftige Natur.[67] Die Achtung vor der Person gründet ausschließlich in der Befolgung des Sittengesetzes und zielt nicht auf eine angemessene moralische Berücksichtigung anderer Lebewesen ab. Nach Kants Überzeugung hat alles im Reich der Zwecke entweder einen Preis oder eine Würde.[68] „*Achtung*", so formuliert er einschränkend, „geht jederzeit nur auf Personen, niemals auf Sachen.

65 Vgl. Dillon 2007, 114.
66 Kant, GMS 401 FN 2.
67 Vgl. Kant, KpV 155 f.
68 Vgl. Kant, GMS 434.

Die letzteren können Neigung und, wenn es Tiere sind (z. B. Pferde und Hunde usw.), sogar Liebe [...], niemals aber *Achtung* in uns erwecken.“[69] Diese strikt dichotome Differenzierung zwischen Sachen und Personen ist dringend revisionsbedürftig. Die Dimensionen des Moralischen sind weitaus reichhaltiger, als dass sie allein mit der Zuschreibung *keines* oder eines *absoluten* moralischen Status vollumfänglich abgebildet werden könnten. In der Tat richtet sich weder Achtung noch moralische Anerkennung auf Sachen. Der Kantischen Unterscheidung zwischen Personen und Sachen muss aber eine weitere moralisch relevante Kategorie hinzugefügt werden: die Kategorie der Lebensform. Kant ist zwar darin zuzustimmen, dass allein die vernünftige Natur den Ursprung aller Normativität in der Welt darstellt und auch darin, dass die Möglichkeit für die Formulierung kategorischer Imperative an die Existenz von Zwecken mit absolutem resp. unbedingtem Wert gebunden ist.[70] Seine Schlussfolgerung aber, dass nur den gesetzgebenden Mitgliedern des Reichs der Zwecke der unvergleichbare Wert der Würde zukommt, ist ebenso zurückzuweisen, wie seine These, dass alle nichtvernünftigen Wesen ausschließlich einen bedingten Wert als Mittel zu irgendeinem Zweck, einen bloßen Preis, instanziieren. Vielmehr kommt der absolute und unbedingte Status der Menschenwürde *allen* Menschen zu, nicht nur den vernunft- und moralfähigen. Darüber hinaus kommt nicht-humanen Lebewesen zwar keine Würde zu, sie sind aber auch keinesfalls von bloß bedingtem Wert. Denn auch wenn die nicht-vernünftige Natur niemals (selbst)gesetzgebend wird sein können, so ist sie im Falle von Lebewesen dennoch Zweck an sich selbst. Nichthumane Lebewesen sind weder Sachen noch Personen, sondern Wesen mit einem *je eigenen Gut* und insofern auch als nicht-vernünftige Natur Objekt moralischer Berücksichtigungswürdigkeit. Nicht-humane Lebewesen haben weder *keinen* moralischen Status (Sachen) noch einen *absoluten* moralischen Status (Personen), sondern einen Status wägbarer moralischer Berücksichtigungswürdigkeit.[71]

Dass nicht nur die vernünftige Natur, sondern auch alle anderen Lebewesen Zwecke an sich selbst sind, begründet Korsgaard, wie in Kapitel 7 bereits nachvollzogen, mit Aristoteles, der Lebewesen als Wesen von einer bestimmten Art bzw. mit einer speziellen Form charakterisiert, die teleologisch ausgerichtet ist. Alle Lebewesen seien auf Selbsterhalt, Fortpflanzung und das Bewahren ihrer eigenen Identität hin ausgerichtet und somit ihr eigener Zweck.[72] Korsgaards Auszeichnung nicht-humaner Tiere als Zwecke an sich selbst ist wegen der grundlegenden Kantischen Prägung des Selbstzweckbegriffs, die eine Übertra-

---

69 Kant, KpV 135.

70 Vgl. Skidmore 2001, 542.

71 Vgl. hierzu Kap. 8 sowie 13.

72 Vgl. Korsgaard 1996a, 149.

gung auf nicht-humane Lebewesen nicht verstattet, mit Schwierigkeiten behaftet.[73] Dennoch ist ihrer These, dass wir direkte Pflichten auch gegenüber Tieren haben, zuzustimmen. Sie muss jedoch noch erweitert werden: Denn als Exemplare spezifischer Lebensformen kann für alle Lebewesen eine naturgemäße Zuträglichkeit bestimmt werden, auf deren Grundlage ihnen ein je eigenes Gut zugeschrieben werden muss und sie als in besseren oder schlechteren Zuständen befindlich beurteilt werden können.[74] Personen sind in der Lage, das je eigene Gut von Lebewesen zu erkennen und moralisch zu berücksichtigen. Vor dem Hintergrund der gut begründeten ethischen Prinzipien der Universalisierung und Unparteilichkeit haben Personen schließlich direkte Pflichten gegenüber nicht-humanen Lebewesen und stehen mit ihnen in einem moralischen, asymmetrisch/nicht-reziproken Anerkennungsverhältnis. Symmetrisch/reziproke Anerkennungsverhältnisse bestehen hingegen nur zwischen aktual vernunft- und moralfähigen Personen, die die Fähigkeit der Selbstgesetzgebung, d.h. das Vermögen, sich selbst Zwecke gemäß dem Sittengesetz zu setzen, besitzen und daher sowohl direkt verpflichten als auch direkt verpflichtet werden können. Nicht-humane Lebewesen können weder verpflichtet werden noch aktiv verpflichten, denn „das verpflichtete so wohl als das verpflichtende Subjekt ist immer *nur der Mensch*“[75]. Der Umstand aber, dass sie ein je eigenes Gut besitzen und sich in von Personen beurteilbaren besseren oder schlechteren Zuständen befinden können, ist unter Berücksichtigung der ethischen Prinzipien der Universalisierung und Unparteilichkeit für Personen als Subjekte der Moral unmittelbar von moralischer Relevanz und begründet einen direkten Verpflichtungscharakter.

Während also moralische Anerkennung einige Parallelen zu Kants Achtungskonzeption aufweist, unterscheidet sie sich zugleich in einigen wichtigen Punkten von dieser und weist, den Adressatenkreis direkter moralischer Berücksichtigungswürdigkeit betreffend, weit über sie hinaus. Neben aktual vernunft- und moralfähigen Personen, die auch Kant als Subjekte und Objekte inter- sowie intrapersonaler Achtung charakterisiert, müssen auch aktual *nicht* vernunft- und moralfähige Personen sowie alle nicht-humanen Lebewesen als Objekte direkter moralischer Berücksichtigungswürdigkeit gelten.

Mit dem Übergang von Kants Theorie moralischer Achtung zu Georg Wilhelm Friedrich Hegels bewusstseinstheoretischer und sozialphilosophischer Anerkennungskonzeption ist zum einen eine Annäherung an den Gebrauch von ‚Aner-

---

73 Vgl. hierzu Kap. 7 sowie Kap. 8.

74 Vgl. Kap. 8.

75 Kant, TL 419. Auch Christine Korsgaard beantwortet die Frage, ob nicht-humane Tiere Pflichten gegenüber dem Menschen haben, eindeutig: „The idea is absurd“ (Korsgaard 1996a, 157).

kennung' *expressis verbis*, zum anderen jedoch eine Entfernung von moralischen Anerkennungsverhältnissen im hier verstandenen Sinn verbunden. Wie nachfolgend einsichtig werden wird, tritt Anerkennung bei Hegel vielmehr als Grundbegriff von Selbst-, Sozial- und Rechtsverhältnissen in Erscheinung. Auch ein erschöpfender Adressatenkreis moralischer Anerkennung lässt sich mit Hegels Anerkennungsverständnis nicht mehr einfangen. Während Kant das Verhältnis zwischen vernünftiger und nicht-vernünftiger Natur vor dem Hintergrund personaler Verpflichtungen (den Verantwortungspflichten) noch diskutiert, nimmt Hegel nurmehr ausschließlich zwischenmenschliche Beziehungen innerhalb der sozialen Gemeinschaft in den Blick. Hegels Kritik der Kantischen Ethik bezieht sich vormerklich auf dessen Abstraktion von realen historischen Sozialverhältnissen und entsprechend auf sein rein formalistisches Moralverständnis, das Moralität auf die Universalisierbarkeit von Handlungsmaximen beschränkt.[76] Ein in diesem Zusammenhang maßgeblicher Aspekt der kritischen Revision Kants durch Hegel ist seine These, dass normative Ansprüche stets soziale Ansprüche sind und dass innerhalb einer Gemeinschaft die Beziehungen zwischen normativen Wesen in wechselseitigen Anerkennungsverhältnissen gründen. Auch wenn sie für die Konzeption von Anerkennungsverhältnissen zwischen Personen und nicht-humanen Lebewesen kaum fruchtbar gemacht werden kann, ist die Hegelsche Anerkennungstheorie als bekannteste und wirkmächtigste nachfolgend zu würdigen. Zuvor ist jedoch in groben Zügen auf Johann Gottlieb Fichte einzugehen, der gleichsam das Bindeglied zwischen Kantischer Achtungskonzeption und Hegelscher Anerkennungstheorie darstellt und zudem die erste systematische Verwendung des Anerkennungsbegriffs vorlegt.

---

76 Vgl. Düwell 2011, 126 ff.

11. Epistemologische, rechtstheoretische und sozialphilosophische Aspekte

In Anlehnung an Immanuel Kants Verständnis der Achtung als moralischem Gefühl nimmt Johann Gottlieb Fichte im *System der Sittenlehre nach Principien der Wissenschaftslehre* von 1798 *intra-* sowie *inter*personale moralische Achtung in den Blick. Fichte wählt die Formulierung ‚Affekt der Achtung' und weist diesen als Trieb aus, der niemals auf die ‚Sinnenlust', sondern immer auf das ‚Achtungswerte' wie die ‚moralische Denkungsart' resp. das Sittengesetz hin ausgerichtet ist.[77] Zugleich sei der Trieb moralischer Achtung auch auf das vernünftige Wesen selbst gerichtet und äußere sich als Selbstachtung. Durch das Sittengesetz werde das *Achten* und das *Anerkennen* des ‚Achtungswerten' gleichsam zur Pflicht.[78] Wie Kant begreift auch Fichte die Fähigkeit des Menschen, sich über die Naturkausalität erheben zu können, als Würde und betont die vor diesem Hintergrund notwendig geschuldete Achtung gegenüber allen vernünftigen Wesen als ‚Achtung für die Menschenwürde'. So wie Kant den Achtungsbegriff, auf welchen sich Fichte innerhalb seiner Sittenlehre maßgeblich bezieht, in der Moralphilosophie etabliert hat, war Fichte der Erste, der den Begriff der Anerkennung als philosophischen *terminus technicus* eingeführt hat. Innerhalb seiner *Grundlage des Naturrechts nach Principien der Wissenschaftslehre* von 1796 entwickelt Fichte eine Anerkennungstheorie, die wesentlich auf wechselseitige Rechtsverhältnisse und die diesen zugrunde liegenden bewusstseinstheoretischen Voraussetzungen bezogen ist. Fichte ist der Ansicht, dass ein Selbstbewusstsein erst im Rahmen praktischer Anerkennungsverhältnisse, d.h. durch die soziale und rechtliche Anerkennung von anderen, zu sich selbst kommen und seine wahre Identität erfassen kann.[79]

Bereits in der *Grundlage der gesamten Wissenschaftslehre* von 1794 beantwortet Fichte die entscheidende Frage nach der Bewusstwerdung des vernünftigen

---

77 Vgl. Fichte, SdS 317 f., 323, 142, 145 f., 187 f. Johann Gottlieb Fichtes Auszeichnung des ‚mit kalter Besonnenheit ausgeübten Selbstmordes' (vgl. Fichte, SdS 267) als notwendig achtungswürdig ist hingegen der Kantischen Einschätzung diametral entgegengesetzt.

78 Fichte, SdS 352 ist eine von lediglich drei Stellen, wo Fichte explizit den Anerkennungsbegriff bemüht (für die anderen beiden Nennungen von ‚Anerkennung' vgl. Fichte, SdS 57, 292). Ähnlich der von Immanuel Kant an einigen wenigen Stellen austauschbaren Verwendung von ‚Achtung' und ‚Anerkennung' (vgl. Kap. 10), differenziert auch Fichte an dieser Stelle nicht eindeutig zwischen beiden Begrifflichkeiten (zum Verhältnis zwischen Achtungs- und Anerkennungsbegriff vgl. auch Kap. 12).

79 Vgl. Fichte, GdN §§ 3–4. Zur Anerkennung bei Fichte vgl. auch Siep 1979; Düsing 1986; Williams 1992; Siep 1998; Sturma 2008; Siep 2009; Düwell 2011, 126.

Wesens von seiner Freiheit mit dem Konzept des ‚Anstoßes'. Das Selbst bedürfe eines Anstoßes im Sinne eines externen Impulses der Zurückweisung als Stimulus zu freiem Handeln.[80] In der *Grundlage des Naturrechts nach Principien der Wissenschaftslehre* tritt zu dem Konzept des erforderlichen ‚Anstoßes', jenes der wechselseitigen ‚Aufforderung' zu freiem und verantwortlichem Handeln hinzu.[81] Demnach entwickeln Subjekte erst durch die wechselseitige Aufforderung zum Gebrauch ihrer Autonomie und dadurch, dass sie sich als freie Wesen anerkennen, ein Bewusstsein ihrer Freiheit.[82] Ludwig Siep charakterisiert die Fichtesche Version von Anerkennung treffend als das „wechselseitige Verhältnis selbstbewusster Individuen, die um der möglichen Freiheitsausübung der anderen willen ihre eigene Handlungsfreiheit begrenzen"[83]. Wenn Individuen ihre eigene Handlungsfreiheit in dieser Hinsicht auf Dauer und nach einem allgemeinen Gesetz einschränken, befinden sie sich in einem Rechtsverhältnis. In der *Grundlage des Naturrechts* dient Anerkennung als Fundament für die hier von Fichte entwickelte Theorie des Rechts. Weil der Begriff des Rechts für Fichte ein ‚ursprünglicher Begriff der reinen Vernunft' sein soll, sind neben den juridischen Instanziierungen von Anerkennung innerhalb konkreter Rechtsverhältnisse für ihn insbesondere die bewusstseinstheoretischen Grundlagen wechselseitiger Anerkennung von Belang.[84] Die Sphären der Moral und der Politik klammert er hier jedoch bewusst aus. Ausschlaggebend für Anerkennung sei, dass ein vernünftiges Wesen „mich, *nach meinem und seinem* Bewusstseyn, synthetisch in Eins vereinigt (nach einem uns gemeinschaftlichen Bewusstseyn)"[85], wodurch zugleich Anerkennung als Intersubjektivität entstehe. Allein in der Form von Rechtsverhältnissen können Personen, die zugleich Sinnes- und Vernunftwesen sind, ein wechselseitiges Anerkennungsverhältnis im Sinne einer freien Aufforderung zu selbstbestimmtem Handeln etablieren und sich so ihrer Existenz als freie Individuen bewusst werden.[86] Die Rechtsverhältnisse, innerhalb derer sich Individuen gegenseitig ihre

---

80 Vgl. Fichte, WL 277 ff.

81 Vgl. Fichte, GdN 33, 39, 42 ff.

82 Vgl. hierzu auch Williams 1992, 56 ff.; Honneth 2000, 177. Für eine ausführliche Darstellung Fichtes Aufforderungstheorie vgl. Düsing 1986, 247–260.

83 Siep 2009, 107.

84 Vgl. Fichte, GdN 8. Auch Andreas Wildt betont die epistemische Ausrichtung von Fichtes Anerkennungslehre und weist auf die darauf aufbauende Genese des Rechtsbewusstseins hin (vgl. Wildt 1982, 21, 280).

85 Fichte, GdN 44. Vgl. hierzu auch Williams 1992, 50 ff. Klaus Düsing fasst zusammen, dass Fichte die vollständige Anerkennung als „praktischen Akt wechselseitiger Konstitution von personaler, freier, individueller Identität" (Düsing 1986, 289) begreift, der zugleich Intersubjektivität konstituiert.

86 Vgl. Düsing 1986, 280 f., Siep 2009, 107.

Freiheit attestieren, sind für Fichte notwendig reziprok und unbedingt praktisch, denn „keines kann das andere anerkennen, wenn nicht beide sich gegenseitig anerkennen: und keines kann das andere behandeln als ein freies Wesen, wenn nicht beide sich gegenseitig so behandeln“[87]. Schließlich könne ein vernünftiges Wesen nicht anders, als seinesgleichen ebenfalls als vernünftige Wesen zu erkennen und anzuerkennen: Sobald ein vernünftiges Wesen die Gestalt seinesgleichen erblicke, müsse es sie notwendig als eine solche kategorisieren.[88] Denn Personen teilen ein gemeinschaftliches Bewusstsein bezüglich ihres Menschseins, sodass es der menschlichen Lebensform inhärent sei, Anerkennung als einen ‚apriorisch humanen Akt‘ einzufordern.[89] Fichte betont, *„ich muss allen vernünftigen Wesen ausser mir, in allen möglichen Fällen anmuthen, mich für ein vernünftiges Wesen anzuerkennen“*[90], da man für eine ‚Menschengestalt‘ keinen anderen Begriff veranschlagen könne, als den seiner selbst. Jeder Mensch sei daher ‚innerlich genötigt‘, einen jeden anderen Menschen für ‚seinesgleichen‘ zu halten.[91] Bereits die ‚menschliche Gestalt‘ und ihr bloßes ‚Angesicht‘ wecken nach Fichte ein gemeinsames Selbstverständnis, das wiederum ein unmittelbares und vorrationales Verlangen nach wechselseitiger Anerkennung geltend macht.[92] Da sich Anerkennung also unmittelbar und ohne Bewusstsein von Gründen vollziehe, gebe es entweder keine Anerkennung oder sie werde ‚in einem Augenblicke vollbracht‘.[93]

Für die in Kapitel 12 angestellte Auseinandersetzung zum Phänomen der Missachtung bildet Fichtes Überzeugung, dass ein vernünftiges Wesen seinesgleichen notwendig als solches erkennt und anerkennt, das Fundament. Auch der von Fichte angenommene augenblickliche Vollzug dieses (An-)Erkennens wird dort verteidigt.[94] Fichtes These der passiven Aufforderung zur Anerkennung – „Das freie Wesen nöthigt durch seine blosse Gegenwart in der Sinnenwelt, ohne

---

87 Fichte, GdN 44. Vgl. hierzu auch Fichte, GdN 47; Wildt 1982, 275 f.; Düsing 1986, 275 f.; Williams 1992, 61 f.

88 Vgl. Fichte, GdN 76 f. Vgl. hierzu auch Düsing 1986, 285.

89 Vgl. Lütterfelds 2007, 31.

90 Fichte, GdN 45.

91 Vgl. Fichte, GdN 80.

92 Vgl. Fichte, GdN 84.

93 Vgl. Fichte, GdN 81.

94 Axel Honneth und Avischai Margalit scheinen diesen Gedanken Fichtes aufzugreifen, wenn sie Anerkennung als „expression of an evaluative perception (Erkennen) in which the worth of persons is ‘directly’ given“ (Honneth/Margalit 2001, 125) charakterisieren. Andreas Hetzel bezeichnet dieses Moment des Honnethschen Anerkennungsverständnisses pointiert als ‚*erkennendes* Anerkennen‘ (vgl. Hetzel 2011, 19).

weiteres, jedes andere freie Wesen es für eine Person anzuerkennen"[95] – ist nicht nur vollumfänglich zu stützten, sondern radikal zu erweitern. Denn es ist anzunehmen, dass auch nicht-humane Lebewesen in analoger Weise und durch ihre bloße Gegenwart in der Welt jedes moralische Subjekt dazu nötigen, sie als Wesen mit einer spezifischen Lebensform zu *er*kennen und konsequenterweise als Wesen mit einem je eigenen Gut und insofern als moralisch berücksichtigungswürdig *an*zuerkennen. In Übereinstimmung mit Fichtes Anerkennungsverständnis finden sich hier das epistemologische wie das praktische Moment von Anerkennung wieder. Über diese zentralen Gedanken hinaus ist Fichtes bewusstseinstheoretische und auf die Ichidentität vernünftiger Wesen bezogene Ausgestaltung wechselseitiger Anerkennungsverhältnisse im Sinne von Rechtsverhältnissen für eine Theorie basaler moralischer Anerkennungsverhältnisse jedoch kaum fruchtbar zu machen.[96] Bezüglich der Rezeption Fichtes muss zudem konstatiert werden, dass weder seine Kantisch geprägte Achtungskonzeption noch sein originärer Entwurf zur Anerkennung zu sonderlich großer Prominenz gelangt sind. Vielmehr gilt Fichte als Vorläufer und maßgeblicher Einfluss für die einschlägige Anerkennungstheorie Georg Wilhelm Friedrich Hegels, insofern er Anerkennung zum zentralen Begriff für seine Auslegung des Naturrechts erhoben und damit Hegels Überlegungen zur sozialen Anerkennung nachhaltig imprägniert hat. Ob aber die Fichteanisch gefärbte Anerkennungskonzeption Hegels für die Konzeption basaler moralischer Anerkennungsverhältnisse etwas auszutragen vermag, ist nun zu prüfen.

Hegel zeigt in seinen Schriften einen diversifizierten Gebrauch des Anerkennungsbegriffs. Während in seinen frühen *Jenaer Systementwürfen* (1803/04 sowie 1805/06), innerhalb derer er u. a. das Phänomen der Liebe erörtert und emotionale, aber auch rechtliche Aspekte von Anerkennung im Vordergrund stehen, reflektiert Hegel in der *Phänomenologie des Geistes* von 1807 die Bedeutung von Anerkennung für die Genese des Selbstbewusstseins. Im Rahmen seiner Rechtsphilosophie, den *Grundlinien der Philosophie des Rechts* (1821), wird schließlich die Institutionalisierung der Anerkennung freier und gleicher Bürger thematisiert.[97]

Innerhalb wie außerhalb der Hegelforschung sind insbesondere die der *Phänomenologie des Geistes* entstammenden und maßgeblich durch Fichte be-

---

95 Fichte, GdN 85.

96 Wildt sieht innerhalb des zweiten Abschnitts des *Systems der Sittenlehre* durchaus eine ethisch ausgerichtete Anerkennungslehre entwickelt (vgl. Wildt 1982, 270 ff.). Fichtes These von der Bedingtheit menschlicher Individualität resp. ‚Ichidentität' durch die Gemeinschaft begründe das Erfordernis ethisch relevanter Anerkennung von Rechten und Pflichten (vgl. Wildt 1982, 281 ff.).

97 Vgl. Hegel, GPhilR. Vgl. hierzu auch Düwell 2011, 126.

einflussten Ausführungen zur Anerkennung wirkungsmächtig rezipiert worden.[98] Hegel hat hier die Anerkennungsverhältnisse, die in Fichtes Konzeption ausschließlich zwischen selbstbewussten Individuen wechselseitig bestehen können, um höherstufige Anerkennungsverhältnisse zwischen Individuen und Gruppen wie sozialen Systemen oder Institutionen ergänzt. Weil ein individuelles Bewusstsein erst aus einer adäquaten Sozialisation innerhalb einer sozialen Gemeinschaft – natürlicherweise der Familie – hervorgehen könne, bilde das Anerkennungsverhältnis zwischen Individuum und Gruppe gleichsam die Voraussetzung interpersonaler Anerkennung; zugleich aber bilden Anerkennungsverhältnisse zwischen Individuen erst die soziale Gemeinschaft und das Gemeinschaftsbewusstsein der Gruppe. Eine derartig wechselseitige Voraussetzungsstruktur ist Siep zufolge typisch für das Hegelsche Denken.[99] So weisen auch die interpersonalen Anerkennungsverhältnisse selbst dialektische Strukturen auf und sind ‚doppelsinnig', insofern „jede Seite die andere zugleich setzt (impliziert) und negiert (sich selbst durch ihre Verneinung konstituiert)"[100]. Interpersonale Anerkennung ist gemäß Hegels Verständnis für die Identitätsbildung selbstbewusster Wesen erforderlich, weil die Identität jedes selbstbewussten Wesens stets vermittelt ist und nur *in einem* und *durch ein anderes* Selbstbewusstsein bestehen kann.[101] Ausschließlich ein anderes Selbstbewusstsein sei von der Beständigkeit, die es erfordere, damit ein Selbstbewusstsein wahre Selbstgewissheit erlangen könne. Einerseits sei jedes selbstbewusste Wesen somit auf die Bestätigung seiner Bewusstseinseigenschaften durch ein anderes Wesen, dem es selbst Bewusstseinseigenschaften attestiere, angewiesen; andererseits müsse es sich von dieser Setzung durch den anderen jedoch mittels Negation emanzipieren und wiederum den anderen in diesem Prozess frei entlassen. Ein weiterer Doppelsinn des Prozesses bestehe darin, dass er von beiden Seiten zugleich ausgeführt werden müsse: Anerkennung habe „ebensowohl *sein Tun als das Tun des Anderen* zu sein"[102]. Das selbstbewusstseinsgenerierende Hegelsche Anerkennungsverhältnis ist somit zweifach doppelsinnig, da die Aufhebung „sowohl ein Tun *gegen* sich und den anderen wie ein Tun *des* einen und des anderen"[103] erfordert.

---

98 Wildt merkt zu Recht an, dass die Grundlegung einer reziproken Konstitution des Selbstbewusstseins durch intersubjektive Anerkennung nicht von Georg Wilhelm Friedrich Hegel stammt, sondern schon in Fichtes *Grundlage des Naturrechts* sowie seinem *System der Sittenlehre* zu finden ist (vgl. Wildt 1982, 20).

99 Vgl. Siep 2009, 108 f.

100 Siep 2009, 109.

101 Vgl. Hegel, PhG 123 ff. Vgl. hierzu auch Gadamer 1973, 226 ff.; Siep 1979, 122; Ikäheimo 2002a, 449.

102 Hegel, PhG 128.

103 Siep 2009, 109. Vgl. auch Gadamer 1973, 229; Siep 1979, 137 f.; Düsing 1986, 316 ff.

Im berühmten Selbstbewusstseinskapitel der *Phänomenologie* konkretisiert Hegel diese abstrakte Bewegung und skizziert mit Hilfe des Anerkennungsbegriffs das komplexe Beziehungsgeflecht zwischen herrischem und knechtischem Bewusstsein. Er konzipiert Anerkennung hier als stufenförmigen Prozess, der sowohl an der individuellen Bewusstseinsbildung von Personen als auch an der Entstehung der menschlichen Kulturgeschichte teilhat. Da die ‚Bewegung des Anerkennens' teleologisch sei, erlange ein Individuum bei einer störfreien Entwicklung sowohl ein Bewusstsein seiner vernünftigen Subjektivität als auch seiner Stellung in der Gemeinschaft.[104] Wie in seiner Formulierung, „das Selbstbewußtsein ist *an* und *für sich*, indem und dadurch, daß es für ein Anderes an und für sich ist; d. h. es ist nur als ein Anerkanntes"[105] bereits anklingt, kehrt Hegel einer abstrakten und intelligiblen Untersuchung Kantischer Provenienz den Rücken. Er wendet sich indes der konkreten sozialen Gemeinschaft zu, innerhalb derer das Selbstverhältnis des Einzelnen wesentlich mit seinem Verhältnis zu anderen korreliert ist. Indem die anderen das eigene Selbst anerkennen, seien sie für es konstitutiv, verweigern sie ihre Anerkennung jedoch, stellen sie eine Bedrohung für es dar. Weil der andere die Macht habe, das eigene Selbst entweder zu affirmieren oder zu negieren, diese Macht aber ebenso in umgekehrter Hinsicht bestehe, schildert Hegel die Situation als Kampfszene: „Das Verhältnis beider Selbstbewußtsein ist also so bestimmt, daß sie sich selbst und einander durch den Kampf auf Leben und Tod *bewähren*."[106] Nur der Kampf um Anerkennung, der nicht weniger als das Leben wage, berge für beide die Chance, als sich ihrer selbst gewiss aus ihm hervorzugehen. Denn nur wenn das Selbstbewusstsein bereit sei, sich von den Fesseln, die es an das lebendige Dasein ketten, zu lösen, vermöge es zu wahrem Fürsichsein zu gelangen.[107] Wenn sich jedoch nach Ausgang des Kampfes selbstständiger, *für sich seiender* Herr und unselbstständiger Knecht, „dem das Leben oder das Sein für ein anderes Wesen ist"[108], gegenüberstehen, scheint ein ungleiches Kräfteverhältnis der rivalisierenden Protagonisten manifestiert. Durch diese inkorporierte Schieflage entscheidet sich die weitere Auseinandersetzung auch vorerst zugunsten des Herrn. Der Knecht betrachtet ihn als selbstständiges *Fürsichsein*, verrichtet gehorsam die ihm aufgetragene Bearbeitung der Dinge und

104 Vgl. Siep 2009, 107; Hetzel 2011, 29f. Zur teleologischen Verfasstheit der Hegelschen Anerkennungsbewegung vgl. auch Siep 1979, 282ff.

105 Hegel, PhG 127. Für das Verhältnis von Selbstbewusstsein und Geist vgl. Quante 2011, 231–252.

106 Hegel, PhG 130.

107 Vgl. auch Gadamer 1973, 231; Wildt 1982, 336f., 340f.

108 Hegel, PhG 132.

ist sich seiner Abhängigkeit vom Herrn stets bewusst.[109] Dem Herrn wiederum dienen die durch den Knecht bearbeiteten Dinge zum reinen Genuss. Es scheint, als habe der Herr die Unabhängigkeit von den Dingen und die Anerkennung durch den Knecht errungen. Tatsächlich ist jedoch kein *vollständiges*, sondern ein bloß *asymmetrisches* Anerkennungsverhältnis entstanden. Der Herr bezieht seine Anerkennung und die Bestätigung seines Fürsichseins vom unfreien Bewusstsein des Knechts, welches er selbst nicht als selbstständiges Fürsichsein anerkennt. Es liegt somit ein ‚einseitiges und ungleiches Anerkennen' vor, bei dem ‚die Wahrheit des selbstständigen Bewusstseins' des Herrn paradoxerweise durch das unwesentliche und unselbstständige Bewusstsein des Knechts konstituiert werden soll. An dieser Stelle wird deutlich, dass der vermeintliche Sieg des herrischen über das knechtische Bewusstsein keinen Bestand hat und der Herr sich nur vermeintlich anerkannt wähnt. Hier bricht der Anerkennungsprozess zwischen Herr und Knecht jedoch nicht ab. Denn insofern das unselbstständige Bewusstsein des Knechts unmittelbar auf die äußeren Gegenstände bezogen ist, ist der Herr nicht nur selbstständiges, sondern auch durch den Knecht wie durch den Gegenstand vermitteltes *Fürsichsein*. Das Bewusstsein des Herrn ist durch das knechtische Bewusstsein mit sich vermittelt und über den Knecht mittelbar auf die äußeren Gegenstände bezogen.[110] Mit Blick auf die Dinge ist das Bewusstsein des Herrn insofern unselbstständig, da er nurmehr die Früchte der Arbeit, die der Knecht selbstständig und unmittelbar an den äußeren Gegenständen verrichtet hat, konsumieren kann. Der gehorsame Knecht hingegen, der im Angesicht des Herrn schon die Furcht vor dem Tod erfahren hat, erfährt durch sein Dienen, in welchem er vollständig aufgeht, zudem den nahezu vollständigen Verzicht auf seine eigenen Bedürfnisse, er sieht von seinen eigenen Begierden ab. Durch diese Selbstaufgabe aber löst sich das knechtische Bewusstsein von der Klammerung an das natürliche Dasein und kommt – ganz auf sich selbst zurückgeworfen – zum reinen Fürsichsein. In der bildenden und formenden Arbeit am Ding verstetigt der Knecht sein Bewusstsein und gelangt dadurch zur ‚Anschauung des selbstständigen Seins, als seiner selbst'. Das knechtische Bewusstsein findet sich so im Seienden selbst bestätigt und macht sich durch die Arbeit als ‚gehemmte Begierde' zugleich vom Seienden unabhängig.[111] Im Ergebnis führt der von Hegel geschilderte Kampf um Anerkennung zwischen Herr und Knecht zur Umkehrung der Verhältnisse:

109 Vgl. Düsing 1986, 321.
110 Vgl. Hegel, PhG 132 ff.
111 Vgl. Hegel, PhG 135. Vgl. auch Hegel, Enz III § 435. Vgl. hierzu auch Gadamer 1973, 235 ff.

> Wie die Herrschaft zeigte, daß ihr Wesen das Verkehrte dessen ist, was sie sein will, so wird auch wohl die Knechtschaft vielmehr in ihrer Vollbringung zum Gegenteile dessen werden, was sie unmittelbar ist; sie wird als in sich *zurückgedrängtes* Bewußtsein in sich gehen, und zur wahren Selbstständigkeit sich umkehren.[112]

Die Realisierung eines symmetrischen und wechselseitigen Anerkennungsverhältnisses ist zu diesem Zeitpunkt gescheitert. Denn die Bedingungen eines gleichen und reziproken Anerkennungsverhältnisses, für dessen Protagonisten gilt, „sie anerkennen sich, als gegenseitig sich anerkennend“[113], konnten nicht erfüllt werden. Erst auf der höheren Ebene des Geistes kann diese Form der Auflösung gelingen. In der *Enzyklopädie der philosophischen Wissenschaften* (1830) expliziert Hegel eine entsprechende letzte Auflösung des Kampfes um Anerkennung im ‚allgemeinen Selbstbewusstsein‘:

> Das *allgemeine Selbstbewußtsein* ist das affirmative Wissen seiner selbst im anderen Selbst, deren jedes als freie Einzelheit *absolute Selbständigkeit* hat, aber, vermöge der Negation seiner Unmittelbarkeit oder Begierde, sich nicht vom anderen unterscheidet, allgemeines [Selbstbewußtsein] und objektiv ist und die reelle Allgemeinheit als Gegenseitigkeit so hat, als es im freien anderen sich anerkannt weiß und dies weiß, insofern es das andere anerkennt und es frei weiß.[114]

Erst in der Bildung eines ‚allgemeinen Selbstbewusstseins‘ gelingt ein symmetrisch-reziprokes Anerkennungsverhältnis. Der ideale Hegelsche Anerkennungsprozess wird auch als Synthese von ‚Liebe‘ und ‚Kampf‘ beschrieben, da in seiner Bewegung die Momente des ‚Sich-Findens im Anderen‘ wie des ‚Sich-Distanzierens vom Anderen‘ notwendig miteinander verknüpft sind.[115] Vor dem Hintergrund von Hegels Zurückweisung des ungleichen und nicht-reziproken Anerkennungsverhältnisses zwischen Herr und Knecht und seiner Konzeption eines vollständigen Anerkennungsverhältnisses im ‚allgemeinen Selbstbewusstsein‘ gelangt Siep zu dem Schluss, dass der Hegelschen Anerkennungstheorie das Moment symmetrischer und wechselseitiger Anerkennung inhärent ist.[116] Nur als sym-

112 Hegel, PhG 134.

113 Hegel, PhG 129.

114 Hegel, Enz III 226. Hegel bezeichnet das ‚allgemeine Selbstbewusstsein‘ auch als ‚Geist‘ und vertritt anstelle eines Dualismus einen Geistmonismus, gemäß dem in der Welt ein Prozess heranreift, innerhalb dessen der *absolute Geist* zu sich kommt resp. sich in der Welt eine vernünftige Struktur entfaltet und reflektiert (vgl. Siep 2009, 108 sowie Kap. 4).

115 Vgl. Siep 1979, 123.

116 Vgl. Siep 1979, 125; Siep 2014, 18. Vgl. hierzu auch Brandom 1999, 169 ff. Darüber hinaus verweist Ludwig Siep auf den Begriff der ‚Versöhnung‘ innerhalb der Phänomenologie und macht diesbezüglich abermals geltend, dass Hegel symmetrische und wechselseitige Anerkennung für

metrisch-reziproker Prozess führe Anerkennung zur Ausbildung des einzelnen wie allgemeinen Bewusstseins.[117] Auch wenn Hegel gemeinhin zugeschrieben wird, den Anerkennungsbegriff als zentrales Moment der praktischen Philosophie etabliert zu haben, scheint es ihm zuvorderst nicht um moralische Anerkennungsverhältnisse, sondern um die weitaus grundlegendere Genese des Selbstbewusstseins zu gehen.[118] Die grundsätzliche Ausrichtung der Hegelschen Anerkennungskonzeption ist nicht moralphilosophisch, sondern vielmehr ontologisch sowie epistemologisch verfasst. Es ist Hegels erklärte Absicht, die dualistische Unterscheidung zwischen Bewusstsein und Gegenstand ebenso aufzulösen wie die strikte Differenzierung zwischen individuellem und allgemeinem Selbstbewusstsein.[119] Weil Selbstbewusstsein nicht *in abstracto*, sondern nur unter konkreten historischen und sozialen Bedingungen realisiert werden kann, sind für Hegel soziale und rechtliche Anerkennungsverhältnisse für ein angemessenes Verständnis von Selbstbewusstsein unabdingbar.[120] Auch der von Hegel geschilderte Kampf um Anerkennung zwischen Herr und Knecht verweist auf die erforderliche und im sozialen Raum manifestierte intersubjektive Spannung, die das Phänomen des Selbstbewusstseins erst adäquat zu interpretieren erlaubt. Die vorliegende Untersuchung setzt sich allerdings weder mit der Genese von Selbstbewusstsein noch mit den für Hegel ebenfalls bedeutsamen Anerken-

---

die Gesamtheit aller Anerkennungsprozesse veranschlagt. Auch Wildt zufolge ist dem Hegelschen Kampf um Anerkennung erstens ein Moment der Überwindung inhärent (vgl. Wildt 1982, 340). Zweitens verhandele Hegel im Moralitätskapitel – eben bezugnehmend auf den Begriff der ‚Versöhnung'– die für die *Phänomenologie des Geistes* höchste Stufe der Anerkennung und weise sie als vollkommene Form der Anerkennung aus: „Das Wort der Versöhnung ist der *daseiende* Geist, der das reine Wissen seiner selbst als *allgemeinen* Wesens in seinem Gegenteile, in dem reinen Wissen seiner als der absolut in sich seienden *Einzelnheit* anschaut, – ein gegenseitiges Anerkennen, welches der *absolute Geist* ist" (Hegel, PhG 441).

117 Vgl. Siep 1979, 278.

118 Vgl. Düwell 2011, 125. Marcus Düwell konstatiert, dass ihm eine spezifisch moralische Dimension von Anerkennung innerhalb der Hegelschen Terminologie verborgen bleibt (vgl. Düwell 2011, 128). Siep äußert sich skeptisch gegenüber Hegels Anerkennungstheorie als Grundlegung der praktischen Philosophie und kritisiert insbesondere die dem Hegelschen Anerkennungsverständnis innewohnenden Inkonsequenzen und dessen teleologische Verfasstheit (vgl. Siep 1979, 284 sowie sein insgesamt kritisches Kap. 5). Wildt merkt an, dass Siep „die Aufgabe der praktischen Philosophie allerdings nicht in der Formulierung, Begründung und Anwendung eines allgemeinen Moralprinzips, sondern in der historisch gerichteten Vermittlung von Selbsterfahrung, gemeinsamen Situationsdeutungen und Institutionen" (Wildt 1982, 22 FN 19) sieht. Nach Wildts Einschätzung widmet sich Hegel jedoch auch nicht der Frage nach den „konkreteren Bedingungen spezifisch sittlicher Moralität" (Wildt 1982, 370).

119 Vgl. Siep 2009, 110f.

120 Vgl. hierzu Düwell 2011, 125.

nungsverhältnissen als Rechtsverhältnissen auseinander. Auch die für ihn zentralen und innerhalb der sozialen Gemeinschaft manifesten interindividuellen bzw. zwischen Individuen und Gruppen bestehenden Anerkennungsverhältnisse sind hier nicht von zentralem Belang. Vielmehr gilt die Untersuchung den von konkreten sozialen Gemeinschaften abstrahierten, dezidiert moralischen Anerkennungsverhältnissen zwischen Personen, namentlich zwischen Personen und nicht-humanen Lebewesen, welche die für Hegel maßgebliche Sphäre der sozialen Gemeinschaft längst überschreiten. Bei der Entwicklung einer überzeugenden Theorie basaler moralischer Anerkennungsverhältnisse lässt sich folglich nicht unmittelbar an Hegel anknüpfen. Hierfür ist möglicherweise die zeitgenössisch wohl prominenteste Auseinandersetzung mit der Hegelschen Anerkennungstheorie und deren Weiterentwicklung durch Axel Honneth eher geeignet. Laut Honneth hat Hegel zum Ziel, „die Entwicklungsgeschichte der menschlichen Sittlichkeit mit Hilfe des Begriffs der ‚Anerkennung' zu rekonstruieren"[121], weil die Genese des Selbstbewusstseins als notwendige Voraussetzung für jedwede Form von Sittlichkeit grundlegend von der Erfahrung sozialer Anerkennung abhängt. Vor diesem Hintergrund befasst sich Honneth insbesondere mit den drei verschiedenen Anerkennungsmomenten aus Hegels Frühschriften, die sich im Hinblick darauf ergeben, welche Art von praktischer Selbstbeziehung sie für ein Individuum ermöglichen.[122] Innerhalb seines Werks *Kampf um Anerkennung* (1992) entwickelt Honneth eine Systematik wechselseitiger Anerkennungsverhältnisse, welche die drei von Hegel grundgelegten Muster der Anerkennung – Liebe, Respekt und Wertschätzung – enthält.[123] Als Stufenfolge konzipiert, nehme die Komplexität der im sozialen Raum manifestierten Anerkennungsmuster während ihres Verlaufs von Liebe über Respekt bis hin zu Wertschätzung zu und repräsentiere gleichsam die Realisierung eines sittlichen Fortschritts. Dabei solle der Übergang von der gegebenen zur nächsthöheren Stufe jedoch nicht als Überwindung der vorigen, sondern als Synthese verstanden werden, die auch die Elemente der vorherigen Stufe(n) in sich enthalte. In der Liebe werden die spezifische Bedürfnisnatur des Menschen, im Respekt seine rechtlichen Ansprüche und in der Wertschätzung seine Fähigkeit, eine gesellschaftliche Ordnung aufrechtzuerhalten, wechselseitig anerkannt. Auf der ersten Anerkennungsstufe, die sich als Liebe oder Fürsorge durch eine Art affektive Zuwendung auszeichne, drücke sich eine durch Emotionen bedingte Sorge um das Wohlergehen des an-

121 Honneth 2000, 177.
122 Vgl. Honneth 2000, 176.
123 Vgl. Honneth 1992, 148–211. Für Honneth ist gerade die Konzeption der drei Arten wechselseitiger Anerkennung das Originelle und weit über Fichte Hinausweisende an Hegels Anerkennungsverständnis (vgl. Honneth 2000, 178). Vgl. hierzu auch Düwell 2011, 126.

deren um seiner selbst willen aus. Die zweite Ebene, für die sich der in Kantischer Tradition stehende Begriff des moralischen Respekts etabliert habe, verweise auf die kategorische Pflicht zur Anerkennung der ‚Zurechnungsfähigkeit' aller anderen und fordere ihre universelle Gleichbehandlung in Rechtsverhältnissen. Auf der dritten Stufe, die sich als besondere Wertschätzung des Individuums charakterisieren lasse, werde der Einzelne schließlich als Person anerkannt, die für die Gemeinschaft konstitutive Fähigkeiten besitze und mit dieser einen gemeinsamen Wertehorizont teile. In Ermangelung eines etablierten Moralbegriffs für diese Kategorie verweist Honneth auf die Ideen der ‚Solidarität' und ‚Loyalität', um zu verdeutlichen, dass es sich hier um die an Werte gebundene Sorge bezüglich des Wohlergehens des anderen um der gemeinsamen Ziele der Gemeinschaft willen handelt.[124] In diesen drei Momenten der Anerkennung sieht Honneth das Fundament der Hegelschen Sozialphilosophie geborgen. Allerdings vollziehe sich die Abfolge der Stufen nicht reibungslos, sondern gestalte sich vielmehr als intersubjektiver Kampf um die Bestätigung der Identitätsansprüche der beteiligten Individuen. Denn „der Anspruch, in immer neuen Dimensionen der eigenen Person anerkannt zu werden"[125], führe zu einem intersubjektiven Konflikt, der ausschließlich im Rahmen einer weiteren Anerkennungsebene aufgelöst werden könne. Trotz des ihr innewohnenden Konfliktpotentials gewährleiste intersubjektive Anerkennung im Sinne einer wechselseitigen Pflichtenübernahme letztlich die Bedingungen der Identitätsbildung von Individuen und schaffe somit erst die Voraussetzungen für ein gutes Leben.[126] Die für die individuelle Identität konstitutive Dimension der drei benannten Formen interpersonaler Anerkennung spiegele sich darüber hinaus in drei spezifischen Formen von Selbstverhältnissen wider, die sie dem Individuum eröffnen.[127] Auf jeder Anerkennungsstufe könne sich eine andere Form des individuellen Selbstbezugs herausbilden: Durch die liebende Anerkennung seiner Bedürftigkeit innerhalb persönlicher Nahbeziehungen erwerbe das Individuum – speziell das Kind innerhalb der Familie – grundlegendes *Selbstvertrauen*. Als Bürger genieße das Individuum den gesellschaftlichen Respekt seiner Rechte und bilde auf der Basis wechselseitiger Anerkennung seine *Selbstachtung* aus. Durch die soziale Wertschätzung, die dem Individuum als Mitglied einer Kultur oder eines Staates zuteilwerde, entwickele es

---

124 Vgl. Honneth 2000, 187. Vgl. hierzu auch Honneth 1992, 207 f.
125 Honneth 2000, 178 f. Vgl. hierzu insbesondere Honneth 1992, Kap. 1. Honneth macht auch darauf aufmerksam, dass Hegel im Rahmen seiner später erarbeiteten Rechtsphilosophie seine frühere Unterscheidung zwischen drei Anerkennungsformen wieder aufnimmt, wenn er dort zwischen Familie, bürgerlicher Gesellschaft und Staat differenziert (vgl. Honneth 2000, 179).
126 Vgl. Honneth 2000, 173.
127 Vgl. Honneth 1992, 211. Vgl. hierzu auch Graumann 2005, 17 f.

die eigene *Selbstschätzung*. Weil eine Beeinträchtigung innerhalb der drei Anerkennungsmodi somit eine Gefährdung der psychischen Integrität eines Individuums bedeuten könne, existiere ein berechtigter Anspruch auf störfreie interpersonale Anerkennungsverhältnisse, der auch moralpsychologisch eingeholt werden könne.[128] Doch auch wenn sie dezidiert moralpsychologische Annahmen enthält, weist Honneths gehaltvolle Ausgestaltung der drei verschiedenen Hegelschen Anerkennungsformen über eine Konzeption basaler moralischer Anerkennungsverhältnisse hinaus und wird eher im Rahmen sozialphilosophischer oder politischer Fragestellungen relevant.[129]

Interessanter für basale moralische Anerkennungsverhältnisse sind Honneths jüngere Anerkennungsstudien. Im Rahmen von *Verdinglichung* (2005) äußert er sich etwa selbstkritisch gegenüber seiner vormals einseitigen und ausschließlich auf interpersonale Beziehungen beschränkten Verhandlung von Anerkennung. Hier formuliert Honneth das Bestreben, einen Anerkennungsbegriff zu konzipieren, der auch Relationen zwischen Personen und anderen Lebewesen bzw. Dingen abzubilden vermag.[130] Mit dem für seine Studie titelgebenden Begriff der Verdinglichung nähert sich Honneth zunächst einem Phänomen, das eine Form

---

128 Vgl. Honneth 1992, 278ff. Bezüglich Honneths Schwerpunktsetzung auf den psychologischen Aspekt von Anerkennung vgl. Ikäheimo 2009, 327.

129 Vgl. auch Düwell 2011, 127. Auf andere prominente Auseinandersetzungen mit dem Anerkennungsbegriff im Rahmen der politischen Philosophie – etwa innerhalb der Kommunitarismus/Liberalismus-Debatte – wird hier nicht eingegangen, da sie zu stark vom vorliegenden Erkenntnisinteresse abweichen. Es sei jedoch kurz auf die besonders einschlägigen Positionen hingewiesen: In einer groben Differenzierung lassen sich das Leitmotiv kommunitaristischer Ansätze als Anerkennung der Gemeinschaft (mit einer Betonung kultureller Differenz) sowie das Leitmotiv liberalistischer Ansätze als Anerkennung des Individualismus (mit einer Betonung überkultureller Freiheit und Gleichheit) unterscheiden. Innerhalb seiner kommunitaristisch ausgerichteten Position verhandelt etwa Charles Taylor dezidiert politische Anerkennungsverhältnisse im Spiegel des Multikulturalismus (vgl. Taylor 1992a/b). Will Kymlicka vertritt eine grundsätzlich liberalistische Position, in die er jedoch kommunitaristische Aspekte wie Minderheitenrechte zu inkorporieren sucht (vgl. Kymlicka 1989). Nancy Fraser nimmt eine vermittelnde Position zwischen Kommunitarismus und Liberalismus ein (vgl. Fraser 2000, 2003, 2009). Für eine ausführliche Darstellung vgl. etwa Forst 1994; Quante 2011.

130 Vgl. Honneth 2005, 74. Honneth nähert sich dieser neuen Perspektive über Georg Lukács' Modell der Verdinglichung. Ausgehend hiervon ist er bemüht, zusätzlich Gedanken von Martin Heidegger und John Dewey für eine facettenreichere Ausgestaltung des Anerkennungsbegriffs fruchtbar zu machen. Da die detaillierte Auseinandersetzung mit Lukács, Heidegger und Dewey sowie das Verorten von Anerkennung in bzw. ihr Abgrenzen von einem marxistisch geprägten historischen Horizont für die vorliegende Fragestellung nicht relevant ist, wird hierauf nicht näher eingegangen.

der Missachtung darzustellen scheint.[131] Honneth setzt Verdinglichung allerdings nicht mit Missachtung oder negativer Anerkennung gleich, sondern beschreibt sie als ‚Anerkennungsvergessenheit', die in ein Verhalten gegenüber Menschen mündet, das deren personale Eigenschaften und Fähigkeiten unberücksichtigt lässt und sie wie ‚empfindungslose, tote Gegenstände' behandelt. Ein verdinglichendes Verhalten gegenüber Personen verstoße gegen die für ein menschliches Miteinander geltenden ethischen Prinzipien. Als Auslöser für den Prozess des Anerkennungsvergessens macht Honneth das Heraustreten des handelnden Subjekts aus der Teilnehmerperspektive und demgemäß sein Einnehmen einer Beobachterperspektive verantwortlich.[132] Dieser unnatürliche Vorgang widerspreche der für menschliche Subjekte typischen partizipativen Lebensweise innerhalb sozialer Gemeinschaften. Personen seien grundsätzlich empathiefähig und dazu in der Lage, die Absichten, Wünsche etc. von anderen als deren Handlungsgründe zu verstehen. Bleibe eine derartige Perspektiv*übernahme* jedoch aus, trete eine objektivierende Beobachtungsperspektive an ihre Stelle, die ein gegenseitiges, auf dem Geben und Nehmen von Gründen basierendes Verstehen verunmögliche und somit „das vernünftige Band der menschlichen Interaktion"[133] zerreiße. In diesem Zusammenhang wendet sich Honneth der Frage zu, ob die Idee verdinglichenden Verhaltens auch auf Mensch-Natur-Verhältnisse übertragen werden kann und versucht den Verdinglichungsbegriff „in der Weise zu reaktualisieren, daß der gemeinte Sachverhalt als Verkümmerung oder Verzerrung einer ursprünglichen Praxis verstanden wird, in der der Mensch zu sich

131 Martha Nussbaum gebraucht ‚Verdinglichung' etwa, um auf extreme Formen der Instrumentalisierung von Personen aufmerksam zu machen (vgl. Nussbaum 2002, 90 – 162). Honneth setzt sich auch in *Kampf um Anerkennung* ausführlich mit verschiedenen Formen der Missachtung auseinander (vgl. Honneth 1992, 212 – 225).

132 Vgl. Honneth 2005, 15, 68. Honneths Argumentation liegt hier die Idee zugrunde, dass *An*erkennen ursprünglicher sei als *Er*kennen. Ein erkennender Zugang zur Welt werde erst auf der Basis einer anerkennenden Haltung gegenüber der Welt möglich und sei durch eine solche bedingt. Es gebe anerkennungssensitive Weisen des Erkennens, die sich ihrer Abhängigkeit von vorheriger Anerkennung bewusst seien, und anerkennungsvergessene Formen des Erkennens, „in denen das Gespür für ihre Herkunft aus der vorgängigen Anerkennung verloren gegangen" (Honneth 2005, 67) sei. Honneth bezeichnet die der bloßen Erkenntnis vorhergehende Haltung der Anerkennung als ‚existentiellen' Anerkennungsmodus, der allen gehaltvolleren Formen der Anerkennung zugrunde liege (vgl. Honneth 2005, 60 FN 19). Vorliegend wird zwar auch vertreten, dass die gehaltvollen Anerkennungsformen der Liebe, rechtlichen Achtung und Solidarität erst auf der Grundlage allgemeiner moralischer Anerkennungsverhältnisse möglich werden (vgl. Kap. 12); diese These der Bedingtheit aller spezifischen Anerkennungsverhältnisse durch basale moralische Anerkennungsverhältnisse unterscheidet sich jedoch von Honneths Auffassung einer aller Erkenntnis vorausgehenden Anerkennungshaltung.

133 Honneth 2005, 36 f.

und zu seiner Umwelt ein anteilnehmendes Verhältnis einnimmt“[134]. Honneth gelangt hier jedoch allenfalls zu Einsichten, die einen normativen Anthropozentrismus stützen.[135] Die Möglichkeit anerkennender Einbeziehung nicht-humaner Entitäten *um ihrer selbst willen* lässt sich nicht auf der Basis eines gegenseitigen Verstehens vernunftbasierter Handlungsgründe erwägen, sondern eröffnet sich vielmehr erst vor dem Hintergrund des bereits explizierten normativen Lebensformverständnisses.[136] Innerhalb seiner Arbeit *Das Ich im Wir. Studien zur Anerkennungstheorie* (2010) widmet sich Honneth schwerpunktmäßig der Anerkennung spezifischer Eigenschaften, Fähigkeiten oder Leistungen von Menschen. Er legt Anerkennung hier insbesondere als Bekundung der Werteigenschaft eines menschlichen Gegenübers und als daraus für das handelnde Subjekt folgendes rationales Verhalten aus.[137] Die Rationalität des Verhaltens liege in der Tatsache begründet, dass stets ein Grund für die Anerkennungswürdigkeit einer Person angeführt werden könne: „In der Anerkennung reagieren wir [...] richtig oder angemessen auf diejenigen Gründe, die in den evaluativen Eigenschaften angelegt sind, welche menschliche Wesen in verschiedenen Hinsichten vorgängig besitzen.“[138] In dem Gedanken, dass ein Individuum nur dann anerkennungswürdig ist, wenn seine Eigenschaften, Fähigkeiten oder Leistungen Gründe liefern, die sein Anerkanntwerden rechtfertigen, ist durchaus ein bedenkliches Leistungsmodell enthalten. Welche Eigenschaften, Fähigkeiten oder Leistungen als wertvoll zu evaluieren und anzuerkennen sein sollen, hängt darüber hinaus von dem einer Gemeinschaft zugrunde liegenden normativen Horizont ab und kann dazu führen, dass Individuen mit schlechten Voraussetzungen benachteiligt oder sogar ganz aus Anerkennungsverhältnissen ausgeschlossen werden.[139]

Moralische Anerkennungsverhältnisse basieren zwar auch auf dem Erkennen von Eigenschaften und Fähigkeiten und der daraus resultierenden Anerkennung ihrer Träger. Anders als bei Honneth liegt das Augenmerk jedoch nicht auf beliebigen evaluativen, sondern einzig auf *moralisch* relevanten Eigenschaften und Fähigkeiten, deren Anerkenntnis die moralische Berücksichtigungswürdigkeit der

---

134 Honneth 2005, 27. Inspiriert ist Honneth hier von Heidegger und Lukács, deren eigene Begrifflichkeiten der ‚Sorge‘ resp. ‚Anteilnahme‘ sowohl auf das Verhalten gegenüber Mitmenschen als auch auf den Umgang mit der gesamten für die menschliche Praxis relevanten Umwelt bezogen seien (vgl. Honneth 2005, 37).

135 Vgl. Honneth 2005, 77 ff.

136 Vgl. Kap. 8.

137 Vgl. Honneth 2010, 108.

138 Honneth 2010, 112 f.

139 Vgl. Hetzel 2011, 16 ff.

in Frage stehenden Entitäten bestätigt und konsequenterweise in *moralische Anerkennungsverhältnisse* mündet. Aufgrund ihrer Kontingenz und der mit ihnen verknüpften Konnotation des Verdienstes kommen Leistungen als Kriterium für grundlegende moralische Berücksichtigungswürdigkeit nicht in Betracht. Für basale moralische Anerkennungsverhältnisse darf zudem nicht ausschlaggebend sein, welche exklusive Wertegemeinschaft welche Eigenschaften, Fähigkeiten oder Leistungen als besonders schätzenswert ausweist. An die Stelle derartig beliebiger Wertmaßstäbe müssen vielmehr grundlegende Eigenschaften und Fähigkeiten von moralischer Relevanz treten, die den Anspruch universaler Geltung erheben können. Die Eingrenzung moralischer Anerkennungsverhältnisse auf inter*personale* Beziehungen greift zu kurz und ist von Honneth im Zuge seiner Verdinglichungskritik selbst bemängelt worden. Während er in diesem Zusammenhang die Rolle des teilnahmslosen Beobachters für Anerkennungssubjekte ablehnt und eine anteilnehmende Perspektive selbiger einfordert, expliziert er die dieser Einschätzung zugrunde liegenden Prämissen wie folgt: Es sei unbestritten, dass das Wissen bezüglich mentaler Zustände von Dritten nicht an die qualitative Gewissheit heranreiche, die eine Person bezüglich ihrer eigenen Zustände aus der Ersten-Person-Perspektive habe. Da es sich bei mentalen Zuständen nicht um einfache Erkenntnisobjekte handele, könne der Zugang zu ihnen nicht im Modus einfacher Erkenntnisbeziehungen beschrieben werden.[140] Wie die Qualia-Debatte und mithin das Problem des Fremdpsychischen gezeigt haben, ist die für den Zugang zu anderen Subjekten erforderliche Teilnehmerperspektive allerdings schon für Menschen untereinander, die sich in der Regel sogar sprachlich mitteilen können, nicht ohne epistemische Hindernisse einnehmbar. Dennoch bilde die Perspektivübernahme innerhalb menschlicher Gemeinschaften das probate Mittel für die gemeinsame Bewältigung des sozialen Alltags.[141] Mit Blick auf Lebewesen fällt die bestehende epistemische Unsicherheit ungleich schwerer ins Gewicht und das Einnehmen einer Teilnehmerperspektive wird zur besonderen Herausforderung. Auch bei einer weniger stark ausgebildeten Empathiefähigkeit können Menschen Zustände ihresgleichen verstehen, indem sie sich diesen über Analogieschlüsse zu sich selbst annähern. Bei den mit dem Menschen vergleichbaren nicht-humanen Säugetieren ist dies eventuell auch noch möglich. Je stärker eine Lebensform jedoch von der menschlichen Lebensform abweicht, desto eher bleibt dem Menschen ein Verständnis der Zustände dieser Lebensform

---

140 Vgl. Honneth 2005, 55. Honneth bezieht sich in diesem Zusammenhang mehrfach auf Stanley Cavell und folgt dessen These, „daß der Grund, weswegen ‚Ich weiß, du hast Schmerzen' kein Ausdruck von Gewißheit ist, der ist, daß es eine Reaktion auf dieses Zeigen ist; es ist Ausdruck von Anteilnahme" (Cavell 2002, 69). Vgl. hierzu insgesamt Cavell 2002, 39–75.

141 Vgl. Honneth 2005, 36f., 70.

verborgen. So scheint etwa das Einnehmen einer Teilnehmerperspektive mit Blick auf pflanzliche Lebewesen kaum möglich. Weil mit zunehmender Ungleichheit der Lebensform die Schwierigkeit wächst, eine Teilnehmerperspektive einzunehmen, erfolgt der Zugang zu Zuständen ihrer individuellen Exemplare verstärkt über eine reine Beobachterperspektive, aus welcher – in Honneths Worten – ein verdinglichender Umgang resultieren kann. Vor dem Hintergrund des in Kapitel 8 dargelegten Lebensformverständnisses ist dieser Auffassung jedoch zuvorderst entgegenzuhalten, dass es eine reine Beobachterperspektive nicht geben kann, sondern jede Beobachtung von Lebewesen notwendig durch die Kategorie der Lebensform vermittelt ist. Da der Lebensform darüber hinaus eine naturgemäße Normativität inhärent ist, die u. a. auf die für Lebewesen naturgemäße Zuträglichkeit verweist, kann und sollte ein verdinglichender Umgang mit nicht-humanen Lebewesen auch ohne die Möglichkeit des Einnehmens einer emphatischen Teilnehmerperspektive vermieden werden.

Während einige Gedanken Fichtes für eine Theorie basaler moralischer Anerkennungsverhältnisse fruchtbar gemacht werden können, ist Hegels Theorie, welche die soziale Komponente von Anerkennungsverhältnissen noch stärker in den Vordergrund rückt, insbesondere für politische und sozialphilosophische Anerkennungstheorien des 20. und 21. Jahrhunderts relevant. So bildet die Hegelsche Anerkennungskonzeption u. a. das Fundament für die Einlassungen Honneths, dessen spätere Arbeiten auch zu grundlegenderen und umfassenderen Anerkennungsverhältnissen vordringen, die nicht-humane Lebewesen wenigstens peripher in den Blick nehmen. Im Ergebnis bleiben Honneths Ausführungen allerdings stark auf den Menschen fokussiert und an spezifische Leistungserbringungen geknüpft, sodass sie für eine Theorie basaler moralischer Anerkennungsverhältnisse ebenso wenig nutzbar gemacht werden können. Nachfolgend wird daher ein von der Hegelschen Prägung losgelöster und eher an Kants Achtungskonzeption anknüpfender Versuch unternommen, basale moralische Anerkennungsverhältnisse zu bestimmen, auf deren Basis nicht nur Personen, sondern auch nicht-humane Lebewesen Berücksichtigung finden.

Vierter Teil – Moralische Anerkennungsverhältnisse zwischen Lebensformen

12. Moralische Anerkennung

Auf gesellschaftlicher Ebene sind Diskussionen über Anerkennung allgegenwärtig und auch die wissenschaftliche Auseinandersetzung mit dem Anerkennungsbegriff nimmt kontinuierlich zu. Mit Recht kann daher behauptet werden, dass Anerkennung zu einem Schlüsselbegriff unserer Zeit avanciert ist.[1] Zugleich ist die Heterogenität zeitgenössischer Anerkennungsdiskurse auffällig; sie werden u. a. in den Bereichen des Rechts, der Religion, Alltagssprache, Logik, Erkenntnistheorie, politischen Philosophie, Sozialphilosophie, Soziologie, Psychologie und schließlich auf dem Gebiet der philosophischen Ethik geführt.[2] Entsprechend gestaltet sich auch das semantische Feld des Anerkennungsbegriffs nicht homogen, sondern weist u. a. einen diversifizierten Extensionsbereich insbesondere bezüglich der möglichen Objekte von Anerkennung auf. Wie in Kapitel 11 bereits herausgestellt, werden *philosophische* Anerkennungsdiskurse weitestgehend in einer von Johann Gottlieb Fichte und Georg Wilhelm Friedrich Hegel geprägten Perspektive geführt bzw. gemäß der entsprechenden Weiterentwicklungen nach Jürgen Habermas, Ludwig Siep, Axel Honneth, Charles Taylor, Nancy Fraser oder Will Kymlicka.[3] Auf dem philosophischen Spezialgebiet der *Ethik* wird Anerkennung allerdings nicht vor dem Hintergrund der philosophisch dichten Theorien Fichtes oder Hegels verhandelt, sondern in Bezug auf allgemeinere, theorietranszendente Konzepte wie ‚Menschenwürde', ‚Freiheit', ‚Autonomie', ‚Interessen' oder ‚Würde der Kreatur'.[4] Es fällt auf, dass die Bedeutung des Anerkennungsbegriffs und seine Verwendungsweise hierbei nicht *grundgelegt*, sondern *vorausgesetzt* werden. In einem Modus der Selbstverständlichkeit wird gefordert, dass die Würde des Menschen, seine Autonomie, Freiheit und Interessen oder die Würde der Kreatur anzuerkennen sind. Dass etwa der normative Status einer Entität im Allgemeinen oder die Menschenwürde im Speziellen anerkannt werden

---

1 Vgl. Fraser/Honneth 2003, 7; Hetzel 2011, 12.

2 Vgl. Düwell 2011, 125. Für eine Kritik der vielfältigen Anerkennungsbegriffe und der ihnen inhärenten Paradoxien vgl. Lütterfelds 2007, 42–46. Die Zuordnung von ‚Anerkennung' zu einer Kategorie gestaltet sich äußerst schwierig, sodass oftmals innerhalb eines Textes auf Anerkennung als Paradigma, Prinzip, Norm oder Konzept, als Haltung oder Einstellung oder als prozesshaftes Geschehen Bezug genommen wird. Diese Beobachtung wird u. a. von Cranor 1975, 309 f., Darwall 1977, 37, Honneth 2000, 173 ff. und Schmetkamp 2012, 29 FN 9 geteilt.

3 Vgl. Habermas, 1968; Siep, 1979; Kymlicka 1989; Honneth, 1992; Taylor, 1992; Habermas, 1997; Fraser/Honneth 2003; Honneth, 2005. Vgl. bezüglich stark an Fichte und Hegel orientierten Auseinandersetzungen mit dem Anerkennungsbegriff auch Sobottka/Saavedra 2009.

4 Vgl. Kallhoff 2002, 89, 91; Korsgaard 2004, 95; Johnson 2005, 293; Korsgaard 2007, 5; Köchy 2008, 204; Darwall 2009, 121; Breitenbach 2009, 206; Schaber 2010, 127. Für eine kritische Auseinandersetzung mit dem Konzept der Würde der Kreatur vgl. Pinsdorf 2013.

können und darüber hinaus anerkannt werden sollen, gilt innerhalb von moralphilosophischen Diskursen als in einer Weise plausibel und gesichert, welche die genaue Explikation der Bedeutung von Anerkennung scheinbar obsolet werden lässt. Es wird anscheinend davon ausgegangen, dass ein intuitiv richtiges Verständnis des Anerkennungsbegriffs vorliegt. Eine derartige Voraussetzung des Verständnisses ist jedoch äußerst problematisch, zumal die in der Ethik bemühte Verwendungsweise von Anerkennung mit vorherrschenden Anerkennungskonzepten gerade *nicht* deckungsgleich ist. So stimmt sie weder mit alltagssprachlichen Begriffsverwendungen von Anerkennung noch mit ausgearbeiteten Bedeutungen etablierter Anerkennungstheorien überein. Alltagssprachlich wird Anerkennung zumeist in einem psychologisch-sozialen Sinn gebraucht.[5] Etwas anerkennen meint hier, dass es allgemein geschätzt oder angesehen wird; Anerkennung kommt einer Hochachtung *vor*, einem Schätzen *von* bzw. einem Danken *für* Leistungen oder Wohltaten gleich. Auf diesen Wortsinn verweist auch die Redeweise von ‚Lob und Anerkennung!' oder die Auszeichnung von etwas als ‚respektabel' im Sinne von ‚ehrenwert', ‚honorig' und ‚angesehen'. Dieses Verständnis liegt der moralischen Anerkennung allerdings nicht nur *nicht* zugrunde, sondern ist ihr geradezu entgegengesetzt.

Ebenso wenig lässt sich die Bedeutung moralischer Anerkennung im Kontext der Ethik von den Theorien Fichtes und Hegels vollständig einholen. Wie in Kapitel 11 dargelegt, ist Fichtes Anerkennungskonzeption weniger moralphilosophisch als erkenntnistheoretisch ausgerichtet. Sein Erkenntnisinteresse richtet sich insbesondere auf die epistemologisch fundierte Untersuchung der Identität des Selbstbewusstseins. Auch wenn Fichtes Ausführungen gewiss ethische Aspekte aufweisen, entwickelt er keine dezidierte Theorie moralischer Anerkennung. In Kapitel 11 wurde zudem deutlich, dass Hegel in der *Phänomenologie des Geistes* ebenfalls eine epistemologisch ausgerichtete Auseinandersetzung mit der Bedeutung von Anerkennung für die Genese des Selbstbewusstseins unternimmt. Hegel entwickelt keine originäre Theorie *moralischer* Anerkennung, sondern konzipiert eine Anerkennungstheorie, die verschiedene Stufen der individuellen Bewusstseinsbildung, aber auch der menschlichen Kulturgeschichte insgesamt umfasst. Insofern ist zu konstatieren, dass das Verständnis moralischer Anerkennung, wie es in zeitgenössischen Debatten der Ethik Verwendung findet, historisch gesehen zwar in der von Fichte und Hegel ausgehenden Traditionslinie des allgemeinen philosophischen Anerkennungsbegriffs steht, jedoch kaum mehr Berührungspunkte mit seinen ursprünglichen Wurzeln aufweist. Wie in Kapitel 10 herausgearbeitet wurde, weist *moralische* Anerkennung indes deutlich stärkere

5 Zur Etymologie des Anerkennungsbegriffs vgl. Kap. 9.

Parallelen zu Kants Verständnis von Achtung auf.[6] Neuere Abhandlungen zum Thema Anerkennung, wie die Theorie Axel Honneths, die Ausführungen Ludwig Sieps, die etymologische Studie Paul Ricœurs, die Untersuchungen Stephen Darwalls und insbesondere die Ausarbeitungen Arto Laitinens und Heikki Ikäheimos weisen zumindest Schnittstellen mit, wenn nicht direkte Verweisungszusammenhänge zur Bedeutung des Anerkennungsbegriffs innerhalb der Ethik auf. Dennoch bleibt die missliche Lage bestehen, dass innerhalb der Ethik und ihren Teildisziplinen unablässig auf den Anerkennungsbegriff – insbesondere in Form von *moralischen Anerkennungsverhältnissen* – rekurriert wird, ohne dass eine entsprechende Grundlegung *so* verstandener moralischer Anerkennungsverhältnisse existiert, auf welche Bezug genommen werden könnte.[7] Insofern für das Verständnis von moralischen Anerkennungsverhältnissen – insbesondere innerhalb der Ethik – eine theoriefähige Basis fehlt, harren sowohl ihr spezifischer Gehalt als auch ihr Potential für aktuelle moralphilosophische Debatten einer systematischen Analyse. Aus diesem Grund rückt *der* Bereich des philosophischen Anerkennungsdiskurses ins Zentrum der vorliegenden Untersuchung, für den *moralische Anerkennungsverhältnisse* von Belang sind. Im Folgenden werden Gehalt und Struktur moralischer Anerkennungsverhältnisse, wie sie innerhalb des moralphilosophischen Diskurses implizit vorausgesetzt werden, explizit nachvollzogen und einer systematischen Bestimmung zugeführt. Darüber hinaus soll gezeigt werden, inwiefern moralische Anerkennungsverhältnisse geeignet sind, über die Dimension einer ausschließlich auf Personen bezogenen Ethik hinausgehend die Gesamtheit ethisch relevanter Verhältnisse zwischen allen moralisch berücksichtigungswürdigen Entitäten grundlegend abzubilden.

Die auf den deutschen Sprachraum bezogene etymologische Betrachtung des Anerkennungsbegriffs, die auf die Nachzeichnung der Ricœurschen Untersuchungen des französischen ‚*reconnaissance*' folgte, förderte eine starke Bedeutungsnähe der Begriffe ‚Anerkennung' und ‚Achtung' zutage. Durch ihre Verortung im jeweiligen theoretischen System von Fichte, Hegel oder Kant weisen ‚Anerkennung' und ‚Achtung' verschiedene Bedeutungsnuancen auf und erfüllen unterschiedliche Funktionen. Nachdem aber ihre theorieimmanenten Bedeutungen und Funktionen nachvollzogen wurden, erscheint es sinnvoll, beide Begrifflichkeiten einem Vergleich zu unterziehen, der von ihrer ursprünglichen Herkunft innerhalb der jeweiligen Theorie abstrahiert. Auf diese Weise können ‚Achtung' und ‚Anerkennung' hinsichtlich ihrer Bedeutung für die Dimension moralischer Verhältnisse als weitgehend kongruente Begriffe identifiziert wer-

6 Vgl. hierzu auch Sturma 2008, VI.3.
7 Vgl. Tugendhat 1997, 101 f.; Schicktanz 2002, 282; Wolf 2009, 83.

den.[8] Achtung und Anerkennung sind als universales Fundament jedweder moralischen Relation vorauszusetzen, denn auf ihrer Grundlage können überhaupt erst Fragen bezüglich politischer oder sozialer Gerechtigkeit entstehen. Ohne das Anerkennen oder Achten des moralischen Status eines Gegenübers haben Konzepte wie Gerechtigkeit, Gleichheit oder Differenz keine Grundlage.

In ethisch grundlegender Hinsicht beziehen sich moralische Anerkennung und Achtung auf den genuinen moralischen Status eines Wesens und die damit verbundenen Ansprüche an das moralische Subjekt.[9] Die Achtung oder Anerkennung des moralischen Status eines Gegenübers ist universal geboten und setzt die Nachvollziehbarkeit des Standpunkts eines jeweiligen Gegenübers (mindestens in theoretischer Annäherung) voraus.[10]

Nach der Auffassung Rüdiger Bittners ist Achtung indes gerade nicht universal, sondern sowohl partikular als auch graduell zu verstehen. Achtung sei nicht das ethische Fundament wechselseitiger moralischer Beziehungen zwischen allen Personen, sondern werde nur einigen Personen mit Blick auf ihre Leistungen und Funktionen erwiesen. Bei qualifizierter Achtung gelte: ‚Ehre allein, wem Ehre gebührt.‘[11] Diese Art der Achtung bringe man nicht allen Menschen gleichermaßen entgegen, da sie als bloße biologische Entitäten keinen Anlass zu ihrer besonderen Wertschätzung geben. Dadurch, dass Menschen sich erst qualifizieren müssen, um geachtet zu werden, verbürge Achtung kein unbedingtes moralisches Miteinander, sondern schaffe Distanz. Sie unterstreiche gerade nicht die grundsätzliche Gleichheit aller Personen in ethischer Hinsicht, sondern betone ihre konkrete Verschiedenheit bezüglich ihrer Begabungen und ihres sozialen Status. Insofern Bittners Ausführungen ausschließlich eine Kritik des leistungsbasierten Aspekts von Achtung und dessen Diskriminierungspotential darlegen, basieren sie auf der zuvor bereits erörterten alltagssprachlichen Begriffsbedeutung von Achtung resp. Anerkennung und tangieren den Bereich moralischer Anerkennung, die gerade *nicht* von partikularer Wertschätzung handelt, nicht.[12]

Bittners Einschätzungen hinsichtlich der Distanz schaffenden Wirkung von Achtung, die völlig losgelöst von leistungsorientierten Maßstäben auftreten kann, lohnen hingegen einer näheren Betrachtung. Bei dieser Form der, wie er sie nennt, ‚blanken Achtung‘ handele es sich um ein Würdigen und Geltenlassen eines

8 Vgl. Wildt 1982, 19 FN 13; Schaber 2009, 356 f.; Honneth 2000, 174; Düwell 2011, 128. Als Ergebnis eines vergleichbaren Abstraktionsversuchs definiert Susanne Schmetkamp ‚Achtung‘ als besondere, moralisch grundlegende Form der ‚Anerkennung‘ (vgl. Schmetkamp 2012, 25).

9 Vgl. Sturma 2008, 38, 312; Laitinen 2009a; Ikäheimo 2009; Schaber 2010; Schmetkamp 2012.

10 Vgl. Cranor 1975, 310 ff. Vgl. hierzu auch Williams 1970, 159.

11 Vgl. Bittner 2009, 349.

12 Vgl. hierzu auch Darwall 1977, 46; Darwall 2009, 122 f.

anderen in einem gewissen Abstand. Bittner zufolge gilt: „[W]en ich achte, den erkenne ich in seinem Wert an, aber er ist zugleich von mir abgerückt“[13]. In der Bedeutung von Achtung als Anerkennen des Werts oder Status eines Gegenübers wird der ethisch grundlegende Gehalt von Anerkennung, also moralische Anerkennungsverhältnisse thematisch. Dass das Urteil einer Person über den moralischen Status einer anderen Entität eine gewisse Distanz zwischen beiden erfordert, wird von Bittner korrekt erfasst. Unverständlich bleibt nur, weshalb der für das richtige Erkennen notwendige Abstand für ihn derartig negativ besetzt ist: „Jemanden achten heißt auch ihn sich vom Leibe halten.“[14] Im Folgenden wird sodann deutlich, dass Bittner Achtung abermals nur im Sinne des Anerkennens von Leistungen begreift und keine moralischen Anerkennungsverhältnisse im Blick hat, innerhalb derer Wesen um ihrer selbst willen und aufgrund ihres genuinen moralischen Status für berücksichtigungswürdig befunden werden. Moralische Anerkennung beruht indes auf der Überzeugung, dass Wesen auch unabhängig von ihren Leistungen, nämlich aufgrund ihres bloßen Daseins eine Wertschätzung im Sinne einer moralischen Berücksichtigungswürdigkeit gebührt.[15] Achtung oder Anerkennung muss und kann man sich nach diesem Verständnis nicht verdienen. Sie gebühren einer Entität nicht aufgrund herausragender Leistungen, sondern kommen ihr *qua* eigenem moralischen Status zu, der wiederum nicht erworben oder verwirkt werden kann, sondern der korrekten Evaluation eines moralischen Subjekts bezüglich einer anderen Existenz als Lebensform und somit genuin moralisch berücksichtigungswürdiges Wesen entspringt.[16] Der moralisch relevante Status des Gegenübers kann dabei *absolut* (Menschenwürde) oder *graduierbar* (wägbare Berücksichtigungswürdigkeit nichthumaner Lebewesen) sein. Das Anerkennen eines moralisch relevanten Gegenübers im Sinne der Affirmation seines Standpunkts als moralisch nicht indifferent, welches ausschließlich durch ein moralisches Subjekt erfolgen kann, ist vor dem Hintergrund der ethischen Prinzipien der Universalisierung und Unparteilichkeit unbedingt gesollt.

Trotz der bedeutungsbezogenen Nähe von Anerkennung und Achtung bietet der Anerkennungsbegriff für den Bereich der Naturethik begründungstheoretische Vorteile und birgt größeres systematisches Potential. Dies zunächst aufgrund feiner Nuancen und einer etablierten Sprechweise, die Achtung stärker als Anerkennung an Personen als ausschließliche Adressaten knüpft. Dann, weil der Anerkennungsbegriff besonders geeignet ist, die drei Aspekte des zu untersu-

---

13 Bittner 2009, 347.
14 Bittner 2009, 348.
15 Vgl. Sturma 2008, 306 f.
16 Vgl. Darwall 2009, 122 ff.; Schaber 2009, 353.

chenden moralischen Verhältnisses explizit zu machen: den kognitiven, den normativen und den handlungsmotivierenden Aspekt. Alle drei Komponenten sind im moralischen Anerkennungsverhältnis aufs Engste miteinander verwoben. Der kognitive Aspekt besteht zunächst darin, dass *An*erkennen *Er*kennen voraussetzt.[17] Das genaue Verhältnis zwischen Erkennen und Anerkennen, der unmittelbare Zusammenhang zwischen Deskription und Normativität wurde bezüglich des integrativen Konzepts der Lebensform in Kapitel 8 herausgearbeitet. Gemeinsam mit Michael Thompson und Philippa Foot wurde gezeigt, inwiefern das Konzept der Lebensform zugleich empirisch gehaltvoll und in sich normativ ist. Durch ihr epistemisch-moralisches Vermögen haben vernunft- und moralfähige Personen im Akt der Anerkennung einen Zugang zur ethisch-normativ relevanten naturgemäßen Zuträglichkeit von Lebewesen als Exemplaren von Lebensformen. Die richtige Identifikation einer Entität als Lebewesen und ihre Zuordnung zu einer bestimmten Lebensform (*er*kennen – deskriptiv), bildet die notwendige Voraussetzung für jede weitere Deliberation. Darauf folgt eine ethische Bewertung der Entität, die eine dieser entsprechende Reaktion erfordert. Die Bewertung des genuinen moralischen Status stellt den normativen Aspekt dar, der wiederum inniglich mit dem handlungsmotivierenden Aspekt, der Bekräftigung des moralischen Status durch eine adäquate Reaktion, verknüpft ist (*an*erkennen – normativ).[18] In der *An*erkennung erhält das *Er*kennen eine praktische Dimension, indem das Verhältnis zwischen Selbst und Anderem als Verpflichtung offenbar wird. Die normative und zugleich handlungsbezogene Komponente ist wesentlich für den Anerkennungsbegriff und macht ihn zu einem praktischen Begriff.

Vor dem Hintergrund des Problems der Formulierung wissenschaftlicher Erkenntnisse durch die Ethik, die sich nicht darauf bezieht, was der Fall ist, sondern darauf, was der Fall sein soll, eröffnet sich ein weiterer interessanter Blickwinkel auf das handlungsmotivierende Moment der Anerkennung. Da die Sätze der Ethik Sollenssätze sind, können sie sich nach Ansicht einiger Autoren nicht wie epistemologische Sätze als wahr oder falsch erweisen, sondern bedürfen einer Bestimmung, die das zentrale Moment der Absicht zu handeln integrieren kann.[19] Ernst Tugendhat widmet sich diesem Problem, indem er die spezifische Struktur

---

17 Vgl. Pollmann 2008, 28; Düwell 2011, 124. Für eine weiterführende Problematisierung des Verhältnisses zwischen ‚Erkennen' und ‚Anerkennen' vgl. auch Cavell 2002, 62; Hetzel 2011, 32 f.

18 Peter Schaber umschreibt die adäquate Reaktion, die dem moralischen Akteur in Form von moralischer Anerkennung abverlangt wird, als ein Wirksam-werden-Lassen der eigenen normativen Überzeugungen (vgl. Schaber 2009, 353). Vgl. auch Pollmann 2008, 28; Darwall 2009; Amengual 2010, 91; Düwell 2011, 124; Schmetkamp 2012, 44.

19 Vgl. Hofmann-Riedinger 2001, 93 f.

praktischer Sätze in einen engen Zusammenhang mit der semantischen Analyse von Ja/Nein-Stellungnahmen zu diesen Sätzen rückt.[20] Wenn der Adressat einem Sollenssatz zustimme oder ihn ablehne, äußere er sich nicht über die Wahrheit des Satzes, sondern über seinen Entschluss, der an ihn gerichteten Aufforderung nachzukommen oder nicht. Das ‚Ja' oder ‚Nein', die Zustimmung oder Ablehnung eines Sollenssatzes durch den entsprechenden Adressaten drücke seine Absicht aus, etwas zu tun oder nicht zu tun. Mit der Bejahung eines Sollenssatzes werde „keine Erkenntnis, sondern die Anerkennung einer Sollensforderung"[21] artikuliert. Insofern indiziere das ‚Ja' zu einem moralischen Urteil in erster Linie keine wahrheitsfähige Aussage, sondern dessen Anerkennung und eine damit verbundene Verwirklichungsabsicht.

In der Gesamtschau impliziert Anerkennung die Schritte der richtigen Identifikation einer Entität (das *Er*kennen) und der ethisch-normativen Evaluation, die eine angemessene Berücksichtigung der betreffenden Entität erfordert (das *An*erkennen). So beinhaltet das Anerkennen einer Entität x, sie als x zu erfassen und „auf eine motivational wirksame Weise zugleich als Träger eines normativen Status zu würdigen und entsprechend zu reagieren"[22]. Darüber hinaus gilt es zu berücksichtigen, dass Anerkennung als eine dreistellige Relation der Form ‚x anerkennt y als z' auszuweisen ist. Die Bestandteile der Anerkennungsrelation können mit Christoph Halbig folgendermaßen konkretisiert werden:

> Bei x und y kann es sich sowohl um Individuen als auch um Gruppen handeln, z bildet dabei den evaluativen Gesichtspunkt, unter dem die Anerkennung erfolgt. Aus dieser Einstellung von x erwachsen Konsequenzen sowohl für den ethischen bzw. rechtlichen Status von y als auch für das Handeln von x selbst.[23]

Manche der gegenwärtigen Ausführungen zum Anerkennungsbegriff beschreiben Anerkennung hingegen nicht als dreistellige, sondern als zweistellige Relation.[24]

---

20 Vgl. Tugendhat 1976, 76ff.
21 Hofmann-Riedinger 2001, 98. Vgl. hierzu auch Tugendhat 1976, 110; 1979, 30ff., 182f.
22 Laitinen 2009a, 316.
23 Halbig 2006, 303.
24 Carl Cranor beschreibt Anerkennungsverhältnisse als komplexe Relationen zwischen vier Elementen: „a person who respects (a respector), a respected object, some characteristic in virtue of which the object is respected (the basis of respect), and some evaluative point of view from which the object is respected" (Cranor 1975, 310). Formal entspricht diese Definition der Struktur ‚x anerkennt y als z', Cranor macht lediglich die wertende Perspektive des anerkennenden Subjekts explizit. Des Weiteren betont er, dass der Grund für das Anerkennen einer Entität in deren Eigenschaften oder Fähigkeiten liegen muss und nicht in der Haltung des anerkennenden Subjekts selbst. Die für das Anerkennen einer Entität relevanten Eigenschaften und Fähigkeiten müssen

Gerade in der gesellschaftlichen Praxis wird oftmals schlicht davon gesprochen, dass ‚x' ‚y', beispielsweise Türken Kurden, anerkennen sollen. In derart spezifischen Anerkennungssituationen ist aber der zur Dreistelligkeit der Anerkennungsrelation führende Term ‚z' maßgeblich. So wollen Kurden spezifisch bestimmbar *als* eigenständige Sprach- und Kulturgemeinschaft anerkannt werden.[25] Im Gegensatz zu solchen spezifischen Anerkennungsrelationen sind *moralische* Anerkennungsverhältnisse jedoch universal. Innerhalb moralischer Anerkennungsverhältnisse ist der Term ‚z' stets auf den genuinen moralischen Status des Gegenübers bezogen und steht das ‚als z' immer für ‚als moralisch (absolut oder graduell) berücksichtigungswürdig'. Insofern ‚z' in ‚x anerkennt y als z' stets denselben Gehalt repräsentiert, ist die zweistellige Formulierung ‚x anerkennt y' zumindest nicht unterbestimmt.

Um moralische Anerkennungsverhältnisse eingehender bestimmen zu können, ist der Zusammenhang zwischen Anerkennung und Personen zu beleuchten. Traditionelle Anerkennungskonzeptionen, unter anderen jene von Hobbes, Kant, Fichte und Hegel, aber auch modernere Auseinandersetzungen mit Anerkennung wie die von Rawls, Tugendhat, Gosepath, Darwall oder Ikäheimo, bestimmen Anerkennungsverhältnisse *ausschließlich* als *wechselseitigen* und *egalitären* Prozess zwischen Personen. Auf die Frage, wer zur Menge aller moralisch berücksichtigungswürdigen Entitäten zählt, antwortet Tugendhat: „[A]lle, die zu wechselseitigem Respekt fähig sind."[26] Gemäß der hier vertretenen Überzeugung ist Reziprozität jedoch kein notwendiges Kriterium für moralische Anerkennung. Moralische Anerkennungsverhältnisse sind nicht ausschließlich als Relationen zwischen Personen untereinander möglich, sondern müssen auch zwischen Personen und nicht-humanen Lebewesen eingefordert werden. Gleichwohl bleibt die These unangefochten, dass Personen den Kern moralischer Anerkennungsverhältnisse konstituieren. Wer oder was jedoch Personen sind, ist wiederum hochgradig umstritten. In der Literatur sind unzählige Vorschläge für eine Defi-

---

ihm zufolge ein Set relativ permanenter Dispositionen darstellen, über die das anzuerkennende Wesen dauerhaft und nicht nur kurzzeitig verfügt (vgl. Cranor 1975, 311). Diese Auffassung steht dem Gedanken über die für eine Lebensform essentiellen Eigenschaften und Fähigkeiten, die in Kap. 5 – 8 diskutiert und für anerkennungswürdig befunden wurden, einerseits sehr nahe, andererseits ist sie ihm fern, da für Cranor Anerkennung nur zwischen Gleichen, also ausschließlich symmetrisch/reziprok existiert (vgl. Cranor 1975, 313).

25 Vgl. Bedorf 2011, 68.

26 Tugendhat 1987, 166. Eine Dekade später kommentiert Ernst Tugendhat hierzu: „Der Unterschied zwischen Sklaven und Tieren ist wesentlich, wenn man die Moral als etwas Reziprokes sieht" (Tugendhat 1997, 102).

nition des Personbegriffs zu finden.[27] Im Folgenden wird ein Verständnis des Personbegriffs zugrunde gelegt, das personales Leben grundlegend mit menschlichem Leben identifiziert. So ist der Extensionsbereich personalen Lebens mit dem Extensionsbereich menschlichen Lebens gleichzusetzen, ohne jedoch ein Äquivalenzverhältnis – wie etwa von Robert Spaemann postuliert – zwischen Personen und Menschen anzunehmen.[28] Beide Begriffe beziehen sich in kategorial verschiedener Hinsicht auf dieselbe Entität. Dieter Sturma zufolge ist zwischen den Begriffen ‚Mensch' und ‚Person' in der Hinsicht zu unterscheiden, dass ‚Mensch' als biologische Bezeichnung für die Spezies *homo sapiens* aufzufassen ist und ‚Person' demgegenüber als deskriptiv-normative Auszeichnung zu gelten hat. So seien alle uns verlässlich als Person bekannten Wesen Menschen und alles menschliche Leben zugleich personales Leben.[29] Dennoch sei die Differenzierung zwischen ‚Person' und ‚Mensch' unerlässlich, da Personen Eigentümlichkeiten zugeschrieben werden müssen, die mit dem Begriff ‚Mensch' nicht erfasst werden können.[30] Hier seien zuvorderst epistemische, moralische und ästhetische Eigenschaften zu nennen, die von Personen als Personen und nicht als Menschen ausgebildet werden. Der Begriff ‚Person' sei notwendig, um kategoriale Differenzen zu allem sonst Existierenden zu markieren. Wollte man extraterrestrischem Leben das Phänomen der Moralität erklären, reichte der Terminus ‚Mensch' nicht aus, um eine reichhaltige und adäquate Beschreibung des moralfähigen Wesens zu geben. Vielmehr müsste der Begriff ‚Person' hinzugezogen werden, um das Wesen als Akteur im Raum der Gründe und als moralisches Subjekt erklären zu können. Erst durch Personen komme Moral in die Welt, denn ohne Personen als Subjekte praktischer Selbstverhältnisse seien moralische Bestimmungen leer.[31]

Mit diesem Personverständnis im Hintergrund wird hier die These vertreten, dass sich die Menge aller Personen abermals in Subjekte und Objekte der Moral untergliedern lässt. Während Dieter Birnbacher fordert, dass die Fähigkeit, die es verlangt, um den Personstatus zuerkannt zu bekommen, eine *individuelle* und

---

27 Vgl. Sturma 2001a, 17 f. Für eine grundlegende wie systematische Untersuchung zum Personbegriff vgl. Sturma 2008.

28 Vgl. Spaemann 1996; Sturma 2008. Während nach Robert Spaemann die Konzepte ‚Mensch' und ‚Person' deckungsgleich sind, koexistieren sie Dieter Sturma zufolge.

29 Konzeptionen über Engel oder Ähnliches finden hier keine Berücksichtigung. Für die Ausweitung des Personbegriffs über die menschliche Spezies hinaus sind vielmehr Forschungsprojekte von Interesse, die anderen hochentwickelten Lebensformen wie Menschenaffen oder Delphinen personale Eigenschaften zusprechen (vgl. White 2007; Great Ape Project 2013). Vgl. hierzu auch Birnbacher 2001, 315.

30 Vgl. Sturma 2001b, 338 f. Vgl. auch Sturma 2008, 38.

31 Vgl. Sturma 2001b, 344.

realisierte Fähigkeit zu sein hat und nicht nur eine ‚Fähigkeit der Gattung',[32] kommt der Personstatus nach vorliegender Überzeugung allen Menschen unabhängig von ihren Eigenschaften und Fähigkeiten zu. Wenn aber alle Menschen Personen sind, wird es sinnvoll, eine weitere Differenzierung innerhalb der Menge aller Personen vorzunehmen. So gilt die Bedingung der individuellen und realisierten Vernunft- und Moralfähigkeit nur mit Blick auf Personen, die als moralische Akteure, also als Subjekte der Moral charakterisiert werden sollen. Nach diesem Verständnis sind alle *aktual* vernunft- und moralfähigen Personen zugleich Subjekte *und* Objekte der Moral, während alle aktual *nicht* vernunft- und moralfähigen Personen *ausschließlich* als Objekte der Moral zu begreifen sind. Die Menge der moralischen Subjekte ist somit nicht deckungsgleich mit der Menge aller Menschen. Vielmehr zeichnen sich alle Subjekte der Moral durch den *aktiven* Gebrauch ihrer Vernunft- und Moralfähigkeit aus; vorübergehende Phasen der Inaktivität, wie beispielsweise während des Schlafs, negieren das grundsätzliche moralische Subjektsein jedoch nicht.[33] Für problematisch müsste die Unterscheidung zwischen aktual vernunft- und moralfähigen Personen (als moralische Subjekte und Objekte) und aktual *nicht* vernunft- und moralfähigen Personen (als ausschließlich moralische Objekte) nur befunden werden, wenn mit ihr eine moralische Wertung einherginge. Etwa wenn der moralische Status von aktual vernunft- und moralfähigen Personen höher eingestuft würde, als der von aktual nicht vernunft- und moralfähigen. Wertungen dieser Art sind allerdings entschieden zurückzuweisen.[34] Aus ethischer Sicht sind demgegenüber aktual nicht vernunft- und moralfähige Personen sogar als in höherem Maße schutzwürdig einzustufen, da sie in höherem Maße vulnerabel und gefährdet sind. In der Konsequenz gilt für aktual vernunft- und moralfähige Personen, dass sie die allen Personen gemeinsamen Rechte besitzen, ihnen darüber hinaus aber auch Pflichten obliegen. Aktual *nicht* vernunft- und moralfähige Personen besitzen

---

32 Vgl. Birnbacher 2001, 314. Personen werde „ein bestimmter normativer Status genau deshalb zugeschrieben, *weil* sie bestimmte deskriptive Eigenschaften aufweisen, die Nicht-Personen nicht aufweisen" (Birnbacher 2001, 311). In der Konsequenz sind für Dieter Birnbacher menschliche Embryonen und Föten ebenso wenig Personen wie Menschen mit schwerer geistiger Behinderung oder schwerer Demenz. Der besonderen Bedürftigkeit der genannten Personengruppen versucht Birnbacher gleichwohl gerecht zu werden, indem er die Begründung elementarer Schutzrechte vom Personstatus abkoppelt und an die Voraussetzung der Empfindungsfähigkeit knüpft (vgl. Birnbacher 2001, 316f.). Für ähnliche Positionen bezüglich des Personstatus vgl. auch Gosepath 2004; Darwall 2009.

33 Vgl. Birnbacher 2001, 214; Gosepath 2004, 140f.

34 Vgl. Sturma 2001a, 13; Sturma 2008, 37f.; Sturma 2013b, 291, 295. Auch Axel Honneth fordert, dass „wir alle menschlichen Wesen als Person anerkennen müssen" (Honneth 2000, 190). Für eine konträre Position vgl. Darwall 2009, 126f. Vgl. hierzu auch Schaber 2010, 154f.

identische moralische Rechte, haben aber keine moralischen Pflichten. Die Unterscheidung zwischen aktual vernunft- und moralfähigen und aktual nicht vernunft- und moralfähigen Personen ermöglicht eine Bestimmung moralischen Subjektseins, die auf Eigenschaften und Fähigkeiten basiert und so losgelöst von dogmatischen Setzungen oder bloßer Spezieszugehörigkeit argumentiert. Die für die Auszeichnung als ‚aktual vernunft- und moralfähige Person' relevanten Eigenschaften und Fähigkeiten entstammen alle der besonderen Bewusstseinsform des Selbstbewusstseins, das für die Entwicklung von Rationalität und Moralität in einem Individuum eine notwendige Bedingung darstellt; sie sind nicht *notwendigerweise* an die menschliche Lebensform gekoppelt.[35] Die Ausweisung von Individuen anderer hochentwickelter Lebensformen, etwa Primaten oder Cetacea, als aktual vernunft- und moralfähige Personen ist somit nicht prinzipiell ausgeschlossen. Allerdings sind die Anforderungen, die an diese Zuschreibung geknüpft werden, umfangreich. Die für die Klassifikation einer Entität als aktual vernunft- und moralfähige Person relevanten Eigenschaften und Fähigkeiten werden oftmals auf sogenannten Merkmalslisten gebündelt aufgeführt und bieten einen groben Orientierungshorizont hinsichtlich der Vielgestaltigkeit, die personale Eigenschaften und Fähigkeiten *in concreto* annehmen können. Genannt werden u. a. Intelligenz, Emotivität, Intentionalität, Sprache, Handlungsfreiheit, Rationalität oder wechselseitige Anerkennung.[36] Auch wenn derartige Listen keine Vollständigkeit beanspruchen können, helfen sie, den zunächst abstrakt anmutenden Begriff ‚Person' handhabbarer zu machen und Personalität als Spezifikum der menschlichen Lebensform einordnen und verstehen zu können. Die Listen, die auch als Fähigkeitenkataloge bezeichnet werden, stimmen in vielen grundsätzlichen Bestimmungen überein, divergieren jedoch häufig hinsichtlich des darüber hinausgehenden Anforderungsmaßes, das von hoch bis niedrig reicht.[37] Sturma kritisiert, dass sich die vorherrschenden Listen oftmals durch kognitivistische Vorurteile und autonomistische Verengungen auszeichnen, die es zu überwinden gelte. Für ihn kann es keine halben Personen geben – man sei entweder ganz oder gar nicht Person. Gleichwohl gebe es werdende, vergehende und vergangene Personen:

> Personen müssen nicht zu jedem Zeitpunkt ihre Eignung im Raum der Gründe und Handlungen beweisen. Selbst als mögliche oder vergangene Person bleiben sie seiner Anerkennungskultur verbunden und werden nie zur großen Klasse der Nicht-Personen gerechnet.[38]

---

35 Vgl. Sturma 2001a, 18; Gosepath 2004, 135; Ladwig 2010, 56; Sturma 2013b, 294.
36 Vgl. Sturma 2001a, 19.
37 Vgl. für einen anspruchsvoll ausgestalteten Fähigkeitenkatalog etwa Birnbacher 2001, 312 f.
38 Sturma 2001a, 20.

Hinsichtlich des Zusammenhangs von Personsein und (moralischen) Anerkennungsverhältnissen wird die Bedeutsamkeit der Lebensform, diesmal der menschlichen, abermals thematisch. Während mit dem Begriff ‚Mensch' auf die angeborene biologische Natur Bezug genommen wird, verweisen die Bestimmungen des Personbegriffs auf die kulturelle Lebensform, zu der auch die für die menschliche Lebensform typische Anerkennungskultur zählt.[39] Versteht man, wie zuvor erläutert, ‚Mensch' als biologischen und ‚Person' als philosophisch-praktischen Begriff, so sind Kulturen der Anerkennung wesenhaft für die Lebensform des *Menschen*, werden jedoch durch *Personen* konstituiert.

Für alle Formen von Anerkennungsverhältnissen gilt, dass sie stets in eine Anerkennungskultur eingebettet sind, die von aktual vernunft- und moralfähigen Personen geschaffen wird. Kulturen der Anerkennung können in ihrer politischen, sozialen oder ethischen Dimension als wesentliche Äußerung der zweiten Natur[40] des Menschen aufgefasst werden und sind somit genuiner Ausdruck der menschlichen Lebensform: „Andere als Personen anzuerkennen, von anderen als Personen anerkannt zu werden und somit eine Person zu sein, ist [...] im gleichen Maße ontologisch wie ethisch grundlegend für unsere Lebensform."[41] Zudem ist die Lebensform ‚Mensch' die einzige uns bekannte, für die Ausgestaltungen einer Anerkennungskultur eigentümlich sind. Anerkennungsverhältnisse werden nicht nur *von* Personen konstituiert, sie sind auch maßgeblich *für* das menschliche Miteinander sowie das Personsein selbst.[42]

Moralische Anerkennung ist auch darüber hinaus entscheidend für die menschliche Lebensform, da sie epistemische und normative Orientierung in der Welt moralischer Subjekte integriert. Anerkennung ist eine Reaktion auf die Umwelt, die für aktual vernunft- und moralfähige Personen und ihre Lebensweise als Subjekte der Moral eigentümlich und adäquat ist.[43] Für das Verhältnis zwi-

---

39 Vgl. Wildt 1982, 261 ff.; Sturma 2001b, 341; Sturma 2001c, 173 – 183; Ikäheimo 2009, 328; Sturma 2013b, 294 f.

40 Das Konzept der zweiten Natur ist bereits bei Aristoteles angelegt (vgl. Aristoteles, EN II 1 1103 a) und wird etwa von John McDowell aufgegriffen und systematisiert (vgl. McDowell 2000, 125).

41 Ikäheimo 2009, 329. Vgl. auch Sturma 2001b, 345; Schaber 2009, 357; Sturma 2013b, 283, 295; Siep 2014, 12. Vgl. zum Begriff der Lebensform Kap. 8.

42 Vgl. Sturma 2013b, 291 ff. Zum Zusammenhang von Anerkennung und personalen Selbstverhältnissen vgl. Sturma 2008, 309, 343, 353 f. Zur fundamentalen Bedeutung wechselseitiger Anerkennung vgl. Brandom 1999, 169 – 182. Andreas Wildt zufolge hat bereits Johann Gottlieb Fichte dargelegt, dass sich Personen selbst erst innerhalb des Prozesses wechselseitiger Anerkennung konstituieren, indem sie „sich und andere als solche erkennen, ein Bewußtsein von Rechten und Pflichten entwickeln und ihre ‚Ichheit', ‚Selbstständigkeit' und ‚Individualität' herausbilden" (Wildt 1982, 267). Vgl. zu Fichtes Anerkennungskonzeption Kap. 11.

43 Vgl. Düsing 1986, 288; Sturma 2001b, 345; Ikäheimo 2002a, 450.

schen Personen bedeutet Anerkennung, dass sie einander auf eine spezifische, ihren moralischen Status affirmierende Weise erkennen.[44] Wie zuvor bereits ausgeführt, verbinden wir mit alltagssprachlichen Verwendungen des Anerkennungsbegriffs oftmals eine besondere Auszeichnung, die wir jemandem aufgrund seiner besonderen Leistung, seines außergewöhnlichen Engagements oder seiner wichtigen Bedeutung für uns zuteilwerden lassen. Diese Art der Anerkennung wird Individuen, Gruppen oder Institutionen aufgrund konkreter Handlungen oder Merkmale gezollt und kann je nach Kontext, Zeit oder anderen kontingenten Kriterien auch entfallen. Die grundlegende moralische Anerkennung aber gilt Personen als Personen, d. h. als Entitäten von besonderem moralischem Status. Moralische Anerkennung basiert nicht auf willkürlichen Parametern, sondern verweist auf einen universellen Geltungsanspruch, der geradezu die Voraussetzung für gesellschaftliches Miteinander im Allgemeinen und für alltagssprachliches, leistungsbasiertes Anerkennen im Besonderen darstellt. Bezüglich alltagssprachlicher Verwendungen merkt Laitinen zu Recht an, dass die Anerkennung von Personen Weiterführendes beinhalten kann als diese *nur* als Person anzusehen. Beispielsweise kann jemand als eine bestimmte Person, als Präsident der Vereinigten Staaten, als besonders liebenswürdige oder sogar geliebte Person oder wiederum als *persona non grata* anerkannt werden.[45] Sicherlich ist die Anerkennung eines Individuums aufgrund konkreter Parameter unter Umständen *informativer* als seine Auszeichnung als Person. Jedoch beinhaltet die Anerkennung einer Entität als Person etwas, das kaum fundamentaler und bedeutsamer sein könnte: die Affirmation ihres genuinen moralischen Status sowie ihre damit verbundenen grundlegenden Rechte und – hinsichtlich aktual vernunft- und moralfähigen Personen – grundlegenden Pflichten. Insofern erscheint Laitinens Formulierung, jemanden *nur* oder *bloß* als eine Person anzuerkennen, die Dimension der Bedeutsamkeit des Personstatus zu bagatellisieren. Jemanden als Person anzuerkennen ist für diesen und sein Umfeld von herausragender Bedeutung und impliziert ausgesprochen weitreichende Konsequenzen. Grundlegende moralische Anerkennung ist darauf angelegt, den genuinen moralischen Status einer Entität zu erfassen und adäquat zu berücksichtigen. Einen Menschen über seine grundlegende Existenz als Person hinaus, beispielsweise als geliebten Menschen anzuerkennen, stellt eine spezielle Form der Anerkennung dar, die jedoch für die Untersuchung basaler Strukturen moralischer Anerkennungsverhältnisse von weniger großer Bedeutsamkeit ist. Die grundlegendste Form moralischer Anerkennung ist die Anerkennung von Entität ‚y' als moralisch be-

44 Vgl. hierzu auch Dillon 2007, 115 f.; Schmetkamp 2012, 14.
45 Vgl. Laitinen 2009a, 319. Vgl. hierzu auch Darwall 1977, 37.

rücksichtigungswürdiges ‚z'. Jemanden als Person zu erkennen impliziert gleichsam ein Anerkennen seines moralisch absoluten Status der Menschenwürde.[46] Jemandes Anerkennen als geliebte Person ist eine weiterführende, partikular qualitative Auszeichnung, die einen subjektiven Maßstab beinhaltet, der beim Anerkennen von jemandem als Person nicht zum Tragen kommt. Bei der grundlegenden moralischen Anerkennung einer Entität *re*agiert ein gegebenes moralisches Subjekt gewissermaßen auf die wesenhaften Eigenschaften der Entität resp. ihren genuinen moralischen Status. Ob man gegenüber bestimmten Individuen ein Gefühl von Liebe entwickelt, hängt sehr stark von der eigenen Einstellung gegenüber dem und der eigenen Perspektive auf das jeweilige Individuum ab. Ob man aber jemanden als Person anerkennt, hängt kaum von subjektiven Empfindungen ab, sondern wird einem vielmehr von der moralischen Einsicht bezüglich des moralischen Status des Gegenübers als adäquate Reaktion abverlangt. Der moralische Status von Personen wird in diesem Sinne anerkannt und nicht zuerkannt.

Für aktual vernunft- und moralfähige Personen ist sowohl das Subjektsein als auch das Objektsein moralischer Anerkennung von großer Bedeutung. Wechselseitige Anerkennung ist bereits von den klassischen Anerkennungstheoretikern als epistemologisch und ontologisch vorrangige Relation für die Genese von Selbstbewusstsein sowie als Grundbedingung für Personalität eingeführt worden. Auch für zeitgenössische Autoren wie Honneth und Taylor oder jüngst Ikäheimo werden Subjekte erst durch Anerkennung zu Personen.[47] Immer wieder wird aus der Perspektive der politischen Philosophie und der Sozialphilosophie darauf hingewiesen, wie bedeutsam es für die praktischen Selbstbeziehungen von Personen ist, anerkannt zu werden. Anerkennung durch andere wirke sich positiv auf die Selbstachtung, das Selbstvertrauen und das Selbstwertgefühl aus, verwehrte Anerkennung führe hingegen zu Minderwertigkeitsgefühlen. Das Anerkanntwerden von anderen sei daher elementar für die eigene praktische Selbstbeziehung sowie die personale Identität. Laitinen fasst die für Personen seiner Meinung nach bedeutsamsten Facetten der Anerkennungsrelation – Reziprozität und adäquate Würdigung – wie folgt zusammen:

---

46 Vgl. hierzu auch Ladwig 2010, 65. Sowohl positiv empfundene Spezialformen der Anerkennung, wie die Liebe, als auch negativ empfundene, wie die Strafe, setzen allesamt grundlegende Anerkennung des moralischen Status voraus.

47 Vgl. Ikäheimo 2009, 328 f. Vgl. auch Siep 1979, 297; Honneth 1992; Ikäheimo 2002a; Sturma 2008, 313 f. Charles Taylor charakterisiert das Verlangen nach Anerkennung als menschliches Grundbedürfnis (vgl. Taylor 1992a, 13).

> Die eine dieser grundlegenden Ideen ist die der Gegenseitigkeit: Voraussetzung dafür, dass ich in einer Weise ‚Anerkennung erhalte', die Auswirkungen auf meine praktischen Selbstbeziehungen hat, ist, dass ich den Anerkennungsgeber als Anerkennungsgeber anerkenne. [...] Der andere Gedanke ist, dass Kämpfe um Anerkennung nicht bloß ein Ringen darum sind, als ‚Anerkennungsgeber' zu gelten (was die Mindestanforderung des Gegenseitigkeits-Gedanken ist), sondern darum, von anderen *adäquat* behandelt zu werden, in Hinsicht auf alle normativ und evaluativ relevanten Eigenschaften, die man besitzt.[48]

Der Gegenseitigkeitsgedanke verweist abermals auf den Umstand, dass aktual vernunft- und moralfähige Personen den konstitutiven Kern aller Anerkennungsverhältnisse bilden. Honneth zufolge bedarf es über grundlegende moralische Anerkennung hinausgehend jedoch weiterer spezifischer Anerkennungsmodi, die auf familiärer, gesellschaftlicher und staatlicher Ebene wirksam werden. Auf der Basis der traditionellen Anerkennungstheorien kann somit die Einsicht, dass jeder Mensch der Anerkennung durch andere bedarf, als anthropologische Konstante klassifiziert werden.[49]

Neben der epistemologisch-ontologischen und der politisch-sozialen Ebene ist Anerkennung insbesondere auch in ethischer Hinsicht von zentraler Bedeutung für die Ausgestaltung der menschlichen Lebensform und die Lebens*weise* von Personen innerhalb einer Gesellschaft. Einerseits gilt etwa der Grad, in welchem Personen einander anerkennen bzw. voneinander anerkannt werden, als klares Indiz für die Bewertung der entsprechenden Akteure und sozialen Strukturen als moralisch legitimiert bzw. ethisch vertretbar.[50] Gesellschaften, deren Anerkennungskultur sich durch Missachtung auszeichnet, gelten mindestens als moralisch nicht rechtfertigbar. Liegen schwere Formen von Missachtung wie Folter, Erniedrigung oder Diskriminierung vor, gilt eine Gesellschaft nicht nur als moralisch frag-, sondern verurteilungswürdig. Der Tatbestand der Diskriminierung ist beispielsweise dann erfüllt, wenn die Anerkennungsverweigerung auf kontingenten Eigenschaften beruht, wie dem Geschlecht, der Hautfarbe oder der sexuellen Orientierung. Eine aufgrund solch willkürlicher Parameter verweigerte Anerkennung wird von Personen als besondere Kränkung erfahren.[51] Die in moralischer Hinsicht grundlegend inadäquate Reaktion einer aktual vernunft- und moralfähigen Person auf eine andere Person ist deren Missachtung. Avischai Margalit zufolge muss bei der Missachtung von Personen zwischen zwei Weisen der Behandlung unterschieden werden: „We must distinguish between treating

---

48 Laitinen 2009a, 308.
49 Vgl. Schmetkamp 2012, 24.
50 Vgl. Ikäheimo 2009, 340, 348; Siep 2014, 12. Insofern versteht Heikki Ikäheimo Anerkennung als Kriterium für die ethische Güte einer Gesellschaft.
51 Vgl. Düwell 2011, 125; Sturma 2013b, 293.

humans *as if* they were objects and treating them *as* objects."[52] Behandelt eine Person ein Gegenüber *als ob* es ein Objekt wäre, so ist sie nicht der Überzeugung, dass das Gegenüber tatsächlich ein bloßes Objekt *ist*. In der Situation der Missachtung ist dem Handelnden stets klar, dass er eine *Person* missachtet. Personen können andere Personen gar nicht *als* bloße Objekte behandeln, denn sie erkennen andere Personen notwendig als solche. Fälle, in denen Personen andere Personen tatsächlich nicht als solche wahrnehmen, sind pathologische Fälle. Als prominente Illustration eines derartigen Syndroms wird oftmals Oliver Sacks' *The man who mistook his wife for a hat* angeführt.[53] Eine kognitiv normal entwickelte Person ist im Gegensatz zu diesem bedauernswerten Schicksal grundsätzlich dazu in der Lage, andere menschliche Lebewesen korrekt zu kategorisieren. Wie schon Fichte konstatiert auch Margalit, dass die Kategorisierung unmittelbar und ohne vorausgehende interpretative Anstrengung etwa bezüglich der Spezieszugehörigkeit des Gegenübers erfolgt. Insofern sei die Wahrnehmung eines Gegenübers als Person auch kein voluntativer Akt. Personen können sich nicht dazu entschließen, andere Personen als solche zu erkennen, sondern sind hierzu vielmehr genötigt.[54] Vor diesem Hintergrund werde deutlich, dass ein zurechnungsfähiger Akteur, der andere Personen missachtet, sie nicht *tatsächlich* für eine nicht-personale Entität hält, sondern sie vielmehr so behandelt, *als ob* sie eine solche wäre: „The important role of ceremonies or gestures of humiliation derives from the fact that humiliation involves acting toward persons ‚as if' – as if they were inanimate objects, as if they were tools, as if they were beasts."[55] Die Charakterisierung des Gegenübers als Person stellt geradezu die Voraussetzung für jede Form von Missachtung dar. Missachtet werden kann ein Wesen nur, wenn sein moralischer Status und das aus diesem hervorgehende Gebot der Achtung bekannt sind und absichtlich nicht beachtet werden.[56] Die Relation zwischen missachtendem Akteur und missachtetem Opfer erinnert an das von Hegel beschriebene Verhältnis zwischen Herr und Knecht. Der Herr will durch den Knecht als absolute Macht anerkannt werden und lehnt zugleich ab, den Sklaven als Anerkennenden anzuerkennen. Hierdurch wird die Missachtung des Knechts durch den Herrn zur eigenen Niederlage des Herrn.[57] Auch alle anderen Formen der Missachtung sind auf ähnliche Weise paradox, denn ‚Missachtung' setzt stets ‚Achtung' voraus. Nur

---

52 Margalit 1998, 91.
53 Vgl. Sacks 1998.
54 Vgl. Fichte, GdN 81, 85; Margalit 1998, 95, 99 sowie Kap. 11.
55 Margalit 1998, 108.
56 Vgl. Margalit 1998, 149: „If there is no concept of human dignity, then there is no concept of humiliation either."
57 Vgl. Margalit 1998, 109 f. sowie Kap. 11.

Entitäten, die auf eine bestimmte Weise zu achten sind, können auf eine bestimmte Weise missachtet werden. Die Form der Missachtung, die Personen betrifft, erfordert das Vorliegen von Selbstachtung sowie eines spezifischen Selbstbildes, das durch die Negation oder Verletzung einer anderen Person erst zur Missachtung wird. Bei physischer Folter bildet nach Honneth nicht der körperlich empfundene Schmerz an sich, sondern erst das diesen „begleitende Bewußtsein, im eigenen Selbstverständnis nicht anerkannt zu werden“[58] die Bedingung für eine moralische Verletzung. Auch der Betrug erhalte etwa erst durch die Missachtung des Selbstverhältnisses einer Person die spezifische Qualität eines moralischen Unrechts. Demütigungen, Erniedrigungen und Folter sind Fälle, in denen der Missachtende notwendig um die Selbstachtung und das Selbstbild des Missachteten wissen muss, um ihm die geschuldete Achtung überhaupt verwehren zu können. Grausame Beispiele der Folter aus Guantanamo belegen, inwiefern Folterer sich gerade das Wissen um die personalen Eigenschaften ihrer Opfer, wie deren religiöse Gefühle, ihre Selbstachtung sowie ihr Selbstbild, gezielt zunutze machen, um sie zu demütigen. So wäre es beispielsweise für einen Muslim noch demütigender, ihn zum Verzehr von Schweinefleisch zu zwingen, als für einen (nicht-vegetarischen) Christen. Die Täter sind sich stets bewusst, dass ihre Folter von der gefolterten Person selbst als Erniedrigung erfahren wird und darüber hinaus auch von der sozialen Gemeinschaft, aus welcher das Opfer stammt, als qualvoll und beschämend empfunden wird. Nach Ansicht Margalits ist die Haltung der Selbstachtung, die eine Person gegenüber sich selbst einnimmt, nicht nur von ihr selbst abhängig, sondern durchaus auch von der Haltung Dritter ihr gegenüber beeinflussbar. Selbstachtung setze andere respektvolle Mitmenschen sogar implizit voraus.[59] In dieser Hinsicht sei eine öffentlich durchgeführte Demütigung oder Erniedrigung, die keinen Widerstand weckt, in potenzierter Weise demütigend bzw. erniedrigend.

Auch wenn Subjekte der Moral andere Personen in ihrem Personsein nicht verkennen können, sind sie in ihrer Reaktion dennoch frei und können eine adäquate Reaktion auf ihr Gegenüber verweigern.[60] Da ist es nur ein schwacher Trost, dass aktual vernunft- und moralfähige Personen durch ihre Verweigerung einer adäquaten Reaktion auf ihr Gegenüber den moralischen Status des Gegenübers nicht aufheben, sondern ‚lediglich‘ – als negative Form der Anerkennung – missachten können.[61] Ein moralisches Subjekt, dessen kognitives Vermögen nicht stark beeinträchtigt ist, kann nicht anders, als auf ein anderes moralisches

58 Honneth 2000, 180. Vgl. auch Honneth 2000, 184f.
59 Vgl. Margalit 1998, 126; Sturma 2008, 306ff.; Sturma 2013b, 293.
60 Vgl. Ameriks 2004, 111.
61 Vgl. hierzu Honneth/Margalit 2001, 133; Rehbock 2005, 303.

Subjekt, insofern es dieses als ein solches identifiziert hat, anerkennend zu reagieren. Seine Anerkennung kann jedoch positiv oder negativ, adäquat oder inadäquat ausfallen. Laitinen stellt wechselseitige Anerkennung und Missachtung pointiert gegenüber:

> Es stellt einen paradigmatischen Fall wechselseitiger Anerkennung dar [...], wenn zwei Personen sich gegenseitig als Personen betrachten und adäquat auf die normative Bedeutung beziehungsweise den normativen Status reagieren, die/den der andere allein in seiner Eigenschaft als Person hat. Entsprechend stellt es einen besonders schwerwiegenden Fall von Missachtung dar, wenn jemand zwar als Person identifiziert wird (als Träger aller deskriptiven Eigenschaften, die eine Person ausmachen), zugleich jedoch explizit geleugnet wird, dass diese Person den normativen Status einer Person hat.[62]

Terminologisch können ‚adäquate' bzw. ‚positive Anerkennung' mit ‚Achtung' und ‚inadäquate' bzw. ‚negative Anerkennung' mit ‚Missachtung' gleichgesetzt werden.[63] Auch Honneth stellt der positiven und moralisch erstrebenswerten Anerkennung die negative und moralisch verletzende Missachtung gegenüber und konstatiert, es seien „dieselben Stufen des praktischen Selbstverhältnisses, die durch Praktiken der Mißachtung verletzt werden können, während sie durch entsprechende Formen der Anerkennung gerade konstituiert werden sollen"[64]. Positive moralische Anerkennung impliziert gemäß Kantischem Verständnis, dass wir den anderen nicht instrumentalisieren oder erniedrigen dürfen. Wenn jemand etwa so behandelt würde, als hätte er selbst keine Autorität über essentielle Aspekte seines Lebens, würde er radikal missachtet.[65]

Nachdem moralische Anerkennung als Kombination aus korrekter Identifikation eines Gegenübers als moralisch berücksichtigungswürdiges Wesen und adäquater Reaktion auf den normativen Status desselben definiert werden konnte, verbleibt noch die Frage zu klären, wer oder was auf der linken bzw. rechten Seite

---

62 Laitinen 2009a, 318. Auch Stanley Cavell ist der Ansicht, dass sich Anerkennung nicht ausschließlich in wohlwollenden und liebevollen Reaktionen äußert, sondern auch negative oder sogar indifferente Reaktionen umfasst, die Formen intersubjektiver Anerkennung darstellen (vgl. Cavell 2002, 70).

63 Vgl. hierzu auch Gosepath 2004; Laitinen 2009a, 305; Quadflieg/Salaverría/Hetzel 2011, 9. Vorliegend meint Anerkennung immer adäquate Anerkennung. Sofern auf Missachtung als inadäquate Form der Anerkennung Bezug genommen wird, geschieht dies ausdrücklich.

64 Honneth 2000, 186.

65 Vgl. Schaber 2009, 356. Vgl. hierzu auch Sturma 2013b, 282. „Das Instrumentalisierungsverbot schützt die Autonomie von Personen" (Sturma 2004, 176) und kann in seiner Kantischen Lesart nicht auf nicht-humane Lebewesen übertragen werden. Dieter Sturma ist indes bemüht, das begründungstheoretische Potential des Instrumentalisierungsverbots auch für naturethische Kontexte fruchtbar zu machen (vgl. Sturma 2013a, 148).

der Anerkennungsrelation zu stehen vermag. Zunächst soll also beleuchtet werden, wer als Subjekt moralischer Anerkennung gelten kann. Vor dem Hintergrund der erkenntnistheoretischen Prämissen des epistemischen Anthropozentrismus gilt die Eingrenzung potentiell Anerkennender auf *aktual* vernunft- und moralfähige Personen allgemein als unstrittig. Politische und sozialphilosophische Anerkennungstheorien nehmen allerdings häufig nicht nur Einzelpersonen als anerkennende Entitäten in den Blick, sondern betrachten darüber hinaus auch Gruppen, Institutionen und Staaten als Anerkennungsgeber. Doch auch wenn sich die in dieser erweiterten Perspektive betrachteten Anerkennungsverhältnisse strukturell unterscheiden, gründen sie letztlich selbst wieder in einem Zusammenschluss aktual vernunft- und moralfähiger Einzelpersonen. Fast ausnahmslos stimmen Anerkennungstheoretiker darin überein, dass aktual vernunft- und moralfähige Personen die einzig denkbaren *Subjekte* moralischer Anerkennung sind.[66]

Wer oder was als *Objekt* moralischer Anerkennung in Betracht kommt, wird demgegenüber zur Streitfrage. Laitinen zählt Kunstwerke, Maschinen und Landschaften zu möglichen Objekten von Anerkennung. Sein Verständnis moralischer Anerkennung, die er in die Begrifflichkeit ‚adäquate Würdigung' übersetzt, ist damit sehr weit gefasst. Für ihn entspricht eine adäquate Würdigung einer angemessenen Reaktion auf ethisch-normative und/oder evaluativ-normative Eigenschaften einer Entität. Dass Laitinen neben den ethisch-normativen auch evaluativ-normative Eigenschaften als solche ausweist, die Reaktionen adäquater Würdigung hervorrufen, macht seinen Ansatz für eine aussagekräftige Analyse moralischer Anerkennungsverhältnisse unbrauchbar. Letztlich bestehen für Laitinen aufgrund beliebiger Eigenschaften Anerkennungsverhältnisse gegenüber beliebigen Entitäten, sodass das Ergebnis eine beliebige bzw. gehaltlose Anerkennungstheorie ist. Nach Laitinen kann man Personen, Tiere, Institutionen, Kunstwerke und Landschaften anerkennen, da alle diese Entitäten ethisch- und/oder evaluativ-normativ relevante Eigenschaften aufweisen, die angemessen gewürdigt werden können.[67] Somit also auch Messer, Stühle, die römisch-katholische Kirche, die Mona Lisa, die Lüneburger Heide – letztlich alles, was existiert und in irgendeinem Sinne bedeutungsvoll für einen Anerkennungsgeber ist. Sind jedoch die adäquate Würdigung einer Person und eines Kunstwerks begrifflich synonym, ist der Begriff der adäquaten Würdigung leer. Laitinens Formulierung, dass es sich „bei *beliebigen* normativ geforderten oder bedingten Reaktionen auf

66 Indem er Tiere als potentielle Anerkennungsgeber nicht ausschließt, weicht Arto Laitinen von der vorherrschenden Sichtweise innerhalb des Diskurses ab (vgl. Laitinen 2009a, 322).
67 Vgl. Laitinen 2009a, 306, 309, 322. Für eine Kritik an Laitinens Anerkennungsverständnis vgl. auch Brennan/Pettit 2006, 20.

beliebige normativ relevante Eigenschaften jeder beliebigen Wesenheit um Anerkennung handeln"[68] kann, wäre nur dann überzeugend, wenn *normativ relevante Eigenschaften* als ethisch-normativ relevante Eigenschaften spezifiziert würden. Denn die Ausweitung potentiell anerkennungsrelevanter Entitäten, weg von der Verengung auf Personen hin zu allen Wesen, die ethisch-normativ relevante Eigenschaften aufweisen, ist ein maßgeblicher und erforderlicher Schritt für eine zeitgenössische Theorie moralischer Anerkennung. Die in moralischen Anerkennungsverhältnissen enthaltene ethisch-normative Komponente kann sich jedoch nicht auf Kunstwerke, Maschinen oder Landschaften beziehen, sondern nur auf Entitäten, die Eigenschaften von ethisch-normativer Relevanz aufweisen. Wie bereits in Kapitel 8 erarbeitet wurde, entspricht die Klasse der Entitäten mit ethisch-normativ relevanten Eigenschaften und Fähigkeiten der Klasse der Lebewesen. Alle und ausschließlich Lebewesen gehören einer Lebensform an, für die eine naturgemäße Zuträglichkeit bestimmbar ist, die auf das je eigene Gut ihrer Exemplare verweist. Aktual vernunft- und moralfähige Personen können und sollen daher alle Lebewesen moralisch anerkennen oder, um Laitinens Worte aufzugreifen, adäquat würdigen. Moralische Anerkennungsverhältnisse, die aktual vernunft- und moralfähige Personen zu ihrem Subjekt sowie *alle* Lebewesen zu ihrem Objekt haben, können sinnvoll und systematisch ausgestaltet werden. Wenn demgegenüber wie bei Laitinen auch Tiere als Anerkennungssubjekte und materielle Dinge, ob natürlich oder künstlich, als Anerkennungsobjekte identifiziert werden, führt der ausufernde Extensionsbereich nicht zu einer reichhaltigen Bedeutung des Anerkennungsbegriffs, sondern zu dessen Bedeutungslosigkeit. Nicht zuletzt können die in ethischer Hinsicht äußerst virulenten und beunruhigenden Fälle der Anerkennungsverweigerung aus Laitinens Perspektive nicht eingeholt werden.

In der Tradition sind aktual vernunft- und moralfähige Personen nicht nur alleinig potentiell Anerkennende, sondern zumeist auch alleinig potentiell Anerkannte.[69] Trotz zahlreicher Zurückweisungen derartiger Ansätze, die ausschließlich aktual vernunft- und moralfähige Personen als Objekte moralischer Anerkennung in Betracht ziehen, haben sie Bestand, obwohl sie in direktem Widerspruch zur gelebten und empirisch nachvollziehbaren Kultur der Anerkennung stehen. Sowohl Theoriestücke, die aktual *nicht* vernunft- und moralfähige Personen als Anerkennungsobjekte ausweisen, als auch Beispiele aus der Praxis, in denen aktual *nicht* vernunft- und moralfähige Personen als Objekte oder Empfänger von Anerkennung berücksichtigt werden, sind insbesondere im

---

68 Laitinen 2009a, 308.
69 Vgl. Düwell 2011, 132.

Kontext der angewandten Ethik omnipräsent. Der zeitgenössische Ansatz Ikäheimos knüpft bezüglich der Frage nach potentiellen Subjekten und Objekten von Anerkennung, die er als *Geber* und *Nehmer* von Anerkennung bezeichnet, dennoch an traditionelle Anerkennungskonzeptionen – wie sie u.a. innerhalb der Theorien von Hobbes, Kant, Hegel oder Rawls entwickelt wurden – an.[70] Die genannten Autoren erachten das Moment der strukturellen Gegenseitigkeit als grundlegend für *jede* Art von Anerkennungsverhältnis. Auch für Ikäheimo basiert das besondere Verhältnis der Anerkennung auf einer Beziehung von zwei Personen, die sich – in Hegelscher Manier – gegenseitig als sich anerkennend anerkennen. Nur wenn ich den anderen als *mich anerkennend* anerkenne, kann ich ihn überhaupt anerkennen und gilt sein Tun als Anerkennen. Für Ikäheimo ist Anerkennung eine komplementäre Haltung, die nur durch den Akt der Gegenseitigkeit realisiert werden kann.[71] Vor diesem Hintergrund sind die möglichen Protagonisten von Anerkennungsverhältnissen gleichsam festgelegt, denn nur *aktual* vernunft- und moralfähige Personen können zugleich Subjekt und Objekt von Anerkennung sein. Eine derartige Konzeption von Anerkennungsverhältnissen entspringt einem sehr engen Verständnis von Anerkennung, das den Extensionsbereich potentieller Anerkennungs*nehmer* mit jenem potentieller Anerkennungs*geber* identifiziert.[72] Dass Anerkennung nur von solchen Entitäten ausgehen kann, die vernunft- und moralfähig sind, wurde bereits als überzeugende und unstrittige These bestätigt, dass aber Objekte von Anerkennung mit denselben Fähigkeiten ausgestattet sein müssen, um überhaupt anerkannt werden zu können, ist eine nicht nachvollziehbare Restriktion, die nicht zwischen Anerkennungsgeber und Anerkennungsnehmer unterscheidet, sondern an beide Seiten der Anerkennungsrelation identisch hohe Anforderungen stellt. Diese Konzeption enthält implizit die Annahme, dass Anerkennung stets einen aktiven Prozess beider Seiten erfordert und es kein passives Anerkanntwerden geben kann. Die Gleichsetzung von Anerkennungssubjekt und Anerkennungsobjekt bezüglich der für das Anerkennungsverhältnis erforderlichen Eigenschaften und Fähigkeiten ist gerade im Bereich der angewandten Ethik unplausibel und führt zu gravierenden moralischen Problemen.[73] Denn wenn nurmehr aktual vernunft- und moralfähige Personen als Objekte von Anerkennung gelten dürfen, fallen sehr viele Personen, die selbst nicht die Fähigkeit anerkennen zu können besitzen und nicht zuletzt aufgrund dessen eine besondere Vulnerabilität aufweisen, aus dem Adressaten-

70 Vgl. Ikäheimo 2002a, 2002b, 2007a, 2007b, 2009. Vgl. hierzu auch Hobbes, LEV; Rawls 1999 sowie Kap. 10 und 11.
71 Vgl. Ikäheimo 2002a, 450 ff. sowie Kap. 11.
72 Vgl. Laitinen 2009a, 302, 322.
73 Vgl. Nussbaum 2010, 195.

kreis moralischer Anerkennung heraus. Dabei sind gerade aktual *nicht* vernunft- und moralfähige Personen wie Neugeborene, komatöse Patienten oder Menschen mit schwerer geistiger Behinderung in besonderer Weise der Anerkennung durch aktual vernunft- und moralfähige Personen bedürftig. Eine Anerkennungstheorie, die hochgradig verletzliche und von den Handlungen Dritter abhängige Personen aus Anerkennungsverhältnissen ausschließt, kann in ethischer Hinsicht jedenfalls nicht überzeugen. Laitinen weist Ikäheimos Anerkennungsmodell aus ähnlichen Gründen zurück und zieht seinerseits auch diejenigen Personen als Anerkennungsobjekte in Betracht, die die Anforderungen an ein anerkennendes Subjektsein nicht erfüllen. So begreift er den von Ikäheimo hervorgehobenen Aspekt der Gegenseitigkeit nicht als Ausschlusskriterium, sondern lässt auch nicht-wechselseitige Anerkennungsverhältnisse zu. Allerdings markiert die Gegenseitigkeit für ihn eine gewisse Grenze innerhalb möglicher Anerkennungsverhältnisse. So existieren seiner Meinung nach zwei Typen von Anerkennung: die eingeschränkte und die uneingeschränkte Variante. Gegenseitigkeit stellt für ihn das maßgebliche Kriterium des engen bzw. eingeschränkten Verständnisses von Anerkennung dar. Dieses basiere auf der strukturellen Relation der Gegenseitigkeit zwischen Personen; das uneingeschränkte Verständnis hingegen auf der zuvor bereits explizierten Idee einer adäquaten Würdigung von Wesen mit ethisch-normativ und/oder evaluativ-normativ relevanten Eigenschaften. Aktual vernunft- und moralfähige Personen können als Anerkennungsgeber zugleich nach dem engen und dem uneingeschränkten Verständnis anerkannt werden. Sie können in einer Relation struktureller Gegenseitigkeit stehen und darüber hinaus eine adäquate Würdigung ihrer normativ relevanten Eigenschaften erfahren. Im Gegensatz aber zu Ikäheimos eingeschränkter Sichtweise bezieht Laitinens sogenannte normativistische Sichtweise auch aktual *nicht* vernunft- und moralfähige Personen in moralische Anerkennungsverhältnisse mit ein. Auch wenn diese selbst nicht in der Lage seien ‚Anerkennung zu erhalten', so können sie doch ‚anerkannt werden'.[74] Laitinen fasst seine Differenzierung zwischen zwei möglichen Typen von Anerkennung wie folgt zusammen:

> Der Gegenseitigkeits-Gedanke führt zwangsläufig zu einem engen Begriff von Anerkennung (nur Anerkennungsgeber können Anerkennung erfahren; Anerkennung findet nur dann statt, wenn gegenseitige Anerkennung stattfindet). Der Gedanke der adäquaten Würdigung legt hingegen eine uneingeschränkte Sichtweise nahe (auch Wesenheiten, die keine Anerkennungsgeber sind, können angemessen behandelt werden; einseitige adäquate Würdigung ist begrifflich möglich).[75]

74 Vgl. Laitinen 2009a, 321.
75 Laitinen 2009a, 302.

Laitinens Aufspaltung in ‚Anerkennung erhalten' und ‚anerkannt werden' trägt allerdings nicht zur Lösung eines vermeintlichen Problems bei, sondern stiftet höchstens weitere begriffliche Unklarheit. Einige Anerkennungsobjekte *erhalten* Anerkennung, andere werden *bloß anerkannt*; dies wirft die Frage auf, ob folglich, wer Anerkennung erhält, dem Wortsinn nach nicht anerkannt wird. Doch auch wenn dieser Differenzierungsversuch misslingt, ist Laitinen zuzustimmen, dass Objekte moralischer Anerkennung nicht zugleich Subjekte derselben sein müssen. Allein die Kultur gelebter moralischer Anerkennungsverhältnisse offenbart, dass alle Personen unabhängig von ihrer aktualen Vernunft- und Moralfähigkeit Objekte moralischer Anerkennung sind. Die Reduktion der Zuschreibung ethisch-normativ relevanter Eigenschaften und Fähigkeiten auf die ausschließlich aktual Vernunft- und Moralfähigen ist unangemessen. Allerdings vertritt Laitinen nicht nur die These, dass innerhalb einer uneingeschränkten Variante von Anerkennung als adäquater Würdigung auch einseitige Anerkennungsverhältnisse möglich sind, sondern darüber hinaus, dass nicht nur Personen, sondern auch andere Entitäten als Träger normativ relevanter Eigenschaften klassifiziert werden können. Hinsichtlich *evaluativ*-normativer Eigenschaften ist dieser Gedankengang natürlich trivial, da unzählige Gegenstände benannt werden können, die Eigenschaften in diesem Sinne aufweisen – paradigmatisch ist hierfür das scharfkantige Messer, welches gut schneidet. Schwieriger gestaltet sich die Sachlage jedoch bezüglich *ethisch*-normativer Eigenschaften. Materiellen Gegenständen können solche Eigenschaften nicht zugeschrieben werden: Ob das Messer gut oder schlecht schneidet, ist in ethischer Hinsicht vollkommen indifferent. Wie in Kapitel 8 dargelegt, können und müssen jedoch *allen* Lebewesen vor dem Hintergrund ihrer Lebensform ethisch-normativ relevante Eigenschaften und Fähigkeiten zugeschrieben werden. Einige ihrer Eigenschaften und Fähigkeiten liefern dem moralischen Subjekt Gründe, sie als moralisch relevante Entitäten mit genuinem normativen Status anzuerkennen. Ähnliches äußert Laitinen bezüglich jeglicher normativ relevanter Eigenschaften:

> Diese Eigenschaften erzeugen Gründe dafür, auf bestimmte Arten zu reagieren – die Eigenschaften fordern zu bestimmten Reaktionen auf oder bedingen diese. Die vernunftgeleiteten ‚Reaktionen', um die es hier geht, können von verschiedenster Art sein: Es gibt eine *Pluralität der Arten von Reaktionen*, die normativ verlangt werden.[76]

Laitinen beschreibt hier das Zustandekommen von Anerkennungsrelationen vollkommen richtig, bezieht es allerdings nicht auf ethisch-normative, sondern auf beliebige evaluativ-normative Anerkennung, sodass jedwede Reaktion auf

---

76 Laitinen 2009a, 306.

jegliche normativ relevante Eigenschaft einen Fall von Anerkennung exemplifizieren kann. So gebe es eine Vielzahl normativ relevanter Eigenschaften, die zu adäquaten Reaktionen auffordern und eine Vielzahl adäquater Reaktionen auf diese Eigenschaften. Zu unterscheiden seien hier lediglich die zwei bereits zuvor erläuterten Arten von Anerkennung: erstens, *anerkennen* und *anerkannt werden* als ‚uneingeschränkte normativistische Sicht' und zweitens, *Geben* und *Erhalten von Anerkennung* als ‚eingeschränktere Sicht'.[77] Die uneingeschränkt normativistische Perspektive umfasse dabei nicht nur Personen, sondern alle Entitäten mit evaluativ-normativen Merkmalen und deren bloße Anerkennung. Das enge Verständnis gegenseitiger Anerkennung bleibe demgegenüber auf aktual vernunft- und moralfähige Personen beschränkt, die allein zu einer aktiven Realisierung der Anerkennungsrelation, die im Geben und Erhalten von Anerkennung bestehe, in der Lage seien. Vor diesem Hintergrund kann Anerkennung nach Laitinen sowohl

> das durch Wechselseitigkeit bestimmte Phänomen des erfolgreichen Gebens und Empfangens von Anerkennung (und verwandte Phänomene wie Kämpfe um Anerkennung) bezeichnen oder aber das umfassendere benachbarte Phänomen, von dem ich hier als ‚anerkennen' und ‚anerkannt werden' spreche (und verwandte Phänomene, wie zum Beispiel Kämpfe für die gesellschaftliche Anerkennung des Werts unberührter Natur)[78].

Obwohl Laitinen zugleich ein enges Verständnis von Anerkennung als spezifische Reaktion aktual vernunft- und moralfähiger Personen (Anerkennungsgeber) auf spezifische Eigenschaften aktual vernunft- und moralfähiger Personen (Anerkennungsnehmer) sowie eine uneingeschränkte Konzeption von Anerkennung als allgemein angemessene Reaktion (anerkennen) auf allgemein normativ relevante Fähigkeiten (anerkannt werden) annimmt, konstituiert der Gegenseitigkeitsgedanke für ihn nur eine Unterklasse von Anerkennungsverhältnissen, deren volles Bedeutungsspektrum eher aus der uneingeschränkt normativistischen Perspektive eingeholt werden kann.[79] Im Ergebnis können aber weder der Ausweg über die Differenzierung zwischen *anerkennen* und *anerkannt werden* bzw. *Geben* und *Erhalten von Anerkennung* noch die ausufernde Erweiterung des Extensionsbereichs moralischer Anerkennungsobjekte überzeugen.

Durch die Betrachtung zeitgenössischer Ansätze zum moralischen Anerkennungsbegriff, insbesondere der Ausführungen Laitinens und Ikäheimos, konnten verschiedene Perspektiven hinsichtlich möglicher Subjekte und Objekte morali-

77 Vgl. Laitinen 2009a, 313.
78 Laitinen 2009a, 314.
79 Vgl. Laitinen 2009a, 302.

scher Anerkennungsverhältnisse aufgezeigt werden. Da keiner der vorgestellten Ansätze bezüglich der Frage, welche Reaktionen auf welche Eigenschaften als Anerkennung aufzufassen sind, vollends überzeugen konnte, soll nun ein eigener Lösungsvorschlag unterbreitet werden.

13. Dimensionen moralischer Anerkennungsverhältnisse

Es gilt, eine Theorie moralischer Anerkennungsverhältnisse zu entwickeln, innerhalb derer einzig aktual vernunft- und moralfähige Personen als Subjekte moralischer Anerkennung operieren können, als Objekte moralischer Anerkennung hingegen nicht nur alle Personen, sondern auch alle anderen Lebewesen grundsätzlich berücksichtigt werden müssen. Zu zeigen ist, wie die verschiedenen Anerkennungsrelationen, die sich aus der Andersartigkeit der möglichen Objekte moralischer Anerkennung ergeben, systematisiert werden können. Im Folgenden werden drei mögliche Formen moralischer Anerkennungsverhältnisse grundgelegt: 1. symmetrisch/reziproke, 2. symmetrisch/nicht-reziproke und 3. asymmetrisch/nicht-reziproke.

Moralische Verhältnisse sind in ihrem Kern stets *Anerkennungs*verhältnisse. Die Grundstruktur eines moralischen Anerkennungsverhältnisses hat die Form ‚Person x anerkennt Entität y (als moralisch relevantes z)'. Die anerkennende Position kann dabei nur durch eine Person von aktualer Vernunft- und Moralfähigkeit eingenommen werden. Bei der anerkannten Entität kann es sich entweder um die anerkennende Person selbst und somit ein moralisches Selbstverhältnis, um eine andere aktual vernunft- und moralfähige Person, um eine aktual *nicht* vernunft- und moralfähige Person oder um nicht-humane Lebewesen handeln. Gemäß ihrer spezifischen *Lebensform* und den damit korrelierten Eigenschaften und Fähigkeiten wird die anerkannte Entität entweder als moralisches Subjekt oder moralisches Objekt qualifiziert. Für eine nähere Ausdifferenzierung moralischer Anerkennungsverhältnisse sind die Begriffe der Symmetrie und Reziprozität, die im Rahmen der anerkennungstheoretischen Diskurse gebräuchlich sind, dort jedoch zumeist synonym verwendet werden,[80] einer differenzierten semantischen Bestimmung zuzuführen, um der Komplexität bestehender moralischer Anerkennungsverhältnisse gerecht zu werden:

1. *Symmetrie:* Der moralische Status von anerkennendem Subjekt und anerkanntem Objekt ist gleich. Dem Anerkennenden und dem Anerkannten kommt der absolute moralische Status der Menschenwürde zu.
2. *Asymmetrie:* Der moralische Status von anerkennendem Subjekt und anerkanntem Objekt ist ungleich. Dem Anerkennenden kommt der absolute mo-

80 Eine undifferenzierte Verwendungsweise findet sich etwa bei Honneth 2000, Gosepath 2004, Rehbock 2005 oder Siep 2014.

ralische Status der Menschenwürde zu, das Anerkannte ist von bloß wägbarer moralischer Berücksichtigungswürdigkeit.

3. *Reziprozität:* Das Anerkennungsverhältnis wird wechselseitig realisiert.
4. *Nicht-Reziprozität:* Das Anerkennungsverhältnis wird einseitig realisiert.

Demnach unterscheiden sich moralische Anerkennungsverhältnisse mit Blick auf den substantiellen moralischen Status ihrer Adressaten (Symmetrie/Asymmetrie) sowie bezüglich der prozeduralen Realisierung des moralischen Verhältnisses (Reziprozität/Nicht-Reziprozität). Die nachfolgende Matrix verbindet sich mit dem Anspruch, basale moralische Anerkennungsverhältnisse vollumfänglich abzubilden:[81]

	reziprok	nicht-reziprok
symmetrisch	*avm** Person / *avm* Person	*avm* Person / *anvm*** Person
asymmetrisch		*avm* Person / nicht-humane Lebewesen

* aktual vernunft- und moralfähige Person
** aktual nicht vernunft- und moralfähige Person

13.1 Symmetrisch/reziproke Anerkennungsverhältnisse

Zu Anfang sind die in historischer Perspektive klassischen moralischen Anerkennungsverhältnisse zu nennen, die eine symmetrische und reziproke Struktur aufweisen und von aktual vernunft- und moralfähigen Personen realisiert werden. Symmetrisch/reziproke Anerkennungsverhältnisse bilden die traditionelle Konzeption moralischer Anerkennungsverhältnisse ab, für die zwischen zwei oder mehreren aktual vernunft- und moralfähigen Personen prinzipiell immer ein gleichrangiges und wechselseitiges Anerkennungsverhältnis besteht. Innerhalb des Hobbesschen Kontraktualismus, für die Kantische Ethik, innerhalb der Rawlsschen Vertragstheorie, gemäß Tugendhats Moralauffassung, für die diskursethische Position Habermas' und zahlreiche andere klassische Positionen ist das Moment struktureller Gleichheit (Symmetrie) bei einer wechselseitigen Achtung autonomer Personen füreinander (Reziprozität) konstitutiv für moralische Verhältnisse. Teilweise werden Reziprozität und Symmetrie sogar als unverzichtbare Grundlage für *jede* Form von Moralbegründung angesehen: So bildet etwa für

81 Die nachfolgende Darstellung ist entnommen aus Pinsdorf 2013, 499.

Tugendhat die wechselseitige Anerkennung des gleichen Werts von Personen die Basis einer jeden Moral und werden Rawls zufolge die Gerechtigkeitsgrundsätze einer Gesellschaft ausschließlich von freien, gleichen und selbstbestimmten Personen formuliert und realisiert.[82]

Der Raum des Moralischen gründet auf symmetrisch/reziproken Anerkennungsverhältnissen, welche für die Manifestation gegenseitiger Rechte und Pflichten die Voraussetzung bilden. Insofern die Akteure symmetrisch/reziproker Anerkennungsverhältnisse einen substantiell symmetrischen moralischen Status sowie die Fähigkeit zur reziproken Realisierung moralischer Anerkennung, d.h. zur faktischen Berücksichtigung der jeweils anderen, besitzen, stellen sie gemäß zahlreichen klassischen Theorien der Ethik ein ideales moralisches Verhältnis dar. Erst vor dem Hintergrund sich moralisch verpflichtender und sich gegenseitig auch die eigene Freiheit einschränkende Rechte einräumender aktual vernunft- und moralfähiger Personen ist die Verankerung fundamentaler Ansprüche auf rechtlicher Ebene möglich.[83] Dies ist etwa mit Blick auf den Schutz der Menschenwürde der Fall, der sich nicht zuletzt in der Allgemeinen Erklärung der Menschenrechte niederschlägt. Faktische Asymmetrien zwischen Personen, die beispielsweise machtpolitischen Ungleichheiten erwachsen, vermögen die substantielle Symmetrie zwischen Personen niemals aufzuheben; der absolute moralische Status der Menschenwürde bleibt immer bestehen. Die reziproke Realisierung moralischer Anerkennung kann durch faktische Asymmetrien allerdings maßgeblich erschwert werden. Vollständig verunmöglicht wird sie jedoch nicht, solange den beteiligten Personen ihre genuine Vernunft- und Moralfähigkeit erhalten bleibt. Wie zuvor bereits dargestellt, ist Missachtung ein, wenn auch negativer, Anerkennungsmodus. Daher liegt selbst in der Situation der Folter eine wechselseitige Anerkennung in negativer Form vor. Der Folternde erkennt sein Gegenüber notwendig als Person und missachtet es wissentlich, zugleich weiß der Gefolterte wiederum selbst um diesen Umstand.

Anerkennungsverhältnisse bestehen nicht nur *inter*personal, sondern ebenso *intra*personal. Auch wenn ein raumzeitlich verschiedenes Gegenüber fehlt, kann ein der Selbstreflexion fähiges Wesen die grundlegende Struktur eines Anerkennungsverhältnisses (‚x anerkennt y (als z)') allein realisieren. Im Prinzip finden grundlegende interpersonale sowie intrapersonale Anerkennungsprozesse stets zeitgleich statt. Wie Hegel in seiner Analyse der Beziehung zwischen Herr und

82 Vgl. Tugendhat 1993, 306f.; Rawls 2005. Vgl. hierzu auch Sturma 2001b, 341ff.; Gutmann 2010, 12. Tugendhat beschreibt später zwei Arten moralischer Reziprozität, „die formale der moralischen Gefühle und die inhaltliche der verschiedenen Normen der wechselseitigen Rücksichtnahme" (Tugendhat 1997, 104).
83 Vgl. hierzu auch Fichte 1796; Strawson 1985; Rawls 1999.

Knecht schon gezeigt hat, kann ich selbst nur von einem Gegenüber anerkannt werden, das ich anerkenne und welches sich zugleich selbst als Person anerkennt und *vice versa*. Vernunft- und moralfähige Personen erkennen somit nicht nur andere moralisch berücksichtigungswürdige Wesen in ihrem moralischen Status an, sondern auch sich selbst. Oftmals wird intrapersonale Anerkennung mit Selbstachtung gleichgesetzt.

Die Reduktion des moralischen Raums auf zwischenmenschliche Beziehungen, die sich durch ein reziprokes Verhältnis auszeichnen, ist mannigfach kritisiert worden.[84] Grundsätzlich gilt bezüglich aller Theorien moralischer Anerkennung, die ausschließlich symmetrisch/reziproke Strukturen als moralische Anerkennungsverhältnisse zulassen, dass sie der Verantwortung, die vernunft- und moralfähigen Personen gegenüber *nicht* vernunft- und moralfähigen Personen obliegt, nicht gerecht werden. Gegenwärtig existieren vereinzelt noch Positionen, die den Bereich moralischer Anerkennungsverhältnisse auf Relationen zwischen aktual vernunft- und moralfähigen Personen beschränken, die weitaus größere Anzahl zeitgenössischer Autoren ist jedoch zu der Übereinkunft gelangt, dass moralische Anerkennung auch und vor allen Dingen aktual *nicht* vernunft- und moralfähige Personen integrieren muss und diese *faktisch* ohnehin längst Bestandteil realer Anerkennungskulturen sind.

13.2 Symmetrisch/nicht-reziproke Anerkennungsverhältnisse

Das moralische Verhältnis zwischen aktual vernunft- und moralfähigen und aktual *nicht* vernunft- und moralfähigen Personen wird im Rahmen klassischer Anerkennungstheorien oftmals nachrangig verhandelt oder sogar gänzlich ausgeklammert. Dabei teilt der Mensch mit allen endlichen Wesen die Konstitution, besonders (schutz)bedürftig und nicht nur in Fällen erheblicher Gefährdung auf die moralische Rücksichtnahme anderer angewiesen zu sein, um seine Existenz zu sichern. Die Annahme, dass aktual *nicht* vernunft- und moralfähige Personen zwar Objekte, aber keine Subjekte der Moral sein können, mündet unmittelbar in eine Situation moralischer Einseitigkeit. Sofern allzu simplizistische Moralbegründungen auf der Basis von Wechselseitigkeit vermieden werden, stellt dies jedoch kein Problem für die Ethik dar.[85]

Mit der Kultur moralischer Anerkennungsverhältnisse haben aktual vernunft- und moralfähige Personen vielmehr eine moralische Lebensweise geschaffen, die

---

84 Vgl. etwa Nussbaum 2010, 195.
85 Vgl. Hübner 2010, 51.

insbesondere auch aktual *nicht* vernunft- und moralfähige Menschen als der gesamtgesellschaftlichen Anerkennungskultur zugehörig und in besonderem Maße vulnerabel sowie schutzwürdig ausweist. Innerhalb der Anerkennungskultur unserer Lebensform gelten auch solche Menschen als Personen, die tatsächlich keinen Zugang zum Raum der Gründe haben. Aktual *nicht* vernunft- und moralfähige Menschen sind Personen und werden auch faktisch als solche behandelt. Ihr moralischer Status ist, wie derjenige aller Menschen, von der Unantastbarkeit und Unverhandelbarkeit menschlicher Würde. Neben Potentialitäts-, Kontinuitäts- und Identitätsargumenten ist dies als Faktum der interpersonellen Anerkennungskultur zu werten:

> Auch die Menschen, denen wesentliche Eigenschaften und Fähigkeiten von Personen nicht zur Verfügung stehen, gehören keineswegs in die große Klasse der Nicht-Personen. Vielmehr verbleiben sie im engen Umfeld der ethischen Anerkennungskultur, die sich um das epistemisch und moralisch aktive Subjekt herum aufbaut. Die Extension der ethischen Anerkennungskultur geht aus den gelebten Einstellungen und Haltungen der kulturellen Lebensform hervor und ist größer als der Bereich der handelnden Person.[86]

Um den Schutz der Menschenwürde auch für alle Menschen garantieren zu können, die selbst nicht unmittelbar für sich und ihre Rechte einzustehen vermögen, existieren innerhalb der Kultur der Anerkennung Vertreterschaften, die beispielsweise im medizinischen Kontext auf der Basis der Modelle einer mutmaßlichen oder auch stellvertretenden Einwilligung (*proxi-consent*) den Willen aktual *nicht* vernunft- und moralfähiger Patienten einzuholen versuchen. Sogar Leichname, die zwar keine Personen mehr sind und auch nicht als solche behandelt werden, gelten innerhalb der Anerkennungskultur der menschlichen Lebensform nicht als bloße Sachen, sondern als vergangene Personen, mit deren Körpern pietätvoll umzugehen ist.[87]

Da der moralische Status aller Menschen als Personen gleich ist, ist auch ihr Verhältnis auf der Abstraktionsebene ihres moralischen Status gleichrangig, d. h. symmetrisch. Hierin gründet die Möglichkeit eines symmetrischen, jedoch einseitigen Anerkennungsverhältnisses. Von ebendieser Art sind auch solche Verhältnisse, die hinsichtlich der sozialen Rolle asymmetrisch, hinsichtlich des Personstatus jedoch symmetrisch sind, wie zum Beispiel Anerkennungsverhältnisse zwischen Eltern und Kleinkindern, Ärzten und komatösen Patienten, Be-

---

86 Sturma 2001a, 13. Vgl. auch Sturma 2008, 313 f.

87 Im Rahmen der moralischen Anerkennungskultur wird dem menschlichen Leichnam, obwohl er ein nurmehr lebloser Körper ist, aufgrund seiner einstigen Daseinsform als Person ein moralanaloger Status zugeschrieben, der unter Rückgriff auf den Pietätsbegriff diskutiert wird (vgl. Preuß 2010, 14 – 18; Rehbock 2005, 307 – 311).

treuern und Menschen mit schwerer geistiger Behinderung. Da allen Genannten der absolute moralische Status der Menschenwürde in gleichem Maße zukommt, sind Anerkennungsverhältnisse zwischen ihnen symmetrisch und gebührt allen dieselbe moralische Anerkennung.[88] Bezüglich der *Realisierung* moralischer Anerkennung bestehen jedoch auch innerhalb der Menge aller Personen gravierende Unterschiede. Schließlich zeichnen sich aktual vernunft- und moralfähige Person insbesondere durch ihre Pflichten, aktual nicht vernunft- und moralfähige Personen hingegen gerade durch ihre Rechte und Schutzansprüche aus. Ersteren obliegt es, ihre Pflichten aktiv auszuüben, letztere beanspruchen ihre Rechte bloß passiv qua ihres Personseins. Aktual nicht vernunft- und moralfähige Personen sind entweder nur eingeschränkt oder gar nicht in der Lage, ihr Gegenüber aktiv anzuerkennen. Folglich sind Anerkennungsverhältnisse zwischen aktual vernunft- und moralfähigen und aktual nicht vernunft- und moralfähigen Personen nicht reziprok, da die Realisierung moralischer Anerkennung vornehmlich oder ausschließlich vonseiten der aktual vernunft- und moralfähigen Person erfolgt.

Doch auch durch das Hinzufügen dieses für den Bereich der angewandten Ethik außerordentlich bedeutsamen Anerkennungsverhältnisses sind die Dimensionen, innerhalb derer moralische Anerkennung stattfindet, längst nicht erschöpfend abgebildet; die Integration nicht-humaner Lebewesen steht noch aus.

13.3 Asymmetrisch/nicht-reziproke Anerkennungsverhältnisse

Die moralische Beziehung zwischen einer Personen, die aktual vernunft- und moralfähig ist, und einem nicht-humanen Lebewesen, dem prinzipiell keine Vernunft- und Moralfähigkeit zugesprochen werden kann, ist als asymmetrisch/nicht-reziprokes Anerkennungsverhältnis zu bezeichnen.

Wie zuvor gezeigt wurde, sind für zahlreiche ethische Theorien sowohl Symmetrie als auch Reziprozität begründungstheoretisch fundamental. Aufgrund dessen sind einige Anläufe unternommen worden, den scheinbaren Missstand einer weder symmetrischen noch reziproken Moralbeziehung zwischen Personen und nicht-humanen Lebewesen zu beheben, indem entweder versucht wurde, den Personstatus auf hochentwickelte Tierspezies zu übertragen oder Vertretungsmodelle für selbige zu etablieren. Das Modell der Aufwertung nicht-humaner Lebewesen ist u.a. als ablehnende Reaktion auf die Spaemannsche Äquivalenz-

88 Auch Stephen Darwall stellt zu Recht fest: „If all persons as such should be treated equally, there can be no degrees of recognition respect for them“ (vgl. Darwall 1977, 46).

these von ‚Mensch' und ‚Person' entstanden und resultierte in anti-speziesistischen Initiativen wie dem vielbeachteten *Great-Ape-Project* oder der Studie *In Defense of Dolphins.*[89] Hier wird beispielsweise die Forderung geäußert, Menschen- zu Personrechten umzudefinieren und nicht-humane Primaten oder Meeressäuger zu Trägern dieser Rechte zu erheben. Auch wenn diese und ähnliche Projekte große Verdienste für den Tierschutz zu verzeichnen haben und wertvolle Öffentlichkeitsarbeit leisten, ist das Anliegen einer Neubestimmung von Menschenrechten zu Personrechten zurückzuweisen.[90] In ethischer Perspektive ist die *Allgemeine Deklaration der Menschenrechte* als eine der größten Errungenschaften unserer Zivilisation zu werten. Für Millionen von Menschen, die unter menschenrechtswidrigen Verhältnissen und/oder in anti-demokratischen Staaten leben müssen, ist die Festschreibung der Menschenrechte als ihre Ansprüche legitimierender Fluchtpunkt von kaum überschätzbarem Wert. Auch wenn der unmittelbare Einfluss der Menschenrechte nicht ausreicht, um allen Menschen ein ihnen würdiges Leben zu garantieren, sind sie in normativer Hinsicht ein besonders kostbares Instrumentarium. Über ihre faktische Bedeutsamkeit hinaus basieren die Menschenrechte auch auf überzeugend guten Gründen. Wie bereits mit Blick auf die Bestimmung des Personbegriffs ausgeführt wurde, besteht zwischen den Begriffen ‚Mensch' und ‚Person' kein Äquivalenzverhältnis; dennoch sind alle bislang gesichert als Person charakterisierbaren Entitäten Menschen und gewiss alle Menschen – als Mitglieder der moralischen Anerkennungskultur – Personen, denen der absolute moralische Status der Menschenwürde zukommt und die in dieser Hinsicht immer in symmetrischen Verhältnissen zueinander stehen. Demgegenüber bleibt das Verhältnis zwischen Personen und selbst besonders hochentwickelten Tierspezies wie Primaten letztlich asymmetrisch. Diese fundamentale Asymmetrie zwischen Personen und nicht-humanen Lebewesen muss letzteren vor dem Hintergrund asymmetrisch/nicht-reziproker Anerkennungsverhältnisse jedoch in keiner Weise moralisch zu ihrem Nachteil gereichen. Dennoch sind Anhänger reziproker Ethikmodelle bemüht, nicht-humane Tiere über advokatorische Modelle in die Rechte-Pflichten-Symmetrien moralischer Gemeinschaften zu integrieren und sie damit aufzuwerten.[91] Diese Anstrengung ist jedoch kritisch zu hinterfragen, da nicht-humane Lebewesen

---

89 Vgl. Great Ape Project 2013; White 2007.

90 Vgl. hierzu auch Sturma 2001a, 15 f.

91 Vgl. Patzig 1993; Habermas 1997. Auch wenn Günther Patzig selbst feststellt, dass Tiere „nicht mit uns in eine Beziehung prinzipieller Gegenseitigkeit eintreten" (Patzig 1993, 173) können und menschliche Interessen grundsätzlich höher als tierliche einordnet, ist er geneigt, Tiere über derartige Umwege doch in die moralische Gemeinschaft zu integrieren. Kritisch hierzu äußert sich Baranzke 2002, 314.

weder faktisch (*Reziprozität*) noch theoretisch (*Symmetrie*) moralisch verpflichtbar sind. Da nicht-humane Lebewesen keine moralischen Subjekte sind, können sie auch keine Verpflichtungspartner darstellen. Obwohl für sie als Exemplar einer Lebensform naturgemäße Zuträglichkeit bestimmt und ihnen ein moralisch relevanter Standpunkt zugeordnet werden kann – sie besitzen ein je eigenes Gut und befinden sich in durch aktual vernunft- und moralfähige Personen beurteilbaren besseren oder schlechteren Zuständen – ist ihr moralischer Status nicht mit jenem von Personen identisch. Zwar sind nicht-humane Lebewesen Objekte der Moral und Handlungen an ihnen moralisch daher nicht indifferent; dennoch ist ihr moralischer Status für Güterabwägungen zugänglich und nicht absolut. Anstelle des Versuchs, ein symmetrisches und/oder reziprokes Verhältnis zwischen Personen und nicht-humanen Lebewesen künstlich zu erzeugen, sollten vielmehr asymmetrisch/nicht-reziproke Anerkennungsverhältnisse Beachtung finden, in deren Rahmen nicht-humane Lebewesen nicht anthropomorphisiert werden, sondern ihre lebensformbedingte Andersartigkeit eine moralisch adäquate Berücksichtigung erfährt. Schließlich kann etwa „der Anspruch auf die Erhaltung des natürlichen Lebensraums und die Ausübung artspezifischer Fähigkeiten [...] in asymmetrischen Anerkennungsverhältnissen ausgesprochen werden, ohne einen Personstatus auf der Adressatenseite zu erzwingen“[92]. Unbelebte Naturdinge kommen nicht als Adressaten asymmetrischer Anerkennungsverhältnisse in Betracht. Weil anorganische Entitäten aus der Kategorie der Lebensform herausfallen, kann ihnen keine naturgemäße Normativität zugeordnet werden. Als grundsätzlich standpunktlosen Entitäten ohne je eigenes Gut können unbelebten Naturdingen keine Zustände zugeschrieben werden, die als für sie besser oder schlechter zu qualifizieren wären. Somit gilt, dass unbelebte Naturdinge nicht einmal potentiell um ihrer selbst willen moralisch berücksichtigt werden *könnten*. In Ermangelung eines moralisch relevanten eigenen Guts existieren weder Grund noch Möglichkeit, anorganische Entitäten moralisch zu berücksichtigen. Im Gegensatz hierzu ist für nicht-humane Lebewesen gemäß ihrer spezifischen Lebensform als Richtmaß für die Bestimmung naturgemäßer Zuträglichkeit ein je

92 Sturma 2001b, 345. Vgl. hierzu auch Siep 2014, 51 f. Auch Avischai Margalit fordert, dass jede Spezies ihre eigene Form der Anerkennung verdient, und postuliert, dass Anerkennung von Menschen sich von der Anerkennung anderer Lebewesen unterscheidet. Als Beispiel führt er den Panther an, dessen Anerkennung, falls schnelllaufend zu sein sein besonderes Merkmal wäre, ein Einsperren in einen beengenden Käfig verbieten würde. Allerdings, so Margalit, würden wir, auch wenn wir von der Anerkennung des Tieres sprechen, nicht das Tier selbst anerkennen, sondern vielmehr uns selbst. Er behauptet, dass wir uns bei der Sorge um die Anerkennung eines Schimpansen im Zoo, der von Schaulustigen spöttisch nachgeahmt würde, nicht eigentlich um die Anerkennung des Affen sorgten, sondern um unsere eigene (vgl. Margalit 1998, 61 f.).

eigenes Gut bestimmbar. Mit der Auszeichnung nicht-humaner Lebewesen als Entitäten mit je eigenem Gut ergibt sich für die vernunft- und moralfähige Person vor dem Hintergrund der ethischen Prinzipien der Universalisierung und Unparteilichkeit eine moralische Berücksichtigungswürdigkeit aller nicht-humanen Lebewesen, der es im Rahmen asymmetrisch/nicht-reziproker Anerkennungsverhältnisse gerecht zu werden gilt. Innerhalb asymmetrisch/nicht-reziproker Anerkennungsverhältnisse ist das moralische Subjekt zwar die Quelle des normativen Urteils, es fällt dieses jedoch nicht beliebig. Vielmehr richtet das moralische Subjekt sein normatives Urteil an der je spezifischen Lebensform nicht-humaner Lebewesen aus, die ihm einen Zugang zu deren naturgemäßer Zuträglichkeit erlaubt und die Bewertung ihrer Zustände als besser oder schlechter ermöglicht. Als moralischem Subjekt ist es der aktual vernunft- und moralfähigen Person zugleich aufgegeben, nicht-humane Lebewesen als Objekte der Moral anzuerkennen. Die drei verschiedenen Anerkennungsmodi lassen sich graphisch folgendermaßen darstellen:

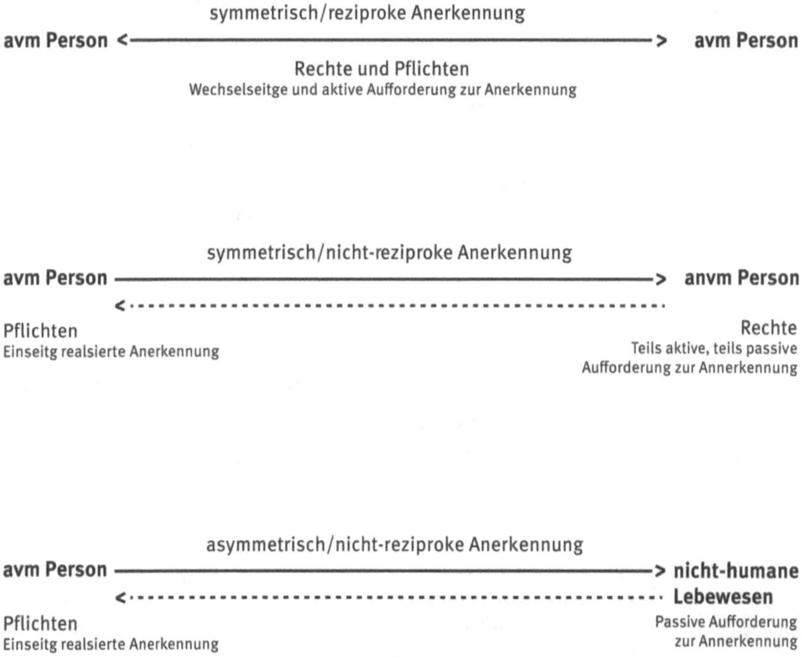

Da die vorliegende Untersuchung auf einer theoretischen Ebene operiert, konnten potentielle Auswirkungen der verschiedenen Dimensionen moralischer Anerkennungsverhältnisse für die Anwendungsebene einer alltäglichen Praxis in

diesem Rahmen nur angedeutet werden. Einige Konsequenzen der alle Lebewesen integrierenden Anerkennungsverhältnisse sind in der gelebten Kultur moralischer Anerkennung allerdings ohnehin bereits gut sichtbar. So wird nicht nur versucht, die moralische Rücksichtnahme gegenüber aktual *nicht* vernunft- und moralfähigen Personen stetig zu optimieren, sondern auch kontinuierlich an der Verbesserung zumindest tierschutzrechtlicher Bestimmungen gearbeitet. Auch pflanzliche Lebewesen werden tendenziell stärker in Auseinandersetzungen bezüglich eines ethisch vertretbaren Umgangs des Menschen mit der belebten Natur miteinbezogen.

Resümee

Mit der vorgelegten Untersuchung haben sich insbesondere zwei Ziele verbunden: Erstens die Begründung einer basalen moralischen Berücksichtigungswürdigkeit *aller* Lebewesen und zweitens die Bestimmung moralischer Anerkennungsverhältnisse, durch die alle direkten moralischen Verpflichtungsverhältnisse abgebildet werden können.

Die Auseinandersetzung mit klassischen Vertretern der Naturphilosophie – Aristoteles, Immanuel Kant, Friedrich Wilhelm Joseph von Schelling sowie Georg Wilhelm Friedrich Hegel – im ersten Teil hat gezeigt, dass die *zweckmäßige Verfasstheit* von Lebewesen als das zentrale Bestimmungsmoment der belebten Natur auszumachen ist (ERSTER TEIL – LEBEWESEN: EPISTEMOLOGISCHE ZUGÄNGE). Für alle genannten Autoren zeichnen sich Wesen, die als Naturzweck existieren, dadurch aus, dass sie von sich selbst zugleich *Ursache* und *Wirkung* sind. Während Kant seiner erkenntniskritischen Haltung gemäß die *material objektive Zweckmäßigkeit* von Lebewesen allerdings lediglich als heuristisches Prinzip im Modus eines ‚als ob', d.h. als *bloße Vorstellungsart* begreift, die Menschen gleichwohl nötigt, Lebewesen als zweckmäßig *zu denken*, fassen Aristoteles, Schelling und Hegel die zweckmäßige Verfasstheit der belebten Natur – auf die sie mit den Begriffen ‚Artnatur', ‚Produktivität' bzw. ‚Zwecktätigkeit' Bezug nehmen – als ihrer Beschaffenheit inhärente und ontologische Qualität. Die der belebten Natur eigene Zweckmäßigkeit wird von Letzteren als konstitutives, einheitsstiftendes Moment aller Lebewesen verstanden, welches anzeigt, dass Lebewesen *für sich selbst* da sind. Dies entspricht der Aristotelischen Überzeugung, dass das *eidos* eines Lebewesens zugleich sein *telos* bestimmt. Zudem ist die Aristotelische Naturteleologie als wohlverstandene, nicht-intentionale Teleologie, die von einer intentionalen Teleologie unterschieden werden muss, maßgeblich für die naturphilosophischen Einlassungen der verhandelten klassischen Autoren.

Im zweiten Teil ist zunächst gezeigt worden, dass zeitgenössische Autoren wie Michael Thompson, Philippa Foot, Rosalind Hursthouse und Christine Korsgaard diese Auffassung der zweckmäßigen Verfasstheit von Lebewesen teilen (ZWEITER TEIL – LEBENSFORM: NORMATIVE ZUGÄNGE). Sie gehen damit weiterhin davon aus, dass teleologische Erklärungen erforderlich sind, um die belebte von der unbelebten Natur abgrenzen zu können. Die besprochenen Autoren – historische wie zeitgenössische – stimmen mithin überein, dass Lebewesen im Gegensatz zu Dingen nicht bloß durch kausal-mechanische Beschreibungen erklärt werden können. Ein valider Erklärungsansatz darf das für die Existenzweise von Lebewesen eigentümliche teleologische Moment nicht außer Acht lassen. Auch wenn Lebewesen als Naturkörper freilich naturgesetzlichen Bestimmungen unterliegen,

zeichnet sich ihre besondere Organisation gerade nicht durch eine mechanische Verknüpfung von Ursache und Wirkung, sondern vielmehr durch eine in sich selbst zurückgehende und aus sich selbst entspringende Produktivität aus. Ein universal-mechanistischer Reduktionismus ist daher ebenso zurückzuweisen wie eine intentionale Universalteleologie.

Entgegen allen reduktionistischen Erklärungsansätzen müssen Lebewesen als *Subjekte ihres eigenen Lebensvollzugs* verstanden werden, denen ein eigener Standpunkt zugeordnet werden kann und die um ihrer selbst willen zweckmäßig verfasst sind. Lebewesen existieren insofern als ihr eigener Zweck. Für die Neokantianerin Korsgaard ist Selbstzweckmäßigkeit das entscheidende Argument für ihre These einer direkten moralischen Berücksichtigungswürdigkeit nicht-humaner Tiere. Doch so zentral der Gedanke des *Zwecks an sich selbst* auch sein mag: Für eine Theorie, die auf die moralische Berücksichtigungswürdigkeit *aller* Lebewesen abzielt, ist er letztlich nur bedingt geeignet. In der nach wie vor maßgeblichen Bedeutung, die Kant dem Begriff ‚Zweck an sich' verliehen hat, ist Selbstzweckmäßigkeit zudem notwendig als selbstgesetzgebend charakterisiert. Daher bietet es sich an, einen anderen Begriff ins Zentrum zu rücken: den Begriff der *Lebensform*. Für ein tragfähiges Konzept der Lebensform konnten einige Impulse der verhandelten Autoren aufgegriffen werden. Bereits Aristoteles charakterisiert die Naturbeschaffenheit von Lebewesen als untrennbare Vereinigung von *Stoff* und *Form*, wobei die Form das *wesentliche* Moment von Lebewesen ausmacht, ihre teleologische Verfasstheit bestimmt und auf ihre *entelecheia* verweist. Die Lebensform kann als einheitsstiftendes Moment konkreter Lebewesen verstanden werden und bestimmt ähnlich dem Aristotelischen Formbegriff das für Lebewesen Wesentliche sowie deren teleologische Ausrichtung. Systematisch folgt das Verständnis der Lebensform auch Einsichten von Schelling und Hegel, die im Kern besagen, dass *in* jedem Lebewesen ein formverleihender Begriff liegt, der ihre Zweckmäßigkeit bestimmt. Die Lebensform stellt einen *festen Typus* dar, an welchem normative Urteile über Lebewesen ausgerichtet werden können. Am stärksten speist sich die Verwendung der Kategorie ‚Lebensform' aus den Ausführungen Thompsons, für den die Lebensform als *Form des Denkens* die Vielgestaltigkeit ihrer Instanziierungen, i. e. Lebewesen, unter eine Einheit bringt und so dem Menschen erst das Erkennen und Verstehen von Lebewesen ermöglicht. Erst auf der Basis des Konzepts der Lebensform können Lebewesen als Ganzheiten mit zugehörigen Eigenschaften, Fähigkeiten, Phasen und Vollzügen erfasst werden, denn erst die Lebensform vereint zugleich die diversen Eigenschaften und Fähigkeiten eines gegebenen Lebewesens sowie die verschiedenen Phasen und Vollzüge seines Lebens*prozesses*. Infolgedessen liegt der Lebensformbegriff der Klassifikation lebendiger Individuen notwendig zugrunde und wird nicht etwa erst von ihren Eigenschaften und Fähigkeiten abstrahiert.

Im Hinblick auf alle Lebewesen kann mit Hilfe eines als Richtmaß verstandenen Lebensformkonzepts eine logisch spezifische Form der Evaluation angestellt werden, die eine begründungstheoretische Grundlage für ein evaluatives Naturverständnis bietet und einen naturalistischen resp. deskriptivistischen Fehlschluss vermeidet. Anknüpfend an Thompson und Foot ist festzuhalten, dass die die Lebensform repräsentierenden Urteile – *naturhistorische Urteile* – aufgrund ihrer teleologischen Struktur anzeigen, was im und für das Leben eines Lebewesens von *wesentlicher Bedeutung* ist. Durch ihre spezifische Urteilsstruktur, die auf Fakten über die empirisch gehaltvolle Lebensform und den Lebensprozess eines Lebewesens bezogen ist, drücken naturhistorische Urteile nicht bloß statistische Normalitäten, sondern von menschlichen Interessen unabhängige Normen aus. Naturhistorisch-naturteleologischen Urteilen ist ein evaluativ-normativer Zugang zur belebten Natur inhärent und sie zeigen an, wie jedes Exemplar einer Spezies sein sollte, um ein gutes Exemplar seiner Art zu sein.

Vor dem Hintergrund des explizierten Lebensformkonzepts und einer wohlverstandenen Teleologie eröffnet sich darüber hinaus ein ethisch-normativer Zugang zur belebten Natur. Denn naturhistorisch-naturteleologische Urteile weisen auch darauf hin, unter welchen Bedingungen ein Exemplar einer Spezies *gedeiht*. In Orientierung an ihrer spezifischen Lebensform und der für ihre Exemplare naturgemäßen Zuträglichkeit kann *allen* Lebewesen ein *je eigenes Gut* im Sinne eines ihnen *Zuträglichen* zugeschrieben werden, sodass ihre Zustände als für diese besser oder schlechter beurteilt werden können. Mit dem Konzept der Lebensform als Richtmaß für naturgemäße Zuträglichkeit sind auf der Grundlage des je eigenen Guts von Lebewesen und der ihnen eigentümlichen Fähigkeit, gedeihen zu können, besser/schlechter-Zustandsbeschreibungen mit Blick auf pflanzliche Lebewesen ebenso möglich wie bezüglich nicht-humaner Tiere und Menschen. Empfindungsfähigkeit als in der Naturethik häufig verwendetes Schwellenkriterium ist für moralische Berücksichtigungswürdigkeit insofern zurückzuweisen und durch die deutlich basalere Gedeihensfähigkeit zu ersetzen.

In die Überzeugung, dass eine moralische Rücksichtnahme gegenüber allen Lebewesen nicht egalitär zu gewähren ist, sondern die Berücksichtigungswürdigkeit von Exemplaren verschiedener Lebensformen verschiedene Grade aufweist, sind wichtige Überlegungen der klassischen Autoren zu einer hierarchischen Stufenleiter der Natur eingegangen. Aristoteles hat die heute noch gängige Stufenfolge der Natur, die sogenannte *scala naturae*, aus den verschiedenen Lebensfunktionen sowie den entsprechenden Seelenvermögen einer Lebensform abgeleitet. Sie ist als hierarchische Ordnung zu verstehen, die ausgehend von der unbelebten Materie über pflanzliche und tierliche Lebewesen bis hin zum Menschen das Unvollkommene bis hin zum Vollkommenen abbildet. Auf eine ähnliche Weise haben auch Schelling (*dynamische Stufenfolge*) und Hegel (*System von*

Stufen) ihre Rangfolge im Reich der Natur konzipiert. Anhand ihrer Eigenschaften und Fähigkeiten werden Lebensformen innerhalb der Stufenfolge verortet, die keine harten Brüche, sondern fließende Übergänge zwischen den verschiedenen Lebensformen aufweist. Auf der Basis einer *scala naturae* können verschiedene Tiefen eines Sinns von ‚gut für' ein Lebewesen ausgewiesen werden, die graduelle Abstufungen hinsichtlich des moralischen Status von Lebewesen untermauern. Im Ergebnis entspricht die moralische Berücksichtigungswürdigkeit von Personen – die sich vormerklich durch ihre Vernunft- und Moralfähigkeit auszeichnen – dem Status der Menschenwürde und ist von absoluter Geltung, während die moralische Berücksichtigungswürdigkeit nicht-humaner Lebewesen – die höher entwickelten Tieren insbesondere auf der Basis ihrer Empfindungs- und niederen Tieren sowie Pflanzen schließlich allein auf der Basis ihrer Gedeihensfähigkeit zugeschrieben werden muss – *ceteris paribus* gilt, jedoch wägbar bleibt.

Die in Kapitel 8 vorgelegte Gesamtsystematik, welche die relevanten Aspekte einer moralischen Berücksichtigungswürdigkeit aller Lebewesen neu strukturiert sowie Korrekturen und Ergänzungen vornimmt, bildet eine neue und eigenständige Perspektive, die einem analytischen Aristotelismus in normativer Hinsicht mit biozentrischer Prägung zugeordnet werden kann. Ihr zufolge lösen die Instanziierungen von Lebensformen bei der Wahrnehmung (dem Erkennen) durch ein moralisches Subjekt in diesem eine normativ konnotierte Wahrnehmung (das Anerkennen) aus. Dieser Umstand rührt nicht zuletzt von der besonderen *Form des Denkens*, welche die *Kategorie der Lebensform* darstellt, her. Die Kategorie der Lebensform umfasst unter anderem den Aspekt naturgemäßer Normativität und erlaubt dem moralischen Subjekt, ethisch-normative Urteile bezüglich der für Exemplare einer Lebensform naturgemäßen Zuträglichkeit zu bilden. Selbstbewusste, bewusste und bewusstseinslose, d. h. *alle* Lebewesen zeichnen sich durch ihre Fähigkeit zu gedeihen aus. Alle verkörpern einen individuellen Standpunkt in der Welt und allen kann ein je eigenes Gut zugeschrieben werden. Insofern sind vor dem Hintergrund der in der Lebensform verankerten naturgemäßen Zuträglichkeit die Zustände aller Lebewesen unabhängig von menschlichen Interessen ethisch-normativ beurteilbar. Wie in Kapitel 13 gezeigt wurde, fordert das *Erkennen* von Lebewesen als Exemplare einer spezifischen Lebensform mit einer spezifischen naturgemäßen Zuträglichkeit in moral-epistemologischer Hinsicht bereits ein *Anerkennen* ihrer. Denn in praktischer Hinsicht sind aktual vernunft- und moralfähige Personen, die über den Lebensformbegriff verfügen und somit einen Zugang zu der aus der Lebensform ableitbaren naturgemäßen Zuträglichkeit haben, unter Berücksichtigung der ethischen Prinzipien der Universalisierung und Unparteilichkeit sowie aufgrund der für ihre eigene Lebensform typischen Existenzweise als moralische Subjekte dazu angehalten, das je eigene Gut von Lebewesen anzuerkennen, d. h. sie ihrem moralischen Status entsprechend zu be-

rücksichtigen. Insofern ist trotz der unumstößlichen Geltung des *epistemischen* Anthropozentrismus, ein Anthropozentrismus in *normativer* Hinsicht als partikularistisch sowie parteiisch zurückzuweisen.

Der zweite Teil hat bereits auf den Begriff der Anerkennung geführt und somit das weitere Ziel der Untersuchung, die Ausgestaltung moralischer Anerkennungsverhältnisse zwischen aktual vernunft- und moralfähigen Personen und nicht-humanen Lebewesen, näher rücken lassen. Gleichsam als Vorarbeit wurde dazu im dritten Teil das Augenmerk zunächst auf eine Betrachtung des Begriffs ‚Anerkennung' gelegt, um sein vielgestaltiges Potential sowie seine besondere Eignung für die Abbildung moralischer Verhältnisse eingehender zu prüfen (DRITTER TEIL – ANERKENNUNG: HISTORISCHE UND ZEITGENÖSSISCHE ZUGÄNGE). Die etymologische Analyse Paul Ricœurs gewährte einen ersten Einblick in die verschiedenen Bedeutungsebenen und den facettenreichen Gebrauch des Begriffs ‚reconnaissance'. Die daran ausgerichtete Annäherung an das deutschsprachige Verständnis des Anerkennungsbegriffs förderte insbesondere eine bedeutungsbezogene Nähe des Begriffs der Achtung zum moralischen Anerkennungsbegriff zutage, die innerhalb der nachfolgenden Betrachtungen zu Kant (‚Achtung') und Fichte (‚Anerkennung') bestätigt werden konnte. So besteht *Achtung vor der Person* für Kant in nichts anderem als der Anerkennung der *menschlichen Würde*. Im Gegensatz zu bloßen Dingen sind Personen nach Kant *Zwecke an sich selbst* und aufgrund dessen *Gegenstand der Achtung*. Weil sie an sich selbst zweckhaft sind, kommt Personen der absolute moralische Status der Menschenwürde zu, den es unbedingt zu achten gilt.

Im vierten Teil der Untersuchung wird das namentlich aus den Erkenntnissen Fichtes gespeiste Anerkennungsverständnis, nach welchem moralischer Anerkennung sowohl ein *epistemologisches* wie auch ein *praktisches* Moment inhärent ist, näher erläutert und um das *handlungsmotivierende* Moment ergänzt (VIERTER TEIL – MORALISCHE ANERKENNUNGSVERHÄLTNISSE ZWISCHEN LEBENSFORMEN). Epistemologisch setzt *An*erkennen zunächst *Er*kennen voraus. Sodann impliziert moralisches Anerkennen ethisches Urteilen und eine diesem entsprechende Reaktion durch das moralische Subjekt. Der praktische Aspekt spiegelt sich in der ethischen Urteilsbildung im Sinne einer Affirmation oder Negation des moralischen Status resp. der moralischen Berücksichtigungswürdigkeit eines Gegenübers wider und ist eng mit dem handlungsmotivierenden Aspekt verknüpft. Das Anerkennen eines Gegenübers als moralisch berücksichtigungswürdig enthält daher bereits die Verwirklichungsabsicht und idealiter die Umsetzung eines ethisch vertretbaren Umgangs mit selbigem. Jemanden als Person zu erkennen, impliziert somit im Idealfall gleichsam das Anerkennen seines moralisch absoluten Status der Menschenwürde oder negativ gewendet mindestens seine Nicht-Instrumentalisierung. Moralische Anerkennung ist daher als das mit dem Anspruch einer adäquaten moralischen Reaktion verbundene affirmative Erkennen

des moralischen Status eines Gegenübers zu bestimmen und weist insofern grundlegende Gemeinsamkeiten mit dem Kantischen Verständnis von Achtung auf. Allerdings ist Achtung nach Kant auf das moralische Gesetz gerichtet und bezieht sich erst vermittelt durch selbiges auf den moralischen Status der Person, d. h. die Würde. Nach der hier vertretenen Auffassung ist moralische Anerkennung hingegen unmittelbar auf die Bestimmung des moralischen Status eines Lebewesens bezogen. Der moralische Status wird hierbei nicht mit Bezug auf das Sittengesetz konstituiert, sondern unter Rückgriff auf das Konzept der Lebensform konkret beurteilt und damit verbundene Ansprüche an das moralische Subjekt abgeleitet. Das durch das moralische Subjekt gesollte Anerkennen eines Lebewesens als Entität mit je eigenem, *vom Menschen unabhängigen* Gut im Sinne eines für das Lebewesen Zuträglichen ist universal geboten und hat insofern die epistemische Zugänglichkeit zum Standpunkt des Lebewesens, d. h. ein Verständnis seiner Lebensform, zur notwendigen Voraussetzung. Dass die naturgemäße Zuträglichkeit für Exemplare einer Lebensform und das hieraus ableitbare eigene Gut von nicht-humanen Tieren, aber auch von pflanzlichen Lebewesen aktual vernunft- und moralfähigen Personen prinzipiell zugänglich ist, konnte im Rahmen des zweiten Teils der Untersuchung gezeigt werden.

Fichtes These, dass Personen durch ihre bloße Gegenwart andere Personen zu ihrer Anerkennung nötigen, wurde nicht nur untermauert, sondern radikal erweitert. So gilt auch für nicht-humane Lebewesen, dass ihre bloße Existenz jede über das Konzept der Lebensform verfügende Person dazu nötigt, sie als Wesen mit je eigenem Gut zu *er*kennen und auf der Basis der ethischen Prinzipien der Universalisierung und Unparteilichkeit als moralisch berücksichtigungswürdig *an*zuerkennen. Denn mit ethischen Normen ist stets ein kategorischer Verbindlichkeitsanspruch verknüpft, der ein Abstrahieren von interessengeleiteten Erwägungen verlangt. Weil moralische Subjekte sich vor allem dadurch auszeichnen, von ihren eigenen Interessen abstrahieren und absehen zu können, impliziert die moralische Anerkennung nicht-humaner Lebewesen dem Anspruch nach nicht nur die korrekte Identifikation eines Lebewesens (das *Er*kennen), sondern eine seiner Lebensform adäquate moralische Berücksichtigung (das *An*erkennen).

Als konstruktiv für die Auseinandersetzung mit der Frage, wer als Anerkennungsgeber fungieren kann, hat sich das Personverständnis von Dieter Sturma erwiesen, welches den Extensionsbereich personalen Lebens mit dem Extensionsbereich menschlichen Lebens identifiziert, ohne dabei jedoch zwischen Personen und Menschen ein Äquivalenzverhältnis anzunehmen. Vielmehr wird vertreten, dass sich beide Begriffe in kategorial verschiedener Hinsicht auf dieselbe Entität beziehen. Über dieses Verständnis hinausgehend ist auf der Ebene der Person eine weitere bedeutsame Unterscheidung zwischen aktual vernunft- und moralfähigen und aktual *nicht* vernunft- und moralfähigen Personen vorzuneh-

men, die im Ergebnis dazu führt, dass aktual vernunft- und moralfähige Personen die allen Menschen gemeinsamen Rechte besitzen, ihnen darüber hinaus aber auch moralische Pflichten obliegen, während aktual *nicht* vernunft- und moralfähige Personen mit identischen moralischen Rechten ausgestattet sind, aber keine moralischen Pflichten zu erfüllen haben. Aus diesem Grund gilt auch, dass alle Formen moralischer, aber auch politischer, sozialer und andersartiger Anerkennungsverhältnisse stets in eine Anerkennungskultur eingebettet sind, die allein durch aktual vernunft- und moralfähige Personen konstituiert wird. Insofern ist bezüglich der Anerkennungs*relation* festzuhalten, dass vor dem Hintergrund der erkenntnistheoretischen Prämissen des epistemischen Anthropozentrismus ausschließlich aktual vernunft- und moralfähige Personen als moralische Subjekte und somit als einzige Anerkennungsgeber in Betracht kommen.

Die moralische Anerkennung *aller* nicht-humanen Lebewesen ist nicht nur möglich, sondern geboten. Vor dem Hintergrund der fundamentalen ethischen Prinzipien der Universalisierung und Unparteilichkeit folgt diese Forderung daraus, dass unter Hinzuziehung des Lebensformkonzepts als Richtmaß für naturgemäße Zuträglichkeit *allen* Lebewesen ein je eigenes Gut im Sinne eines ihnen Zuträglichen zuschreibbar ist. Im Rahmen einer diesem Umstand gerecht werdenden Theorie moralischer Anerkennungsverhältnisse sind ausschließlich aktual vernunft- und moralfähige Personen als Subjekte moralischer Anerkennung denkbar, als Adressaten moralischer Anerkennung hingegen *alle* Lebewesen. Zur Systematisierung wurde in Kapitel 13 eine Matrix der drei Dimensionen moralischer Anerkennungsverhältnisse ausgearbeitet, die bezüglich der Abbildung *direkter* moralischer Verpflichtungsrelationen den Anspruch auf Vollständigkeit erhebt. Demnach bestehen zwischen aktual vernunft- und moralfähigen Personen symmetrisch/reziproke, zwischen aktual vernunft- und moralfähigen und aktual *nicht* vernunft- und moralfähigen Personen symmetrisch/nicht-reziproke und zwischen aktual vernunft- und moralfähigen Personen und nicht-humanen Lebewesen schließlich asymmetrisch/nicht-reziproke Anerkennungsverhältnisse.

Die für die Untersuchung leitende Überzeugung, dass eine solide Auseinandersetzung mit konkreten Frage- und Problemstellungen naturethischer Provenienz dringend einer ethisch fundierten Beurteilung des grundlegenden moralischen Status der belebten Natur sowie einer moralphilosophisch belastbaren Einschätzung des Verhältnisses zwischen Personen und nicht-humanen Lebewesen bedarf, hat sich als ertragreich erwiesen: So konnte mit der vorgelegten Untersuchung die moralische Berücksichtigungswürdigkeit *aller* Lebewesen begründet und zugleich in eine Theorie moralischer Anerkennungsverhältnisse integriert werden. Damit liegt ein theoretischer Rahmen vor, innerhalb dessen konkrete Anwendungsfragen des menschlichen Umgangs mit der belebten Natur bearbeitet werden können.

Bibliographie

Ach, Johann S. (1999): *Warum man Lassie nicht quälen darf. Tierversuche und moralischer Individualismus.* Erlangen: Harald Fischer.

Allen, Colin/Bekoff, Marc/Lauder, George (Hg.) (1998): *Nature's Purposes. Analyses of Function and Design in Biology.* Cambridge, Mass.: MIT Press.

Amengual, Gabriel (2010): „Anerkennung I–II". In: Sandkühler, H.J. (Hg.), *Enzyklopädie Philosophie, Bd. 1.* Hamburg: Meiner, 91–92.

Ameriks, Karl (2004): Kant und das Problem der moralischen Motivation. In: Ameriks, K./Sturma, D. (Hg.), *Kants Ethik.* Paderborn: mentis, 98–116.

Anscombe, G.E.M. (^{2}1963): *Intention.* New York: Cornell University Press.

Anscombe, G.E.M. (1981a): On Promising and Its Justice, and Whether It Need be Respected in *Foro Interno.* In: Dies. (Hg.), *Ethics, Religion and Politics.* Oxford: Blackwell, 10–21.

Anscombe, G.E.M. (1981b): You Can have Sex without Children: Christianity and the New Offer. In: Dies. (Hg.), *Ethics, Religion and Politics.* Oxford: Blackwell, 82–96.

Anscombe, G.E.M. (2006): Modern Moral Philosophy. In: Crisp, R./Slote, M. (Hg.), *Virtue Ethics.* Oxford: Oxford University Press, 26–44.

Aristoteles (1949): *Tierkunde.* Hg. v. P. Gohlke. Paderborn: Schöningh.

Aristoteles (1978): *Über die Teile der Tiere.* Hg. v. A. v. Frantzius. Aalen: Scientia.

Aristoteles (^{4}1985): *Nikomachische Ethik.* Hg. v. G. Bien. Hamburg: Meiner.

Aristoteles (1987): *Physik. Vorlesung über Natur.* Erster Halbband: Bücher I–IV. Hg. v. H.G. Zekl. Hamburg: Meiner.

Aristoteles (1988): *Physik. Vorlesung über Natur.* Zweiter Halbband: Bücher V–VIII. Hg. v. H.G. Zekl. Hamburg: Meiner.

Aristoteles (^{3}1989): *Metaphysik.* Erster Halbband: Bücher I (A)–VI (E). Hg. v. H. Seidl. Hamburg: Meiner.

Aristoteles (1995): *Über die Seele.* Hg. v. H. Seidl. Hamburg: Meiner.

Attfield, Robin (1997): Biozentrismus, moralischer Status und moralische Signifikanz. In: Birnbacher, D. (Hg.), *Ökophilosophie.* Stuttgart: Reclam, 117–133.

Attfield, Robin (2002): The Good of Trees. In: Schmidtz, D./Willott, E. (Hg.), *Environmental Ethics.* New York: Oxford University Press, 58–71.

Bach, Thomas (2001): *Biologie und Philosophie bei C. F. Kielmeyer und F. W. J. Schelling.* Schellingiana, Bd. 12. Stuttgart: Frommann-Holzboog.

Baluška, František (2009): *Plant-Environment Interactions. Signaling and Communication in Plants.* Berlin: Springer.

Balzer, Philipp/Rippe, Klaus P./Schaber, Peter (1998): *Menschenwürde vs. Würde der Kreatur. Begriffsbestimmung, Gentechnik, Ethikkommissionen.* München: Alber.

Baranzke, Heike (2002): *Würde der Kreatur. Die Idee der Würde im Horizont der Bioethik.* Würzburg: Königshausen & Neumann.

Baranzke, Heike (2005): Tierethik, Tiernatur und Moralanthropologie im Kontext von § 17 Tugendlehre. In: *Kant-Studien* (96), 336–363.

Baumgartner, Hans M./Korten, Harald (1996): *Schelling.* München: Beck.

Bedau, Mark (1998): Where's the Good in Teleology? In: Allen, C./Bekoff, M./Lauder, G. (Hg.), *Nature's Purposes. Analyses of Function and Design in Biology.* Cambridge, Mass.: MIT Press, 261–291.

Bedorf, Thomas (2011): Gabe, Verkennung und provisorische Strategien. In: Quadflieg, D./Salaverría, H./Hetzel, A. (Hg.), *Alterität und Anerkennung*. Baden-Baden: Nomos, 63–75.

Bentham, Jeremy (1970): An Introduction to the Principles of Morals and Legislation. In: Burns, J.H./Hart, H.L.A. (Hg.), *The Collected Works of Jeremy Bentham: Principles of Legislation*. London: Athlone.

Bergson, Henri (1912): *Schöpferische Entwicklung*. Jena: Diederichs.

Birnbacher, Dieter (2001): Selbstbewusste Tiere und bewusstseinsfähige Maschinen. Grenzgänge am Rand des Personenbegriffs. In: Sturma, D. (Hg.), *Person. Philosophiegeschichte – Theoretische Philosophie – Praktische Philosophie*. Paderborn: mentis, 301–321.

Birnbacher, Dieter (2009): Haben Tiere Rechte? In: Ach, J.S./Stephany, M. (Hg.), *Die Frage nach dem Tier. Interdisziplinäre Perspektiven auf das Mensch-Tier-Verhältnis*. Münster: LIT, 47–64.

Bittner, Rüdiger (2009): Achtung und ihre moralische Bedeutung. In: *Analyse & Kritik* 31 (2), 339–350.

Blumenbach, Johann F. (1791): *Über den Bildungstrieb*. Hg. v. J.C. Dieterich. Göttingen: Dieterich.

Bonsiepen, Wolfgang (1997): *Die Begründung einer Naturphilosophie bei Kant, Schelling, Fries und Hegel. Mathematische versus spekulative Naturphilosophie*. Frankfurt a.M.: Klostermann.

Brandom, Robert B. (1998): *Making It Explicit. Reasoning, Representing, and Discursive Commitment*. Cambridge, Mass.: Harvard University Press.

Brandom, Robert B. (1999): Some Pragmatist Themes in Hegel's Idealism: Negotiation and Administration in Hegel's Account of the Structure and Content of Conceptual Norms. In: *European Journal of Philosophy* 7 (2), 164–189.

Brandom, Robert B. (2001): Articulating Reasons. An Introduction to Inferentialism. Cambridge, Mass.: Harvard University Press.

Brandom, Robert B. (2009): *Reason in Philosophy. Animating Ideas*. Cambridge, Mass.: Belknap Press of Harvard University Press.

Breitenbach, Angela (^{2}2005): Kreativität in der Natur: Eine Kantische Betrachtung der Teleologie in der Biologie. In: Abel, G. (Hg.), *Kreativität*. Berlin: Universitätsverlag der TU Berlin, 323–334.

Breitenbach, Angela (2009): *Die Analogie von Natur und Vernunft. Eine Umweltphilosophie nach Kant*. Berlin: de Gruyter.

Brennan, Geoffrey/Pettit, Philip (2006): *The Economy of Esteem. An Essay on Civil and Political Society*. Oxford: Oxford University Press.

Brockhaus Enzyklopädie (^{19}1986): „Anerkennung". Mannheim: Brockhaus, 566–567.

Bundesverfassung der Schweizerischen Eidgenossenschaft: Artikel 120. http://www.admin.ch/ch/d/sr/1/101.de.pdf (08.06.2011).

Cavell, Stanley (2002): Wissen und Anerkennen. In: Ders. (Hg.), *Die Unheimlichkeit des Gewöhnlichen*. Frankfurt a.M.: Fischer, 39–75.

Clayton, Nicola S./Dickinson, Antony (1998): Episodic-like Memory During Cache Recovery by Scrub Jays. In: *Nature* 395, 272–274.

Cranor, Carl (1975): Toward a Theory of Respect for Persons. In: *American Philosophical Quarterly* 12 (4), 309–319.

Csikós, Ella (2005): Der Organismusbegriff bei Hegel und Whitehead. In: Wahsner, R. (Hg.), *Hegel und das mechanistische Weltbild. Vom Wissenschaftsprinzip Mechanismus zum Organismus als Vernunftbegriff.* Frankfurt a.M.: Peter Lang, 136–147.

Curtis, Helena (1979): *Biology.* New York: Worth Publishers.

Darwall, Stephen (1977): Two Kinds of Respect. In: *Ethics* 88 (1), 36–49.

Darwall, Stephen (2009): *The Second-Person Standpoint. Morality, Respect, and Accountability.* Cambridge, Mass.: Harvard University Press.

Davidson, Donald (1987): Knowing One's Own Mind. In: *Proceedings and Addresses of the American Philosophical Association* 60 (3), 441–458.

Der Brockhaus Philosophie. Ideen, Denker und Begriffe (^{2}2009): „Anerkennung". Hg. v. der Lexikonredaktion des Verlags. Mannheim: Brockhaus, 23–24.

Descartes, René (1969): *Über den Menschen* [1632]. Hg. v. K.E. Rothschuh. Heidelberg: Schneider.

Dictionnaire de la Langue Française (1885): „Reconnaître". Hg. v. É. Littré. Paris: Hachette, Bd. 4, 1519–1520.

Dillon, Robin S. (2007): Arrogance, Self-Respect and Personhood. In: *Journal of Consciousness Studies* 14 (5/6), 101–126.

Driesch, Hans (^{2}1921): *Philosophie des Organischen.* Leipzig: Engelmann.

Duden. Deutsches Universalwörterbuch (^{2}1989): „anerkannt". Hg. v. Wissenschaftlichen Rat und den Mitarbeitern der Dudenredaktion unter der Leitung von G. Drosdowski. Mannheim: Dudenverlag, 107.

Duden. Deutsches Universalwörterbuch (^{2}1989): „Anerkennung". Hg. v. Wissenschaftlichen Rat und den Mitarbeitern der Dudenredaktion unter der Leitung von G. Drosdowski. Mannheim: Dudenverlag, 107.

Duden. Das Herkunftswörterbuch. Etymologie der deutschen Sprache (^{4}2007): „erkennen". Hg. v. der Dudenredaktion. Mannheim: Dudenverlag, 185.

Düsing, Klaus (1986): Die Idee des Lebens in Hegels Logik. In: Horstmann, R.-P./Petry, M.J. (Hg.), *Hegels Philosophie der Natur. Beziehungen zwischen empirischer und spekulativer Naturerkenntnis.* Stuttgart: Klett-Cotta, 276–289.

Düwell, Marcus (2011): „Anerkennung". In: Krings, H./Baumgartner H.M./Wild, C. (Hg.), *Neues Handbuch philosophischer Grundbegriffe.* Freiburg: Alber, 124–135.

Feinberg, Joel (2002): The Rights of Animals. In: Schmidtz, D./Willott, E. (Hg.), *Environmental Ethics.* New York: Oxford University Press, 50–58.

Fichte, Johann Gottlieb (^{2}1956): *Grundlage der gesamten Wissenschaftslehre* [1794]. Hg. v. A. Diemer. Hamburg: Meiner.

Fichte, Johann Gottlieb (1971): Grundlage des Naturrechts nach Principien der Wissenschaftslehre [1796]. In: Fichte, I.H. (Hg.), *Fichtes Werke III. Zur Rechts- und Sittenlehre I.* Berlin: de Gruyter.

Fichte, Johann Gottlieb (1971): System der Sittenlehre nach den Principien der Wissenschaftslehre [1798]. In: Fichte, I.H. (Hg.), *Fichtes Werke IV. Zur Rechts- und Sittenlehre II.* Berlin: de Gruyter.

Foot, Philippa (1978a): Euthanasia. In: Dies. (Hg.), *Virtues and Vices and Other Essays in Moral Philosophy.* Oxford: Blackwell, 33–61.

Foot, Philippa (1978b): Goodness and Choice. In: Dies. (Hg.), *Virtues and Vices and Other Essays in Moral Philosophy.* Oxford: Blackwell, 132–147.

Foot, Philippa (1994): Rationality and Virtue. In: Pauer-Studer, H. (Hg.), *Norms, Values, and Society.* Dordrecht: Kluwer, 205–216.

Foot, Philippa (2001): *Natural Goodness.* Oxford: Clarendon Press.
Forst, Rainer (1994): *Kontexte der Gerechtigkeit. Politische Philosophie jenseits von Liberalismus und Kommunitarismus.* Frankfurt a.M.: Suhrkamp.
Frank, Manfred (²1995): *Eine Einführung in Schellings Philosophie.* Frankfurt a.M.: Suhrkamp.
Frankena, William K. (1979): Ethics and the Environment. In: Goodpaster, K.E./Sayre, K.M. (Hg.), *Ethics and the Problems of the Twenty-first Century.* Notre Dame: University of Notre Dame Press, 3–20.
Fraser, Nancy (2000): Recognition Without Ethics? In: Garber, M./Hanssen, B./Walkowitz, R.L. (Hg.), *The Turn to Ethics.* New York: Routledge, 95–126.
Fraser, Nancy (2003): Soziale Gerechtigkeit im Zeitalter der Identitätspolitik: Umverteilung, Anerkennung und Beteiligung. In: Fraser, N./Honneth, A. (Hg.), *Umverteilung oder Anerkennung? Eine politisch-philosophische Kontroverse.* Frankfurt a.M.: Suhrkamp, 13–128.
Fraser, Nancy/Honneth, Axel (2003): Vorbemerkung. In: Dies. (Hg.), *Umverteilung oder Anerkennung? Eine politisch-philosophische Kontroverse.* Frankfurt a.M.: Suhrkamp, 7–12.
Fraser, Nancy (2009): Zur Neubestimmung von Anerkennung. In: Schmidt am Busch, H.-C./Zurn, C.F. (Hg.), *Anerkennung.* Berlin: Akademie, 201–212.
Frege, Gottlob (1879): *Begriffsschrift. Eine der arithmetischen nachgebildete Formelsprache des reinen Denkens.* Halle a.S.: Nebert.
Frege, Gottlob (2008): Über Begriff und Gegenstand [1892]. In: Patzig, G. (Hg.), *Funktion, Begriff, Bedeutung.* Göttingen: Vandenhoeck & Ruprecht, 192–205.
Frey, Raymond (1980): *Interests and Rights. The Case Against Animals.* New York: Oxford University Press.
Frigo, Gian F. (2002): Die Welt der lebenden Natur bei Hegel. In: Breidbach, O./von Engelhardt, D. (Hg.), *Hegel und die Lebenswissenschaften.* Berlin: Verlag für Wissenschaft und Bildung, 107–120.
Fulda, Hans F. (1980): List der Vernunft. In: Ritter, J./Gründer, K. (Hg.), *Historisches Wörterbuch der Philosophie.* Darmstadt: Wissenschaftliche Buchgesellschaft, 343.
Fulda, Hans F. (2003): *Georg Wilhelm Friedrich Hegel.* München: Beck.
Gadamer, Hans-Georg (1973): Hegels Dialektik des Selbstbewußtseins. In: Fulda, H.F./Henrich, D. (Hg.), *Materialien zu Hegels „Phänomenologie des Geistes".* Frankfurt a.M.: Suhrkamp, 217–242.
Geach, Peter (1967): Good and Evil. In: Foot, P. (Hg.), *Theories of Ethics.* Oxford: Oxford University Press, 64–73.
Giordanetti, Piero (2008): Objektive Zweckmäßigkeit, objektive und formale Zweckmäßigkeit, relative Zweckmäßigkeit (§§ 61–63). In: Höffe, O. (Hg.), *Immanuel Kant. Kritik der Urteilskraft.* Berlin: Akademie, 211–222.
Goodpaster, Kenneth E. (⁴2005): On Being Morally Considerable. In: Zimmerman, M.E./Callicott, J.B./Warren, K.J./Klaver, I./Clark, J. (Hg.), *Environmental Philosophy.* New Jersey: Pearson Prentice Hall, 53–66.
Gosepath, Stefan (2004): *Gleiche Gerechtigkeit.* Frankfurt a.M.: Suhrkamp.
Goy, Ina (2007): Immanuel Kant über das moralische Gefühl der Achtung. In: *Zeitschrift für philosophische Forschung* 61, 337–360.
Goy, Ina (2008): Die Teleologie der organischen Natur (§§ 64–68). In: Höffe, O. (Hg.), *Immanuel Kant. Kritik der Urteilskraft.* Berlin: Akademie, 223–239.

Graumann, Sigrid (2005): Rechte und Pflichten in asymmetrischen Beziehungen. In: Graumann, S./Grüber, K. (Hg.), *Anerkennung, Ethik und Behinderung*. Münster: Lit, 13–27.
Great Ape Project. http://greatapeproject.de/ (28.01.2013).
Gruen, Lori (2012): The Moral Status of Animals. In: Zalta, E.N. (Hg.), *The Stanford Encyclopedia of Philosophy*. http://plato.stanford.edu/archives/win2012/entries/moral-animal/ (13.01.2014).
Gutmann, Thomas (2010): Würde und Autonomie. Überlegungen zur Kantischen Tradition. In: *Jahrbuch für Wissenschaft und Ethik, Bd. 15*. Berlin: de Gruyter, 5–34.
Habermas, Jürgen (1968): Arbeit und Interaktion. Bemerkungen zu Hegels Jenenser Philosophie des Geistes. In: Ders. (Hg.), *Wissenschaft und Technik als Ideologie*. Frankfurt a.M.: Suhrkamp, 9–47.
Habermas, Jürgen ([2]1997): *Die Einbeziehung des Anderen. Studien zur politischen Theorie*. Frankfurt a.M.: Suhrkamp.
Halbig, Christoph ([2]2006): Anerkennung. In: Düwell, M./Hübenthal, C./Werner, M.H. (Hg.), *Handbuch Ethik*. Stuttgart: Metzler, 303–307.
Halbig, Christoph (2008): Welche Natur? Naturen, Naturalismus und die Natürlichkeit des Menschen. In: Hüttemann, A. (Hg.), *Zur Deutungsmacht der Biowissenschaften*. Paderborn: mentis, 177–196.
Hartung, Gerald (2009): Teleologie und Leben. Kants Kritik teleologischen Denkens. In: Bahr, P./Schaede, S. (Hg.), *Das Leben. Historisch-systematische Studien zur Geschichte eines Begriffs, Bd. 1*. Tübingen: Mohr Siebeck, 365–382.
Hegel, Georg Wilhelm Friedrich (1970): *Enzyklopädie der philosophischen Wissenschaften im Grundrisse. Erster Teil. Die Wissenschaft der Logik mit den mündlichen Zusätzen* [1830]. Hg. v. E. Moldenhauer/K.M. Michel. Frankfurt a.M.: Suhrkamp.
Hegel, Georg Wilhelm Friedrich (1970): *Enzyklopädie der philosophischen Wissenschaften im Grundrisse. Dritter Teil. Die Philosophie des Geistes mit den mündlichen Zusätzen* [1830]. Hg. v. E. Moldenhauer/K.M. Michel. Frankfurt a.M.: Suhrkamp.
Hegel, Georg Wilhelm Friedrich (1986): *Grundlinien der Philosophie des Rechts* [1821]. Hg. v. E. Moldenhauer/K.M. Michel. Frankfurt a.M.: Suhrkamp.
Hegel, Georg Wilhelm Friedrich (1978): *Enzyklopädie der philosophischen Wissenschaften im Grundrisse. Zweiter Teil. Die Naturphilosophie mit den mündlichen Zusätzen* [1830]. Hg. v. E. Moldenhauer/K.M. Michel. Frankfurt a.M.: Suhrkamp.
Hegel, Georg Wilhelm Friedrich (2003): *Wissenschaft der Logik II* [1832–1845]. Hg. v. E. Moldenhauer/K.M. Michel. Frankfurt a.M.: Suhrkamp.
Hegel, Georg Wilhelm Friedrich (2006): *Phänomenologie des Geistes* [1807]. Hg. v. W. Bonsiepen/R. Heede. Hamburg: Meiner.
Hempel, Carl G. (1970): The Logic of Functional Analysis. In: Ders. (Hg.), *Aspects of Scientific Explanation and other Essays in the Philosophy of Science*. New York: Free Press, 297–330.
Hetzel, Andreas (2011): Alterität und Anerkennung. Einleitende Bemerkungen. In: Quadflieg, D./Salavería, H./Hetzel, A. (Hg.), *Alterität und Anerkennung*. Baden-Baden: Nomos, 11–34.
Heuser-Keßler, Marie-Luise (1986): *Die Produktivität der Natur. Schellings Naturphilosophie und das neue Paradigma der Selbstorganisation der Natur*. Berlin: Duncker & Humblot.
Hiekel, Susanne (2012): *Grundbegriffe der grünen Gentechnik. Wissenschaftstheoretische und naturphilosophische Grundlagen*. Heidelberg: Springer.
Hobbes, Thomas (1996): *Leviathan* [1651]. Hg. v. H. Klenner. Hamburg: Meiner.

Höffe, Otfried (2006): *Aristoteles.* München: Beck.
Höffe, Otfried (2007): *Immanuel Kant.* München: Beck.
Höffe, Otfried (2008): Einführung in Kants *Kritik der Urteilskraft.* In: Höffe, O. (Hg.), *Immanuel Kant. Kritik der Urteilskraft.* Berlin: Akademie, 1–21.
Hoffmann, Thomas/Reuter, Michael (2010): Auf dem Weg zum natürlich Guten. Eine Einführung in die Moralphilosophie Philippa Foots. In: Hoffmann, T./Reuter, R. (Hg.), *Natürlich gut. Aufsätze zur Philosophie von Philippa Foot.* Frankfurt a.M.: ontos, 1–24.
Hofmann-Riedinger, Monika (2001): Semantik der Anerkennung. Zur praktischen Philosophie Annemarie Piepers. In: Hofmann-Riedinger, M./Thurnherr, U. (Hg.), *Anerkennung. Eine philosophische Propädeutik. Festschrift für Annemarie Pieper.* Freiburg: Alber, 93–104.
Honneth, Axel (1992): *Kampf um Anerkennung. Zur moralischen Grammatik sozialer Konflikte.* Frankfurt a.M.: Suhrkamp.
Honneth, Axel (2000): Zwischen Aristoteles und Kant. Skizze einer Moral der Anerkennung. In: Ders., *Das Andere der Gerechtigkeit: Aufsätze zur praktischen Philosophie.* Frankfurt a.M.: Suhrkamp, 171–192.
Honneth, Axel/Margalit, Avischai (2001): Recognition. In: *Proceedings of the Aristotelian Society* 75, 111–139.
Honneth, Axel (2005): *Verdinglichung: Eine anerkennungstheoretische Studie.* Frankfurt a.M.: Suhrkamp.
Honneth, Axel (2010): *Das Ich im Wir. Studien zur Anerkennungstheorie.* Frankfurt a.M.: Suhrkamp.
Hübner, Dietmar (2010): Würdeschutz und Lebensschutz: Zu ihrem Verhältnis bei Menschen, Tieren und Embryonen. In: *Jahrbuch für Wissenschaft und Ethik, Bd. 15.* Berlin: de Gruyter, 35–68.
Hume, David (2009): *A Treatise of Human Nature. Book 3. Of Morals* [1739/1740]. Hg. v. D.F. Norton/M.J. Norton. Oxford: Oxford University Press.
Hurley, Paul (2009): Michael Thompson: Life and Action. Elementary Structures of Practice and Practical Thought. In: *Notre Dame Philosophy Reviews.* http://ndpr.nd.edu/news/23931-life-and-action-elementary-structures-of-practice-and-practical-thought/ (18.04.2012).
Hursthouse, Rosalind (1999): *On Virtue Ethics.* Oxford: Oxford University Press.
Ikäheimo, Heikki (2002a): On the Genus and Species of Recognition. In: *Inquiry* 45 (4), 447–462.
Ikäheimo, Heikki (2002b): Taylor on Something Called Recognition. In: Laitinen, A./Smith, N.H. (Hg.), *Perspectives on the Philosophy of Charles Taylor.* Helsinki: Societas Philosophica Fennica, 99–111.
Ikäheimo, Heikki (2007): Recognizing Persons. In: *Journal of Consciousness Studies* 14 (5/6), 224–247.
Ikäheimo, Heikki (2009): Die Realisierung unserer Bestimmung. Anerkennung als ontologischer wie auch ethischer Begriff. In: Schmidt am Busch, H.-C./Zurn, C.F. (Hg.), *Anerkennung.* Berlin: Akademie, 325–348.
Jacobs, Wilhelm G. (1998): Schelling im Deutschen Idealismus. Interaktionen und Kontroversen. In: Sandkühler, H.J. (Hg.), *F. W. J. Schelling.* Stuttgart: Metzler, 66–81.
Jaeggi, Rahel (2014): *Kritik von Lebensformen.* Berlin: Suhrkamp.
Jaeschke, Walter (2003): *Hegel Handbuch. Leben – Werk – Wirkung.* Stuttgart: Metzler.
Jantzen, Jörg (1998): Die Philosophie der Natur. In: Sandkühler, H.J. (Hg.), *F. W. J. Schelling.* Stuttgart: Metzler, 82–108.

Johnson, Lawrence E. (1991): *A Morally Deep World. An Essay on Moral Significance and Environmental Ethics.* Cambridge: Cambridge University Press.

Johnson, Monte R. (2005): *Aristotle on Teleology.* New York: Oxford University Press.

Kallhoff, Angela (2002): *Prinzipien der Pflanzenethik. Die Bewertung pflanzlichen Lebens in Biologie und Philosophie.* Frankfurt a.M.: Campus.

Kallhoff, Angela/Siep, Ludwig (2003): Tierethik. In: Düwell, K./Steigleder, M. (Hg.), *Bioethik. Eine Einführung.* Frankfurt a.M.: Suhrkamp, 413 – 421.

Kant, Immanuel (1924): *Eine Vorlesung Kants über Ethik.* Im Auftrage der Kantgesellschaft. Hg. v. P. Menzer. Berlin: Pan Verlag Rolf Heise.

Kant, Immanuel ([2]1972): *Briefwechsel* [1749 – 1803]. Hg. v. O. Schlöndorffer. Hamburg: Meiner.

Kant, Immanuel (2014): Mutmaßlicher Anfang der Menschheitsgeschichte [1786]. In: *Kleinere Schriften zur Geschichtsphilosophie, Ethik und Politik.* Hg. v. K. Vorländer. Hamburg: Meiner.

Kant, Immanuel (1986): *Metaphysische Anfangsgründe der Rechtslehre. Metaphysik der Sitten. Erster Teil* [1797]. Hg. v. B. Ludwig. Hamburg: Meiner.

Kant, Immanuel (1992): *Über den Gemeinspruch: Das mag in der Theorie richtig sein, taugt aber nicht für die Praxis. Zum ewigen Frieden* [1793]. Hg. v. H.F. Klemme. Hamburg: Meiner.

Kant, Immanuel (1998): *Kritik der reinen Vernunft* [1781/1787]. Hg. v. J. Timmermann. Hamburg: Meiner.

Kant, Immanuel (1999): *Grundlegung zur Metaphysik der Sitten* [1785]. Hg. v. B. Kraft/D. Schönecker. Hamburg: Meiner.

Kant, Immanuel (2000): *Anthropologie in pragmatischer Hinsicht* [1798]. Hg. v. R. Brandt. Hamburg: Meiner.

Kant, Immanuel (2001): *Prolegomena zu einer jeden künftigen Metaphysik, die als Wissenschaft wird auftreten können* [1783]. Hg. v. K. Pollok. Hamburg: Meiner.

Kant, Immanuel (2003): Beobachtungen über das Gefühl des Schönen und Erhabenen [1764]. In: Weischedel, W. (Hg.), *Vorkritische Schriften bis 1768 2.* Frankfurt a.M.: Suhrkamp.

Kant, Immanuel (2003): *Kritik der praktischen Vernunft* [1788]. Hg. v. H.D. Brandt/H.F. Klemme. Hamburg: Meiner.

Kant, Immanuel ([2]2008): *Metaphysische Anfangsgründe der Tugendlehre. Metaphysik der Sitten. Zweiter Teil* [1797]. Hg. v. B. Ludwig. Hamburg: Meiner.

Kant, Immanuel (2009): *Kritik der Urteilskraft* [1790]. Hg. v. H.F. Klemme. Hamburg: Meiner.

Keil, Geert (2007): Biologische Funktionen und das Teleologieproblem. In: Honnefelder, L./Schmidt, M.C. (Hg.), *Naturalismus als Paradigma. Wie weit reicht die naturwissenschaftliche Erklärung des Menschen?* Berlin: Berlin University Press, 76 – 85.

Köchy, Kristian (2008): *Biophilosophie zur Einführung.* Hamburg: Junius.

Köhl, Harald (1990): *Kants Gesinnungsethik.* Berlin: de Gruyter.

Kolmer, Petra/Wildfeuer, Armin (Hg.) (2011): *Neues Handbuch philosophischer Grundbegriffe.* Freiburg: Alber.

Korsgaard, Christine M. (1996a): *The Sources of Normativity.* Cambridge: Cambridge University Press.

Korsgaard, Christine M. (1996b): *Creating the Kingdom of Ends.* Cambridge: Cambridge University Press.

Korsgaard, Christine M. (2004): Fellow Creatures: Kantian Ethics and Our Duties to Animals. In: Peterson, G.B. (Hg.), *The Tanner Lectures on Human Values, Bd. 25/26.* Salt Lake City: University of Utah Press, 79 – 110.

Korsgaard, Christine M. (2007): Facing the Animal You See in the Mirror. In: *The Harvard Review of Philosophy* 16, 2–7.
Kraut, Richard (2009): *What is Good and Why. The Ethics of Well-Being.* Cambridge, Mass.: Harvard University Press.
Krebs, Angelika (1999): *Ethics of Nature.* Berlin: de Gruyter.
Krohs, Ulrich (2007): Der Funktionsbegriff in der Biologie. In: Bartels, A./Stöckler, M. (Hg.), *Wissenschaftstheorie. Ein Studienbuch.* Paderborn: mentis, 287–306.
Küppers, Bernd-Olaf (1992): *Natur als Organismus. Schellings frühe Naturphilosophie und ihre Bedeutung für die moderne Biologie.* Frankfurt a.M.: Klostermann.
Kunzmann, Peter (2008): Die Stufen des Ethischen und die Pflanze. In: Odparlik, S./Kunzmann, P./Knoepffler, N. (Hg.), *Wie die Würde gedeiht. Pflanzen in der Bioethik.* München: Utz, 135–159.
Kymlicka, Will (1989): *Liberalism, Community, and Culture.* Oxford: Clarendon Press.
Ladwig, Bernd (2010): Menschenwürde als Grund der Menschenrechte? Eine Kritik an Kant und über Kant hinaus. In: *Zeitschrift für politische Theorie* 1, 51–69.
Laitinen, Arto (2009a): Zum Bedeutungsspektrum des Begriffs „Anerkennung“: die Rolle von adäquater Würdigung und Gegenseitigkeit. In: Schmidt am Busch, H.-C./Zurn, C.F. (Hg.), *Anerkennung.* Berlin: Akademie, 301–324.
Laitinen, Arto (2009b): Recognition, Needs and Wrongness: Two Approaches. In: *European Journal of Political Theory* 8 (1), 13–30.
Le Grand Robert de la Langue Française (^{2}2001): „Reconnaissance“. Hg. v. A. Rey. Paris: Dicitionnaires le Robert, Bd. 5, 1723–1725.
Leist, Anton (2010): Naturalismus bei Foot und Hursthouse. In: Hoffmann, T./Reuter, R. (Hg.), *Natürlich gut. Aufsätze zur Philosophie von Philippa Foot.* Frankfurt a.M.: ontos, 121–148.
Leopold, Aldo (1968): *A Sand County Almanac, and Sketches Here and There.* London: Oxford University Press.
Locke, John (1979): *An Essay Concerning Human Understanding* [1690]. Hg. v. P.H. Nidditch. Oxford: Clarendon Press.
Lovejoy, Arthur O. (^{9}1970): *The Great Chain of Being. A Study of the History of an Idea.* Cambridge, Mass.: Harvard University Press.
Lütterfelds, Wilhelm (2007): Die Anerkennung fremder Kulturen und ihre Paradoxien. Einige begriffliche Bemerkungen. In: Schüttauf, K./Brudermüller, G. (Hg.), *Globalisierung – Probleme einer neuen Weltordnung.* Würzburg: Königshausen & Neumann, 29–46.
MacIntyre, Alasdair (1999): *Dependent Rational Animals.* London: Duckworth.
Mackie, John L. (1990): *Ethics. Inventing Right and Wrong.* London: Penguin.
Margalit, Avischai (1998): *The Decent Society.* Cambridge, Mass.: Harvard University Press.
Mayr, Ernst (1991): *Eine neue Philosophie der Biologie.* München: Piper.
McDowell, John (1998a): *Mind, Value and Reality.* Cambridge, Mass.: Harvard University Press.
McDowell, John (1998b): Two Sorts of Naturalism. In: Ders., *Mind, Value, and Reality.* Cambridge, Mass.: Harvard University Press, 167–197.
McDowell, John (2000): *Mind and World.* Cambridge, Mass.: Harvard University Press.
McLaughlin, Peter (2001): *What Functions Explain. Functional Explanation and Self-Reproducing Systems.* Cambridge: Cambridge University Press.
McLaughlin, Peter (2009): Functions and Norms. In: Krohs, U./Kroes, P. (Hg.), *Functions in Biological and Artificial Worlds. Comparative Philosophical Perspectives.* Cambridge, Mass.: MIT Press, 93–102.

Menne, Albert (1971): Anerkennungstheorie. In: Ritter, J. (Hg.), *Historisches Wörterbuch der Philosophie, Bd. 1.* Darmstadt: Wissenschaftliche Buchgesellschaft, 300–301.
Meyer-Abich, Klaus Michael (1997): *Praktische Naturphilosophie. Erinnerungen an einen vergessenen Traum.* München: Beck.
Moore, G.E. (1996): *Principia Ethica* [1903]. Hg. v. B. Wisser. Stuttgart: Reclam.
Naeve, Nico (2013): *Naturteleologie bei Aristoteles, Leibniz, Kant und Hegel. Eine historisch-systematische Untersuchung.* München: Alber.
Nagel, Ernest (1977): Functional Explanations in Biology. In: *The Journal of Philosophy* 74 (5), 280–301.
Nagel, Thomas (2012): *Mind and Cosmos: Why the Materialist Neo-Darwinian Conception of Nature is Almost Certainly False.* New York: Oxford University Press.
Neuser, Wolfgang (2002): Organismus als Strukturbegriff in der Hegelschen Naturphilosophie. In: Breidbach, O./von Engelhardt, D. (Hg.), *Hegel und die Lebenswissenschaften.* Berlin: Verlag für Wissenschaft und Bildung, 13–23.
Nussbaum, Martha C. (2002): Verdinglichung. In: Dies., *Konstruktion der Liebe, des Begehrens und der Fürsorge. Drei philosophische Aufsätze.* Stuttgart: Reclam, 90–162.
Nussbaum, Martha C. (2010): *Die Grenzen der Gerechtigkeit. Behinderung, Nationalität und Spezieszugehörigkeit.* Berlin: Suhrkamp.
Odparlik, Sabine (2010): *Die Würde der Pflanze. Ein sinnvolles ethisches Prinzip im Kontext der Grünen Gentechnik?* Freiburg: Alber.
O'Hagan, Emer (2009): Animals, Agency, and Obligation in Kantian Ethics. In: *Social Theory and Practice* 35 (4), 531–554.
Patzig, Günther (1993): *Ökologische Ethik – innerhalb der Grenzen bloßer Vernunft.* Göttingen: Wallstein, 162–185.
Pinsdorf, Christina (2013): Von Sinn und Un-Sinn einer ‚Würde der Kreatur' und moralischen Anerkennungsverhältnissen. In: Baranzke, H./Duttge, G. (Hg.), *Autonomie und Würde. Leitprinzipien in Bioethik und Medizinrecht.* Würzburg: Königshausen & Neumann, 481–506.
Plotnik, Joshua M./Lair, Richard/Suphachoksahakun, Wirot/De Waal, Frans B.M. (2011): Elephants Know When They Need a Helping Trunk in a Cooperative Task. In: *Proceedings of the National Academy of Sciences of the United States of America* 108, 5116–5121.
Pollmann, Arnd (2008): Anerkennung. In: Gosepath, S./Hinsch, W./Rössler, B. (Hg.), *Handbuch der Politischen Philosophie und Sozialphilosophie, Bd. 1.* Berlin: de Gruyter, 28–33.
Praetorius, Ina/Saladin, Peter (1996): *Die Würde der Kreatur. Art. 24novies Abs. 3 BV.* Bern: Bundesamt für Umwelt, Wald und Landschaft.
Preuß, Dirk (2010): Pietät – tragfähiges Konzept oder überholte Forderung? In: *Friedhof und Denkmal* 4, 14–18.
Putnam, Hilary (1975): The Meaning of 'Meaning'. In: Ders. (Hg.), *Mind, Language and Reality.* Philosophical Papers Vol. 2. Cambridge: Cambridge University Press, 215–271.
Putnam, Hilary (2002): *The Collapse of the Fact/Value Dichotomy and Other Essays.* Cambridge, Mass.: Harvard University Press.
Quadflieg, Dirk/Salaverría, Heidi/Hetzel, Andreas (2011): Vorwort. In: Quadflieg, D./Salaverría, H./Hetzel, A. (Hg.), *Alterität und Anerkennung.* Baden-Baden: Nomos, 7–10.
Quante, Michael (2011): *Die Wirklichkeit des Geistes. Studien zu Hegel.* Berlin: Suhrkamp.
Rawls, John (1955): Two Concepts of Rules. In: *The Philosophical Review* 64 (1), 3–32.
Rawls, John (2005): *Political Liberalism.* New York: Columbia University Press.
Rawls, John (1999): *A Theory of Justice.* Oxford: Oxford University Press.

Regan, Tom (1976): Feinberg on What Sorts of Beings Can Have Rights. In: *Southern Journal of Philosophy* 14 (4), 485–498.
Regan, Tom (1988): *The Case for Animal Rights.* London: Routledge.
Regan, Tom (2012): Empty Cages: Animal Rights and Vivisection. In: Garrett, J.R. (Hg.), *The Ethics of Animal Research. Exploring the Controversy.* Cambridge, Mass.: MIT Press, 107–124.
Rehbock, Theda (2005): *Personsein in Grenzsituationen. Zur Kritik der Ethik medizinischen Handelns.* Paderborn: mentis.
Ricken, Frido (2010): Die Rationalität der Moral. In: Hoffmann, T./Reuter, R. (Hg.), *Natürlich gut. Aufsätze zur Philosophie von Philippa Foot.* Frankfurt a.M.: ontos, 193–206.
Ricœur, Paul (2004): *Parcours de la Reconnaissance. Trois Études.* Paris: Stock.
Rinaldi, Giacomo (2005): Innere und äußere Teleologie bei Kant und Hegel. In: Wahsner, R. (Hg.), *Hegel und das mechanistische Weltbild. Vom Wissenschaftsprinzip Mechanismus zum Organismus als Vernunftbegriff.* Frankfurt a.M.: Peter Lang, 77–92.
Rödl, Sebastian (2003): Norm und Natur. In: *Deutsche Zeitschrift für Philosophie* 51 (1), 99–114.
Rolston, Holmes (1988): *Environmental Ethics. Duties and Values in the Natural World.* Philadelphia: Temple University Press.
Sacks, Oliver (1998): *The Man Who Mistook His Wife for a Hat. And Other Clinical Tales.* New York: Touchstone.
Sandkühler, Hans Jörg (1998): F. W. J. Schelling – ein Werk im Werden. Zur Einführung. In: Sandkühler, H.J. (Hg.), *F. W. J. Schelling.* Stuttgart: Metzler, 1–39.
Scanlon, Thomas M. (1998): *What We Owe to Each Other.* Cambridge, Mass.: Belknap Press of Harvard University Press.
Schaber, Peter (2009): Wieso moralische Achtung wichtig ist. In: *Analyse & Kritik* 02, 351–361.
Schaber, Peter (2010): *Instrumentalisierung und Würde.* Paderborn: mentis.
Schark, Marianne (2005): *Lebewesen versus Dinge.* Berlin: de Gruyter.
Schark, Marianne (2010): Der aristotelische Begriff des Lebewesens. In: Gasser, G./Quitterer, J. (Hg.), *Die Aktualität des Seelenbegriffs. Interdisziplinäre Zugänge.* Paderborn: Schöningh, 235–252.
Schelling, Friedrich Wilhelm Joseph (1858): Einleitung zu dem Entwurf eines Systems der Naturphilosophie [1799]. In: Schelling, K.F.A. (Hg.), *Friedrich Wilhelm Joseph Schelling: Sämtliche Werke I/3.* Stuttgart: Cotta.
Schelling, Friedrich Wilhelm Joseph (1927): *Darlegung des wahren Verhältnisses der Naturphilosophie zu der verbesserten Fichteschen Lehre* [1806]. Hg. v. M. Schröter. München: Beck.
Schelling, Friedrich Wilhelm Joseph (1953): *Zur Geschichte der neueren Philosophie. Münchener Vorlesungen.* Darmstadt: Wissenschaftliche Buchgesellschaft.
Schelling, Friedrich Wilhelm Joseph (1975): Epikurisch Glaubensbekenntniss Heinz Widerporstens [1799]. In: Frank, M./Kurz, G. (Hg.), *Materialien zu Schellings philosophischen Anfängen.* Frankfurt a.M.: Suhrkamp, 145–153.
Schelling, Friedrich Wilhelm Joseph (1988): *Allgemeine Übersicht* [1797/1798]. Hg. v. J. Jantzen/T. Buchheim/W.G. Jacobs/S. Peetz. Stuttgart: Frommann-Holzboog.
Schelling, Friedrich Wilhelm Joseph (1994): *Ideen zu einer Philosophie der Natur* [1797]. Hg. v. J. Jantzen/T. Buchheim/W.G. Jacobs/S. Peetz. Stuttgart: Frommann-Holzboog.

Schelling, Friedrich Wilhelm Joseph (1997): *Philosophische Untersuchungen über das Wesen der menschlichen Freiheit und die damit zusammenhängenden Gegenstände* [1809]. Hg. v. T. Buchheim. Hamburg: Meiner.
Schelling, Friedrich Wilhelm Joseph (2000): *Von der Weltseele – Eine Hypothese der höhern Physik zur Erklärung des allgemeinen Organismus* [1798]. Hg. v. J. Jantzen/T. Buchheim/W.G. Jacobs/S. Peetz. Stuttgart: Frommann-Holzboog.
Schelling, Friedrich Wilhelm Joseph (2001): *Erster Entwurf eines Systems der Naturphilosophie* [1799]. Hg. v. J. Jantzen/T. Buchheim/W.G. Jacobs/S. Peetz. Stuttgart: Frommann-Holzboog.
Schicktanz, Silke (2002): *Organlieferant Tier? Medizin- und tierethische Probleme der Xenotransplantation.* Frankfurt a.M.: Campus.
Schmetkamp, Susanne (2012): *Respekt und Anerkennung.* Paderborn: mentis.
Schmied-Kowarzik, Wolfdietrich (1996): *„Von der wirklichen, von der seyenden Natur".* Schellingiana, Bd. 8. Stuttgart: Frommann-Holzboog.
Schmied-Kowarzik, Wolfdietrich (2006): Prozeß und Vollendung. Wir und die unabgeschlossene Ganzheit der Natur. In: Köchy, K./Norwig, M. (Hg.), *Umwelt-Handeln. Zum Zusammenhang von Naturphilosophie und Umweltethik.* Freiburg: Alber, 233–253.
Schweitzer, Albert (1999): *Die Weltanschauung der Ehrfurcht vor dem Leben. Kulturphilosophie III. Erster und zweiter Teil. Werke aus dem Nachlaß.* München: Beck.
Seidl, Horst (1995): Einleitung. In: Aristoteles, *Über die Seele.* Hamburg: Meiner, IX–LVII.
Sellars, Wilfrid (1963): Empiricism and the Philosophy of Mind. In: Ders., Science, *Perception and Reality.* London: Routledge, 127–196.
Siep, Ludwig (1979): *Anerkennung als Prinzip der praktischen Philosophie. Untersuchungen zu Hegels Jenaer Philosophie des Geistes.* Freiburg: Alber.
Siep, Ludwig (1996): Eine Skizze zur Grundlegung der Bioethik. In: *Zeitschrift für Philosophische Forschung* 50, 236–253.
Siep, Ludwig (1998): Die Bewegung des Anerkennens in Hegels Phänomenologie des Geistes. In: Köhler, D./Pöggeler, O. (Hg.), *G. W. F. Hegel, Phänomenologie des Geistes.* Berlin: Akademie, 107–127.
Siep, Ludwig (2004): *Konkrete Ethik. Grundlagen der Natur- und Kulturethik.* Frankfurt a.M.: Suhrkamp.
Siep, Ludwig (2009): Anerkennung in der Phänomenologie des Geistes und in der heutigen praktischen Philosophie. In: Schmidt am Busch, H.-C./Zurn, C.F. (Hg.), *Anerkennung.* Berlin: Akademie, 107–124.
Siep, Ludwig (2014): Anerkennung und praktische Philosophie heute. Einführender Essay zur Neuauflage (2014). In: Ders., *Anerkennung als Prinzip der praktischen Philosophie. Untersuchungen zu Hegels Jenaer Philosophie des Geistes.* Hamburg: Meiner, 11–65.
Simon, Josef (1973): Leben. In: Krings, H./Baumgartner, H.M./Wild, C. (Hg.), *Handbuch philosophischer Grundbegriffe, Bd. 3.* München: Kösel, 844–859.
Singer, Peter (1999): All Animals are Equal. In: Kuhse, H. (Hg.), *Bioethics: An Anthology.* Oxford: Blackwell, 461–470.
Sitter-Liver, Beat (2008): Würde als Grenzbegriff. Erläutert am Beispiel der Würde der Pflanze. In: Odparlik, S./Kunzmann, P./Knoepffler, N. (Hg.), *Wie die Würde gedeiht. Pflanzen in der Bioethik.* München: Utz, 161–182.
Skidmore, James (2001): Duties to Animals: The Failure of Kant's Moral Theory. In: *The Journal of Value Inquiry* 35, 541–559.

Sobottka, Emil A./Saavedra, Giovani A. (2009): Die Debatte um den Begriff der Anerkennung. In: *Soziale Passagen: Journal für Empirie und Theorie sozialer Arbeit* 1 (2), 193–207.
Spaemann, Robert (²1996): *Personen. Versuche über den Unterschied zwischen ‚etwas' und ‚jemand'.* Stuttgart: Klett-Cotta.
Spinoza, Benedictus de (1984): *Die Ethik* [1677]. Hg. v. J. Stern. Stuttgart: Reclam.
Steigleder, Klaus (2005): Die Bedeutung von Prinzipien für die Medizinethik. In: Düwell, M./Neumann, J.N. (Hg.), *Wie viel Ethik verträgt die Medizin?* Paderborn: mentis, 53–72.
Strawson, Peter F. (1985): *Skepticism and Naturalism: Some Varieties. The Woodbridge Lectures 1983.* London: Methuen.
Strawson, Peter F. (1993): *Individuals. An Essay in Descriptive Metaphysics.* London: Routledge.
Stroud, Barry (2011): The Study of Human Nature and the Subjectivity of Value. In: Peterson, G.B. (Hg.), *The Tanner Lectures on Human Values.* Cambridge: Cambridge University Press, 211–259.
Sturma, Dieter (1993): Die Odyssee des Geistes. Schellings Projekt einer naturphilosophischen Geschichte des Selbstbewußtseins. In: Baumgartner, H.M./Jacobs, W. (Hg.), *Philosophie der Subjektivität? Zur Bestimmung des neuzeitlichen Philosophierens.* Stuttgart: Frommann-Holzboog, 580–590.
Sturma, Dieter (1995): Präreflexive Freiheit und menschliche Selbstbestimmung (382–394). In: Höffe, O./Pieper, A. (Hg.), *F. W. J. Schelling: Über das Wesen der menschlichen Freiheit.* Berlin: Akademie, 149–172.
Sturma, Dieter (1996): Schellings Subjektivitätskritik. In: *Deutsche Zeitschrift für Philosophie* (44), 429–446.
Sturma, Dieter (2000): The Nature of Subjectivity: The Critical and Systematic Function of Schelling's Philosophy of Nature. In: Sedgwick, S. (Hg.), *The Reception of Kant's Critical Philosophy: Fichte, Schelling, and Hegel.* Cambridge: Cambridge University Press, 216–231.
Sturma, Dieter (2001a): Person und Philosophie der Person. In: Ders. (Hg.), *Person. Philosophiegeschichte – Theoretische Philosophie – Praktische Philosophie.* Paderborn: mentis, 11–22.
Sturma, Dieter (2001b): Person und Menschenrechte. In: Ders. (Hg.), *Person. Philosophiegeschichte – Theoretische Philosophie – Praktische Philosophie.* Paderborn: mentis, 337–362.
Sturma, Dieter (2001c): Philosophie und Lebensform. In: Hofmann-Riedinger, M./Thurnherr, U. (Hg.), *Anerkennung. Eine philosophische Propädeutik. Festschrift für Annemarie Pieper.* Freiburg: Alber, 170–183.
Sturma, Dieter (2002): Die Natur des Bewußtseins. Schelling und das gegenwärtige Naturalismusproblem. In: Ingensiep, H.W./Eusterschulte, A. (Hg.), *Philosophie der natürlichen Mitwelt. Grundlagen – Probleme – Perspektiven*, Würzburg: Königshausen & Neumann, 159–170.
Sturma, Dieter (2004): Kants Ethik der Autonomie. In: Ameriks, K./Sturma, D. (Hg.), *Kants Ethik.* Paderborn: mentis, 160–177.
Sturma, Dieter (2007): Freiheit im Raum der Gründe. Praktische Selbstverhältnisse und die neurophilosophische Herausforderung. In: Honnefelder, L./Schmidt, M.C. (Hg.), *Naturalismus als Paradigma. Wie weit reicht die naturwissenschaftliche Erklärung des Menschen?* Berlin: Berlin University Press, 138–153.

Sturma, Dieter (²2008): *Philosophie der Person. Die Selbstverhältnisse von Subjektivität und Moralität.* Paderborn: mentis.
Sturma, Dieter (2010): Schelling über die Grenzen der Subjektivität. In: Bromand, J./Kreis, G. (Hg.), *Was sich nicht sagen lässt. Das Nicht-Begriffliche in Wissenschaft, Kunst und Religion.* Berlin: Akademie, 763–774.
Sturma, Dieter (2012): Freiheit und Selbstbewusstsein im Raum der Gründe. In: Ders. (Hg.), *Vernunft und Freiheit. Zur praktischen Philosophie von Julian Nida-Rümelin.* Berlin: de Gruyter, 157–177.
Sturma, Dieter (2013a): Naturethik und Biodiversität. In: Honnefelder, L./Sturma, D. (Hg.), *Jahrbuch für Wissenschaft und Ethik, Bd. 17.* Berlin: de Gruyter, 141–155.
Sturma, Dieter (2013b): Akteur und Anerkennung. ‚Person' als Grundbegriff der theoretischen und praktischen Philosophie. In: Römer, I./Wunsch, M. (Hg.), *Person: Anthropologische, phänomenologische und analytische Perspektiven.* Münster: mentis, 281–297.
Taylor, Charles (1992a): Multikulturalismus und die Politik der Anerkennung. Frankfurt a.M.: Suhrkamp.
Taylor, Charles (1992b): The Politics of Recognition. In: Gutmann, A. (Hg.), *Multiculturalism and „The Politics of Recognition".* Princeton: Princeton University Press, 25–74.
Taylor, Paul W. (²1989): *Respect for Nature. A Theory of Environmental Ethics.* Princeton: Princeton University Press.
Taylor, Paul W. (2002): The Ethics of Respect for Nature. In: Schmidtz, D./Willott, E. (Hg.), *Environmental Ethics.* New York: Oxford University Press, 83–95.
Thompson, Michael (1995): The Representation of Life. In: Hursthouse, R./Lawrence, G./Quinn, W. (Hg.), *Virtues and Reasons.* Oxford: Clarendon Press, 247–296.
Thompson, Michael (2004): Apprehending Human Form. In: *Modern Moral Philosophy.* Cambridge: Cambridge University Press, 47–74.
Thompson, Michael (2008): *Life and Action.* Cambridge, Mass.: Harvard University Press.
Tierschutzgesetz (TierSchG) in der Fassung der Bekanntmachung vom 18. Mai 2006 (BGBl. I S. 1206, 1313), http://bundesrecht.juris.de/tierschg/BJNR012770972.html (08.06.2011).
Tomasello, Michael/Call, Joseph/Hare, Brian (2003): Chimpanzees Understand Psychological States – The Question is Which Ones and to What Extent. In: *Trends in Cognitive Science* 7, 153–156.
Tugendhat, Ernst (1976): *Vorlesungen zur Einführung in die sprachanalytische Philosophie.* Frankfurt a.M.: Suhrkamp.
Tugendhat, Ernst (1979): *Selbstbewußtsein und Selbstbestimmung. Sprachanalytische Interpretationen.* Frankfurt a.M.: Suhrkamp.
Tugendhat, Ernst (1987): *Probleme der Ethik.* Stuttgart: Reclam.
Tugendhat, Ernst (1993): *Vorlesungen über Ethik.* Frankfurt a.M.: Suhrkamp.
Tugendhat, Ernst (1997): Wer sind alle? In: Krebs, A. (Hg.), *Naturethik. Grundtexte der gegenwärtigen tier- und ökoethischen Diskussion.* Frankfurt a.M.: Suhrkamp, 100–110.
Von der Pfordten, Dietmar (1996): *Ökologische Ethik. Zur Rechtfertigung menschlichen Verhaltens gegenüber der Natur.* Hamburg: Rowohlt.
Von Wright, Georg H. (1972): *The Varieties of Goodness.* London: Routledge.
Wandschneider, Dieter (2007): Die Bedeutung Hegels für eine zeitgemäße Naturphilosophie. In: Heidemann, D.H./Krijnen, C. (Hg.), *Hegel und die Geschichte der Philosophie.* Darmstadt: Wissenschaftliche Buchgesellschaft, 260–289.

Wesche, Tilo (2010): Ethischer Naturalismus. Erste und zweite Natur bei Foot und McDowell. In: Hoffmann, T./Reuter, R. (Hg.), *Natürlich gut. Aufsätze zur Philosophie von Philippa Foot.* Frankfurt a.M.: ontos, 263–291.
Wetz, Franz J. (1996): *Friedrich W. J. Schelling zur Einführung.* Hamburg: Junius.
White, Thomas, I. (2007): *In Defense of Dolphins. The New Moral Frontier.* Oxford: Blackwell.
Wildt, Andreas (1982): *Autonomie und Anerkennung. Hegels Moralitätskritik im Lichte seiner Fichte-Rezeption.* Stuttgart: Klett-Cotta.
Williams, Bernard (1970): The Idea of Equality. In: Feinberg, J. (Hg.), *Moral Concepts.* London: Oxford University Press, 158–161.
Williams, Robert R. (1992): *Recognition. Fichte and Hegel on the Other.* New York: State of University of New York Press.
Wittgenstein, Ludwig (1984): Philosophische Untersuchungen. In: Ders., *Werkausgabe, Bd. 1.* Frankfurt a.M.: Suhrkamp, 225–580.
Wolf, Ursula (1984): *Das Problem des moralischen Sollens.* Berlin: de Gruyter.
Wolf, Ursula (1990): *Das Tier in der Moral.* Frankfurt a.M.: Klostermann.
Wolf, Ursula (2009): Zum Problem der ethischen Vertretbarkeit von Tierversuchen. In: Borchers, D./Luy, J. (Hg.), *Der ethisch vertretbare Tierversuch. Kriterien und Grenzen.* Paderborn: mentis, 77–87.
Wolf, Ursula (2010): Die menschliche Natur und das Gute. Ein Vergleich der Positionen von Aristoteles, Thompson und Foot. In: Hoffmann, T./Reuter, R. (Hg.), *Natürlich gut. Aufsätze zur Philosophie von Philippa Foot.* Frankfurt a.M.: ontos, 293–321.
Wood, Allen W. (1998): Kant on Duties Regarding Nonrational Nature. In: *Aristotelian Society Supplementary* 72, 189–210.

Personenregister

Kolibri 360 GmbH
Ferdinand-Jühlke-Straße 7
99095 Erfurt, Deutschland
produktsicherheit@kolibri360.de

Christina Pinsdorf
Lebensformen und Anerkennungsverhältnisse

Studien zu Wissenschaft und Ethik

Im Auftrag des
Instituts für Wissenschaft und Ethik
herausgegeben von
Ludwig Siep und Dieter Sturma

Band 7